Rettig · Peters
Antihypertensiva

Anti-hypertensiva

Physiologie, Pharmakologie und klinische Anwendung

Von
Prof. Dr. Rainer Rettig und Prof. Dr. Jörg Peters,
Greifswald

Unter Mitarbeit von
Michael Böhm, Juliane Bolbrinker, Ronald Clasen,
Andreas Dendorfer, Peter Dominiak, Olaf Grisk, Lutz Hein,
Karl F. Hilgers, Rainer Kolloch, Michael Kindermann,
Reinhold Kreutz, Björn Lemmer, Christoph Maack, Thomas
Unger, Roland Veelken, Bernd-Christoph Werlemann

Mit 38 Abbildungen und 31 Tabellen

Medizinisch-pharmakologisches Kompendium **Band 16**

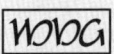

Wissenschaftliche Verlagsgesellschaft mbH Stuttgart

Anschriften der Bandherausgeber:

Prof. Dr. Rainer Rettig
Prof. Dr. Jörg Peters
Ernst Moritz Arndt Universität Greifswald
Institut für Physiologie
Greifswalder Str. 11c
17495 Karlsburg

Bibliografische Information der Deutschen Nationalbibliothek
Die Deutsche Nationalbibliothek verzeichnet diese Publikation in der
Deutschen Nationalbibliografie; detaillierte bibliografische Daten sind im
Internet über http://dnb.d-nb.de abrufbar

ISBN 978-3-8047-2277-4

Die in diesem Werk aufgeführten Angaben zur Medikation wurden sorgfältig geprüft. Dennoch können Herausgeber, Autoren und Verlag keine Gewähr für die Richtigkeit der Angaben übernehmen. Dem Leser wird empfohlen, sich vor einer Medikation in eigener Verantwortung anhand der Fachinformation oder anderer Herstellungsunterlagen kritisch zu informieren.

© 2007 Wissenschaftliche Verlagsgesellschaft mbH, Birkenwaldstraße 44,
70191 Stuttgart
Printed in Germany
Satz: Mitterweger & Partner, Plankstadt
Druck: Druckerei Hofmann, Schorndorf
Umschlaggestaltung: Atelier Schäfer, Esslingen

Inhaltsverzeichnis

Physiologie des Herz-Kreislauf-Systems, Pathophysiologie der arteriellen Hypertonie

1 Physiologie des Herz-Kreislauf-Systems

Olaf Grisk

Das Herz-Kreislauf-System transportiert Atemgase, Stoffwechselsubstrate und -produkte mithilfe des Blutes und der Lymphe durch den Organismus des Menschen. Außerdem werden Faktoren zur Regulation der Hämostase (Thrombozyten, Gerinnungsfaktoren, gerinnungshemmende Faktoren) und zur Realisierung der Abwehrfunktionen (Immunglobuline, Komplement, weiße Blutzellen) sowie Hormone transportiert. Struktur und Funktion des Kreislaufsystems ermöglichen einen konvektiven Transport über lange Distanzen sowie den Stoffaustausch und die Zellmigration zwischen dem Gefäßsystem und den umgebenden Geweben. Der Blutfluss zu den einzelnen Organen und die Stoffaustauschrate zwischen dem Gefäßsystem und den umgebenden Geweben wird den wechselnden Funktionszuständen des Organismus angepasst.

1.1 Aufbau und Funktion des Herzens

Das Herz entwickelt sich während der Ontogenese aus dem Mesoderm [14]. Seine dreischichtige Wand wird durch Endokard, Myokard und Epikard gebildet. Es besteht aus vier Hohlräumen, zwei Vorhöfen und zwei Ventrikeln. Während einer Herzaktion werden die Vorhöfe von den Ventrikeln durch die Atrioventrikularklappen getrennt (Systole) bzw. mit diesen verbunden (Diastole). Die Vorhöfe und die Ventrikel sind voneinander durch das Vorhof- bzw. das Ventrikelseptum getrennt. Die Septierung und die Verbindungen der Vorhöfe und Ventrikel mit den großen Venen und Arterien des Lungen- und Körperkreislaufs führen zu einer funktionellen Trennung in ein rechtes und ein linkes Herz (Abb. 1.1). Das Endokard bildet die innere Auskleidung der Vorhöfe und Ventrikel. Über das Perikard ist das Herz im Mediastinum mit den anderen Thoraxorganen verbunden. Die rhythmische Kontraktion des Myokards der beiden parallel arbeitenden Herzhälften liefert die mechanische Energie für den Bluttransport durch Lungen- und Körperkreislauf. Die Strömungsrichtung des Blutes wird durch die Konfiguration der Herzklappen während des Herzzyklus festgelegt.

Die Herzaktion vollzieht sich als rhythmischer Wechsel zwischen Kontraktion (Systole) und Relaxation (Diastole). Dabei werden unter Ruhebedingungen durch die Ventrikel etwa 70–80 ml Blut pro Herzaktion gefördert. Der Gefäßwiderstand des pulmonalen Gefäßsystems ist geringer als der Widerstand des arteriellen Systems des großen Kreislaufs. Daher werden im rechten Ventrikel geringere systolische Drücke erzeugt als im linken Ventrikel. Die daraus resultierenden Unterschiede in der Druck-Volumen-Arbeit zwischen dem rechten und dem linken Ventrikel bedingen

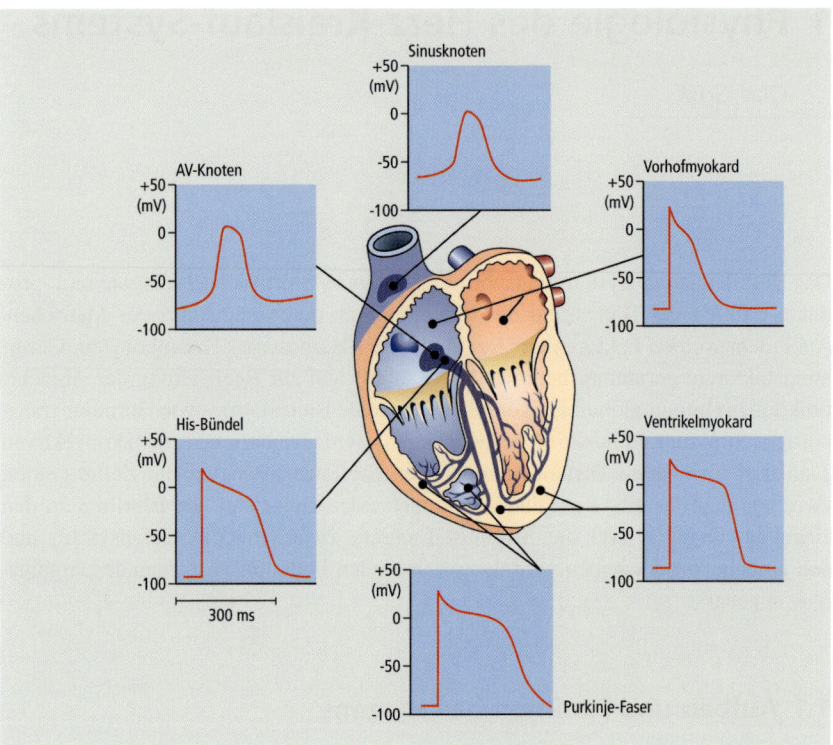

Abb. 1.1: Schnittdarstellung des Herzens. Den jeweiligen Teilen des Erregungsbildungs-und Leitungssystems sind die entsprechenden Aktionspotenzialformen zugeordnet. Der rechte Vorhof und der rechte Ventrikel sind blau schraffiert. Das Erregungsbildungs- und Leitungssystem ist dunkelblau dargestellt. (Aus [21]: Thews/Mutschler/Vaupel: Anatomie, Physiologie, Pathophysiologie des Menschen, 5. Aufl., 1999)

eine größere Wandstärke des linken Ventrikels im Vergleich zum rechten Ventrikel (s. Abb. 1.1).

1.1.1 Die rhythmische Erregung des Herzmuskels

Die Herzmuskulatur hat die Fähigkeit, Erregungen zu bilden (Automatie) und diese elektrisch fortzuleiten. Die koordinierte rhythmische Erregung der Vorhöfe und der Ventrikel ist die Voraussetzung für die geordnete Kontraktion der Herzmuskulatur. Unter Ruhebedingungen beträgt die Herzfrequenz des Menschen 60–70 Schläge pro Minute. Die Zellen des Myokards sind durch Gap Junctions miteinander elektrisch leitend verbunden. Diese interzellulären Verbindungen ermöglichen die Erregungsleitung über das gesamte Myokard. Aufgrund der Unterschiede in der Automatie, Erregungsleitungsgeschwindigkeit und im Kontraktionsvermögen lässt sich das Myokard in das Erregungsbildungs- und Leitungssystem einerseits und das Arbeitsmyokard andererseits unterteilen. In den einzelnen Bestandteilen des Myokards un-

Tab. 1.1: Qualitative Funktionsunterschiede zwischen den einzelnen Anteilen des Myokards.

Eigenschaft	Lokalisation der Herzmuskelzellen		
	Sinus- und AV-Knoten	Kammerschenkel und Purkinjefasern	Arbeits-myokard
Automatie	hoch	mittel	niedrig
Erregungsleitungsgeschwindigkeit	niedrig	hoch	hoch
Aktivität des sarkoplasmatischen Retikulums	niedrig	niedrig	hoch
Kontraktilität	niedrig	niedrig	hoch

terscheiden sich die Herzmuskelzellen hinsichtlich ihrer Größe, der Dichte und des Aufbaus der Gap Junctions, der Expression von Ionenkanälen in der Zellmembran sowie der Ausprägung des sarkoplasmatischen Retikulums und des kontraktilen Apparates [14, 19] (Tab. 1.1).

Unter physiologischen Bedingungen wird das Herz vom Sinusknoten ausgehend erregt. Man bezeichnet die Zellen des Sinusknotens, die spontan Aktionspotenziale bilden, als *primäre* Schrittmacher des Herzens. Die Automatie dieser Schrittmacherzellen resultiert aus einem rhythmischen Wechsel von Kationenleitfähigkeiten durch die Zellmembran. Infolge dieser wechselnden Kationenleitfähigkeiten ist das Membranpotenzial der Schrittmacherzellen nicht stabil. Es schwankt zwischen ca. $-70 \, \text{mV}$ (maximales diastolisches Potenzial) und ca. $0 \, \text{mV}$ (s. Abb. 1.1). Zwischen zwei Herzaktionen kommt es zu einer so genannten langsamen diastolischen Depolarisation durch die Öffnung nichtselektiver Kationenkanäle (HCN-Kanäle = hyperpolarization-activated cyclic nucleotide-gated channels). Aufgrund der elektrochemischen Gradienten an der Zellmembran führt diese Kanalöffnung hauptsächlich zu einem depolarisierenden Na^+-Einstrom in die Zellen. Weiterhin trägt ein Ca^{2+}-Einstrom durch Ca^{2+}-Kanäle vom T-Typ (T = transient) zu der langsamen Depolarisation bei. Nach Erreichen eines Schwellenpotenzials von ca. $-40 \, \text{mV}$ kommt es zu einem raschen Ca^{2+}-Einstrom in die Schrittmacherzellen durch L-Typ-Ca^{2+}-Kanäle (L = long lasting), der zu einer Depolarisation auf ca. $0 \, \text{mV}$ führt. Während dieser Depolarisation werden K^+-Kanäle aktiviert. Der durch diese Kanäle auswärts fließende K^+-Strom sowie die zeitweilige Verminderung der Leitfähigkeiten für Na^+ und Ca^{2+} (HCN- und Ca^{2+}-Kanäle) führen zur Repolarisation der Schrittmacherzellen [1, 6, 19].

Die Frequenz der spontanen Erregungsbildung innerhalb des Sinusknotens beträgt etwa 60–90 pro Minute. Auch die Zellen des Atrioventrikular-(AV-)knotens und des ventrikulären Erregungsleitungssystems sind zur spontanen Erregungsbildung befähigt (*sekundäre* und *tertiäre* Schrittmacher). Aufgrund eines anderen Expressionsmusters von Ionenkanälen im Vergleich zum Sinusknoten erfolgt die Erregungsbildung jedoch mit einer geringeren Frequenz (40–60 pro Minute bzw. 30–40 pro Minute), so dass diese Strukturen normalerweise durch die im Sinusknoten gebildeten

Erregungen depolarisiert werden. Vom Sinusknoten breitet sich die Erregung über die Arbeitsmuskulatur der Vorhöfe zum AV-Knoten aus, der eine niedrige Erregungsleitungsgeschwindigkeit besitzt. Über das His-Bündel und das ventrikuläre Erregungsleitungssystem wird das Arbeitsmyokard der Ventrikel erregt. Die Verzögerung der Erregungsleitung im AV-Knoten bewirkt eine deutliche zeitliche Trennung zwischen vollständiger Erregung und Kontraktion der Vorhöfe und der Ventrikel.

Die Frequenz der Erregungsbildung in den Automatiezentren des Herzens und die Erregungsleitgeschwindigkeit des AV-Knotens werden durch das autonome Nervensystem moduliert. Die postganglionären sympathischen Nervi cardiaci nehmen ihren Ausgang hauptsächlich vom Ganglion stellatum. Sie innervieren die Vorhöfe und das Ventrikelmyokard. Die parasympathische Innervation des Herzens erfolgt durch Äste des N. vagus. Parasympathische Fasern enden hauptsächlich am Sinus- und AV-Knoten. Die Ventrikel besitzen nur eine spärliche parasympathische Innervation [11, 15]. Die Wirkung der sympathischen Innervation auf das Herz wird im Wesentlichen durch den Transmitter Noradrenalin vermittelt. Adrenalin, welches aus dem Nebennierenmark freigesetzt wird, kann über den Blutweg das Herz erreichen. Die parasympathischen Wirkungen werden hauptsächlich durch den Neurotransmitter Acetylcholin vermittelt.

Eine Verstärkung der kardialen sympathischen Nervenaktivität bewirkt eine Zunahme der Herzfrequenz durch beschleunigte Erregungsbildung im Sinusknoten und eine Erhöhung der Erregungsleitungsgeschwindigkeit im AV-Knoten. Man bezeichnet diese Wirkungen als *positiv chronotrop* bzw. *positiv dromotrop*. Innerhalb der Herzmuskulatur wurden β_1-, β_2- und α_1-Adrenorezeptoren nachgewiesen. Die positiv chronotropen und positiv dromotropen Wirkungen des Sympathikus beruhen im Wesentlichen auf der β_1-Rezeptor-vermittelten Wirkung von Noradrenalin. Aktivierung von β_1-Rezeptoren führt durch Aktivierung eines stimulierenden G-Proteins zur Erhöhung des intrazellulären cAMP-Spiegels. Die Bindung von cAMP an HCN-Kanäle verlängert deren Öffnungszeit. Die cAMP-vermittelte Aktivierung von Proteinkinase A führt durch Phosphorylierungsreaktionen zur Aktivierung von Ca^{2+}-Kanälen. Beide Prozesse verstärken depolarisierende Ströme im Sinus- und AV-Knoten und beschleunigen die langsame diastolische Depolarisation [1, 20].

Eine erhöhte parasympathische Nervenaktivität bewirkt eine Verlangsamung der Erregungsbildung (negative *Chronotropie*) und eine Reduktion der atrioventrikulären Überleitungsgeschwindigkeit (negative *Dromotropie*). Die kardialen Wirkungen von Acetylcholin werden hauptsächlich über muskarinische Rezeptoren vom Typ M_2 vermittelt. M_2-Rezeptor-Aktivierung führt zu einer G-Protein-vermittelten Aktivierung von K^+-Kanälen am Sinus- und AV-Knoten, wodurch es zu einem K^+-Auswärtsstrom (I_{KAch}) kommt. Weiterhin führt die Aktivierung von M_2-Rezeptoren zu einer G-Protein-vermittelten Hemmung der cAMP-Synthese im Sinus- und AV-Knoten und damit zu einer Verminderung depolarisierender Ströme durch HCN- und Ca^{2+}-Kanäle. In der Summe bewirken diese Vorgänge eine Hyperpolarisation und Verzögerung der diastolischen Depolarisation [6, 13].

1.1.2 Elektromechanische Kopplung und Kontraktion des Herzens

Die rhythmische elektrische Erregung des Arbeitsmyokards der Vorhöfe und Ventrikel ist Vorraussetzung für die Kontraktion des Herzmuskels [10]. Im Unterschied zu den Schrittmacherzellen des Sinusknotens besitzen die Zellen des Arbeitsmyokards ein relativ stabiles Membranpotenzial. Das maximale diastolische Membranpotenzial beträgt etwa –80 mV in den Vorhöfen und –85 mV in den Ventrikeln. Während des Aktionspotenzials fließen depolarisierende Ströme durch spannungsabhängige Na^+-Kanäle sowie durch Ca^{2+}-Kanäle vom T- und L-Typ. Das Aktionspotenzial des Arbeitsmyokards ist durch einen prominenten Spike und eine anschließende Plateauphase gekennzeichnet (s. Abb. 1.1). Dabei wird das Membranpotenzial auf maximal +20 bis +30 mV umgeladen. Die Plateauphase wird durch einen anhaltenden Ca^{2+}-Einstrom durch spannungsabhängige L-Typ-Ca^{2+}-Kanäle in die Kardiomyozyten verursacht (Abb. 1.2).

Der Ca^{2+}-Einstom durch L-Typ-Ca^{2+}-Kanäle im Sarkolemm führt zu einer Öffnung von Ca^{2+}-Kanälen (Ryanodinrezeptoren) in der Membran des sarkoplasmatischen Retikulums der Herzmuskelzellen. Die Ca^{2+}-Freisetzung aus diesen intrazellulären Ca^{2+}-Speichern bewirkt eine globale Zunahme der intrazellulären Ca^{2+}-Konzentration um etwa den Faktor 100 und die Aktivierung des kontraktilen Apparates der Herzmuskelzellen [3]. Ca^{2+}-Ionen binden an das Muskeleiweiß Troponin C, wodurch sterische Umlagerungen der Proteine Tropomyosin und Troponin I am Aktinfilament

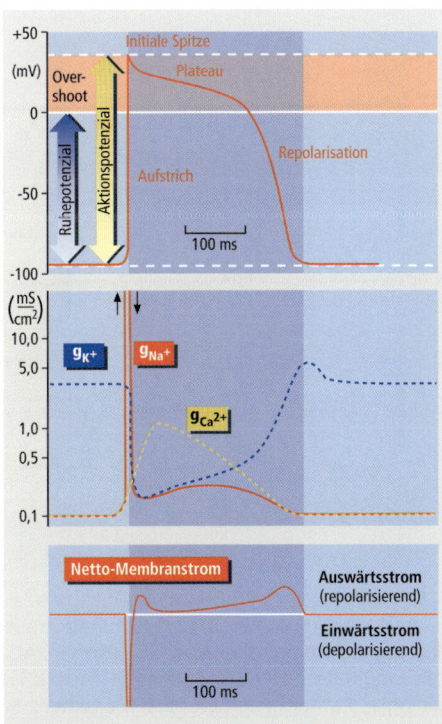

Abb. 1.2: Aktionspotenzial an einer Herzmuskelzelle. Oben: Verlauf des Aktionspotenzials. Mitte: Änderungen der Ionenleitfähigkeiten (g) am Sarkolemm der Herzmuskelzelle für Na^+, Ca^{2+} und K^+ während des Aktionspotenzials. Unten: Richtung und Verlauf des Nettoionenstroms durch die Membran. Die Leitfähigkeit des repolarisierenden Membranstroms spiegelt die Aktivität mehrerer K^+-Kanäle wider.
(Aus [21]: Thews/Mutschler/Vaupel: Anatomie, Physiologie, Pathophysiologie des Menschen, 5. Aufl., 1999)

ausgelöst werden. Diese Umlagerungen ermöglichen die Bindung von Myosin an Aktin sowie die Aktivierung der Myosin-ATPase, wodurch chemische Energie in mechanische Energie umgewandelt wird. Zur Beendigung der Kontraktion des Herzmuskels ist es erforderlich, dass die sarkoplasmatische Ca^{2+}-Konzentration wieder abgesenkt wird. Dies geschieht durch drei Transportsysteme (Abb. 1.3):

- die Ca^{2+}-ATPase im Sarkolemm,
- den 3 Na^+/1 Ca^{2+}-Austauscher im Sarkolemm und
- die Ca^{2+}-ATPase in der Membran des sarkoplasmatischen Retikulums.

Die Aktivitäten dieser Transportsysteme werden durch Ca^{2+}-Calmodulin, das Membranpotenzial, die intrazelluläre Na^+-Konzentration und durch cAMP reguliert [10].

Die Kraftentwicklung des Myokards kann den Anforderungen des Organismus entsprechend angepasst werden. Hierzu tragen im Wesentlichen der Frank-Starling-Mechanismus und die Wirkungen des autonomen Nervensystems auf das Myokard bei. Mit dem Begriff Frank-Starling-Mechanismus wird das Phänomen beschrieben, nach dem mit zunehmender Ventrikelfüllung die myokardiale Druck-Volumen-Arbeit unabhängig von neurohumoralen Einflüssen steigt. Mit zunehmendem endsystolischem Volumen steigt der endsystolische Druck. Auf zellulärer Ebene ergibt sich eine positive Korrelation zwischen Sarkomerlänge und Kraftentwicklung. Als elementare

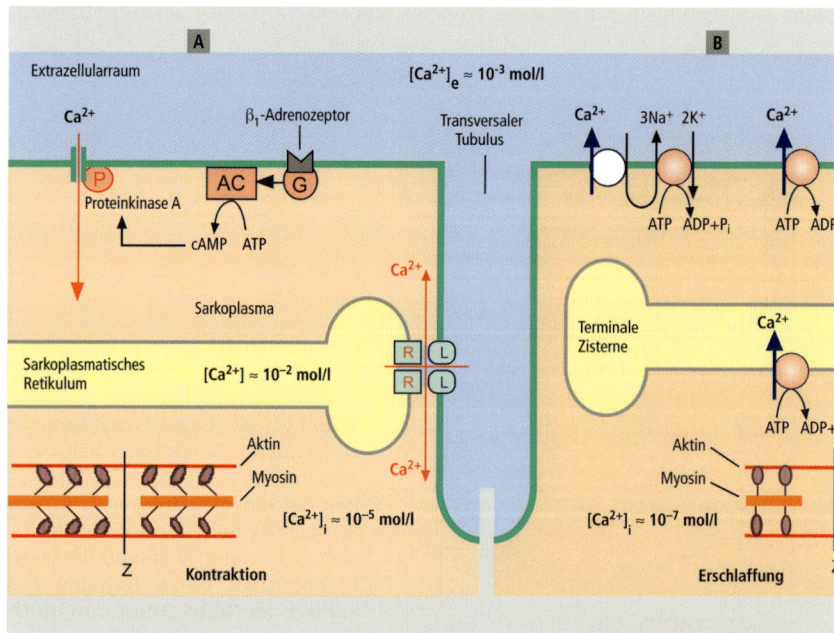

Abb. 1.3: Elektromechanische Kopplung im Herzmuskel. A) Erhöhung des intrazellulären Ca^{2+} (rote Pfeile) und Aktivierung des kontraktilen Apparates. B) Ca^{2+}-Elimination aus dem Sarkoplasma (blaue Pfeile) und Erschlaffung der Herzmuskelfaser. G: G-Protein, AC: Adenylatcyclase, L: L-Typ-Ca^{2+}-Kanal, R: Ryanodin-Rezeptor, Z: Z-Scheibe. (Aus [21]: Thews/Mutschler/Vaupel: Anatomie, Physiologie, Pathophysiologie des Menschen, 5. Aufl., 1999)

Mechanismen, die das als Frank-Starling-Mechanismus bezeichnete Phänomen erklären könnten, werden eine Zunahme der Ca^{2+}-Enpfindlichkeit des kontraktilen Apparates sowie Veränderungen der räumlichen Beziehungen der Proteine des kontraktilen Apparates zueinander diskutiert [9].

Abhängig von der physischen Aktivität des Organismus ändert sich die Aktivität der sympathischen und parasympathischen Innervation des Herzens. Eine Zunahme der sympathischen Aktivität bewirkt am Herzmuskel eine Zunahme der Kontraktilität (positiv *inotrope* Wirkung). Man versteht darunter eine simultane Steigerung der Kontraktionskraft und der Kontraktionsgeschwindigkeit. Die positiv inotrope Wirkung des Sympathikus beruht wesentlich auf der Aktivierung von β_1-Rezeptoren, die über die Aktivierung von Proteinkinase A zu einer stärkeren Phosphorylierung von L-Typ-Ca^{2+}-Kanälen führt. Dies führt zu einem verstärkten Ca^{2+}-Einstrom während des Aktionspotenzials und damit zu einer stärkeren und schnelleren Freisetzung von Aktivator-Ca^{2+} aus dem sarkoplasmatischen Retikulum. Daneben wurden auch β_2-Rezeptor-abhängige Steigerungen der Kontraktilität des Myokards beschrieben, die sowohl durch stimulierende G-Proteine (cAMP, Proteinkinase A) als auch G-Protein-unabhängig vermittelt werden. Die β_2-Rezeptoren könnten bei der Regulation der Myokardfunktion bei Erkrankungszuständen mit selektiver „Down-Regulation" von β_1-Rezeptoren von Bedeutung sein [20].

Der parasympathische Neurotransmitter Acetylcholin kann die β-Adrenorezeptor-vermittelte Kontraktilitätssteigerung des Myokards teilweise antagonisieren. Dies kann durch eine M_2-Rezeptor-vermittelte Hemmung der durch β-Rezeptoren aktivierten Adenylatcyclase erfolgen. Außerdem ist eine vagal vermittelte Aktivierung der Stickstoffmonoxidsynthese, die zur Aktivierung einer Phosphodiesterase und damit zur Senkung des intrazellulären cAMP-Gehalts führt, am funktionellen Antagonismus zur sympathischen Innervation des Arbeitsmyokards beteiligt.

1.2 Aufbau und Funktion des Gefäßsystems

Das Blutgefäßsystem hat einen dreischichtigen Wandaufbau (Abb. 1.4). Die innere Auskleidung der Gefäße (Tunica interna = *Intima*) wird durch eine Schicht von Endothelzellen gebildet. Darunter liegen die Basalmembran sowie eine Lamina elastica interna. Die mittlere Gefäßwandschicht (Tunica media = *Media*) wird durch glatte Muskulatur und elastische sowie kollagene Fasern gebildet. Abgegrenzt durch eine Lamina elastica externa bildet die Tunica externa *(Adventitia)* die äußerste Wandschicht der Blutgefäße. Die Adventitia besteht aus Elastin, Kollagen und anderen extrazellulären Matrixproteinen. Innerhalb der Adventitia verlaufen Nervenfasern und bei großen Gefäßen die *Vasa vasorum.* Der Anteil der einzelnen Wandschichten am Aufbau der Gefäßwand, ihre Feinstruktur und Funktion zeigen große Unterschiede innerhalb der einzelnen Kreislaufabschnitte (s. Abb. 1.4).

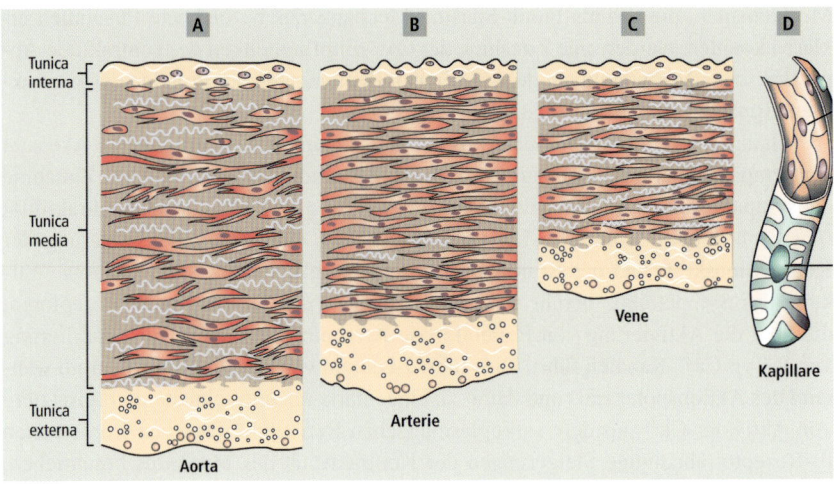

Abb. 1.4: Wandaufbau der Gefäße. A) Arterie vom elastischen Typ (Aorta). B) Arterie vom muskulären Typ. C) Vene. D) Kapillare (oberer Teil aufgeschnitten). (Aus [21]: Thews/Mutschler/Vaupel: Anatomie, Physiologie, Pathophysiologie des Menschen, 5. Aufl., 1999)

Funktionell unterscheidet man folgende Kreislaufabschnitte [6, 7, 21]:

1. *Das Hochdrucksystem*:
   Es umfasst den linken Ventrikel während der Systole, die Aorta, die großen und kleinen Arterien sowie die Arteriolen des Körperkreislaufs. Der Blutdruck liegt beim Gesunden in den großen Arterien unter Ruhebedingungen zwischen ca. 120 und 80 mmHg und beträgt in den kleinen Arterien und Arteriolen noch etwa 40 bis 60 mmHg.

2. *Das Niederdrucksystem*:
   Es umfasst das venöse System des Körperkreislaufs, den gesamten Lungenkreislauf sowie den linken Ventrikel während der Diastole. Die Blutdrücke übersteigen hier nicht 20 bis 25 mmHg. Im Niederdrucksystem befinden sich etwa 85 % des gesamten Blutvolumens.

3. *Die Mikrozirkulation*:
   Sie umfasst die Arteriolen, Kapillaren und kleinen Venolen sowie die Kapillaren des Lymphgefäßsystems. Hier erfolgt der Stoffaustausch zwischen dem Gefäßsystem und den Zellen der umgebenden Gewebe.

1.2.1 Biophysik der Blutströmung und Gefäßwandmechanik

Wesentliche Eigenschaften der Blutströmung lassen sich mithilfe der Gesetzmäßigkeiten, die für laminare, zeitlich konstante Strömungen homogener (Newtonscher) Flüssigkeiten in starren Röhren gelten, näherungsweise beschreiben. Diese mathematischen Zusammenhänge erleichtern das Verständnis für die Kreislaufregulation (s. u.). Während der Strömung von Flüssigkeiten tritt innere Reibung auf. Diese Reibung setzt der Blutströmung einen Widerstand entgegen, der dann durch einen Druckgradienten überwunden werden muss. Analog zum Ohmschen Gesetz der Elektrizitätslehre nimmt der Blutfluss ($\dot{Q}$) mit zunehmendem Druckgradienten (ΔP) zu und mit steigendem Gefäßwiderstand (R) ab (Gleichung 1).

$$\dot{Q} = \frac{\Delta P}{R} \qquad (1)$$

Der Blutfluss ($\dot{Q}$) ist das Stromzeitvolumen innerhalb eines Gefäßabschnitts und lässt sich als Produkt aus der mittleren Strömungsgeschwindigkeit der Flüssigkeitsteilchen ($\bar{v}$) und der Querschnittsfläche (A) des Gefäßes errechnen. In einem System verschiedener in Reihe geschalteter Röhren mit unterschiedlichen Querschnittsflächen ist das Stromzeitvolumen konstant (Gleichung 2).

$$\dot{Q} = \bar{v}_1 \times A_1 = \bar{v}_2 \times A_2 \qquad (2)$$

Daraus folgt, dass die Strömungsgeschwindigkeit innerhalb eines Gefäßabschnitts indirekt proportional zur jeweiligen Gesamtquerschnittsfläche ist. So beträgt die mittlere Strömungsgeschwindigkeit des Blutes innerhalb der Aorta ca. 20 cm/s und in den Kapillaren etwa 0,03 cm/s. Innerhalb eines Systems in Reihe geschalteter Röhren ist der Gesamtwiderstand die Summe der Teilwiderstände der einzelnen Gefäßabschnitte (Gleichung 3).

$$R = R_1 + R_2 + R_3 \ldots + R_n \qquad (3)$$

In Systemen parallel verbundener Röhren ergibt die Summe der Kehrwerte des Widerstands (Leitwert) einzelner Röhren den Kehrwert des Widerstands des gesamten Systems oder dessen Leitwert (Gleichung 4).

$$1/R = 1/R_1 + 1/R_2 + 1/R_3 \ldots + 1/R_n \qquad (4)$$

Das bedeutet, dass der Gesamtwiderstand eines Systems parallel verbundener Röhren geringer ist als die Teilwiderstände der einzelnen Röhren. Die innere Reibung homogener Flüssigkeiten wird durch deren Viskosität (η) bestimmt. Nach dem Newtonschen Reibungsgesetz (Gleichung 5) entspricht die Viskosität einer Flüssigkeit dem Quotienten aus der Schubspannung (τ) und dem Schergrad (γ).

$$\eta = \tau/\gamma \qquad (5)$$

Auf der Grundlage des Newtonschen Reibungsgesetzes und unter der Voraussetzung, dass die Strömung laminar und zeitlich konstant ist, kann mithilfe des Hagen-Poiseuille-Gesetzes eine mathematische Beziehung zwischen der Stromstärke und ihren Determinanten hergestellt werden (Gleichung 6).

$$\dot{Q} = \frac{\Delta P \times \pi \times r^4}{8\eta \times 1} \qquad (6)$$

Dabei ist ΔP der Druckgradient innerhalb eines Gefäßabschnitts, r der innere Radius des Gefäßes, η die Viskosität der Flüssigkeit und l die Länge des Gefäßabschnitts. Die physiologisch bedeutsame Aussage des Hagen-Poiseuille-Gesetzes ist, dass der *Blutfluss* innerhalb eines Kreislaufabschnitts etwa *proportional zur 4. Potenz* des inneren Gefäßradius *steigt* und der *Strömungswiderstand* etwa *proportional zur 4. Potenz* des inneren Gefäßradius *sinkt*, wenn die übrigen Parameter unverändert bleiben.

Für das Kreislaufsystem des Menschen gilt das Hagen-Poiseuille-Gesetz nur eingeschränkt. Die Gefäßwände sind nicht starr, sondern zeigen in den einzelnen Kreislaufabschnitten eine unterschiedliche Elastizität. Die Gefäße werden durch den transmuralen Druck gedehnt. Der transmurale Druck (P_{tm}) entspricht der Differenz aus dem intravasalen und dem extravasalen Druck. Die elastischen Eigenschaften der Gefäße lassen sich durch den Volumenelastizitätskoeffizienten (E') beschreiben (Gleichung 7).

$$E' = \Delta P_{tm} / \Delta V \tag{7}$$

Der Volumenelastizitätskoeffizient ist das Verhältnis zwischen transmuraler Druckänderung und der Änderung des Gefäßvolumens. Der Kehrwert des Volumenelastizitätskoeffizienten ist die elastische Weitbarkeit oder Compliance (C). Die Compliance großer Venen ist etwa 20- bis 25-mal größer als die Compliance großer Arterien. Die Compliance der Gefäßwände ist keine Konstante, sondern hängt von der Füllung der Gefäße sowie dem Funktionszustand der glatten Gefäßmuskulatur und der kreislaufregulierenden Systeme (z. B. Hormone, sympathisches Nervensystem) ab.

Weitere Einschränkungen der Gültigkeit das Hagen-Poiseuille-Gesetz ergeben sich daraus, dass der Blutfluss in vielen Kreislaufabschnitten pulsiert und nicht zeitlich konstant ist. In großen Gefäßen, wie den herznahen Abschnitten der Aorta, und den großen Gefäßaufzweigungen, wie der Carotisbifurkation, ist die Blutströmung nicht laminar, sondern turbulent. Blut ist keine homogene Flüssigkeit, sondern setzt sich aus korpuskulären (zellulären) und flüssigen Anteilen (Blutplasma) zusammen. Wechselwirkungen zwischen den zellulären Bestandteilen, den Plasmaproteinen und den Gefäßwänden können zur Bildung von Zellaggregaten und zur Initiierung von Gerinnungsprozessen führen, die das Strömungsverhalten ändern. Die Viskosität (scheinbare Viskosität) des Blutes ist abhängig vom Gehalt an zellulären Bestandteilen, der Verformbarkeit der zellulären Bestandteile (Erythrozytenfluidität), vom Proteingehalt des Blutplasmas, von der Strömungsgeschwindigkeit des Blutes und vom Gefäßdurchmesser. Bei homogenen (Newtonschen) Flüssigkeiten ist die Viskosität nur von der Temperatur abhängig.

1.2.2 Kontraktion und Relaxation der glatten Gefäßmuskulatur

Kontraktion und Relaxation der glatten Gefäßmuskulatur bestimmen den inneren Radius der Blutgefäße. Dadurch werden der Blutfluss zu den einzelnen Organen sowie die Blutverteilung innerhalb der Organe und Gewebe wesentlich beeinflusst. Zwischen verschiedenen Kreislaufabschnitten, selbst innerhalb eines Organs, zeigt die glatte Gefäßmuskulatur deutliche Unterschiede hinsichtlich einzelner Prozesse, die an der Kontraktion und Relaxation beteiligt sind [2, 3, 17]. Weiterhin bestehen Unterschiede zwischen der glatten Gefäßmuskulatur verschiedener Kreislaufabschnitte in Bezug auf ihre Innervation, ihre Ansprechbarkeit auf endogene und exogene vasoaktive Substanzen sowie ihre Fähigkeit zu strukturellen Veränderungen. Im Folgenden sind grundsätzliche Mechanismen, die zur Kontraktion und Relaxation der glatten Gefäßmuskulatur führen, zusammengefasst.

Wie in der Herzmuskulatur erfolgt die Kontraktion durch die zyklische Ausbildung von Querbrücken zwischen Aktin- und Myosinfilamenten, welche zum Ineinandergleiten beider Filamente führt. Die hierzu notwendige Energie wird durch die Myosin-ATPase aus der Hydrolyse von ATP bereitgestellt. Voraussetzung für die Inter-

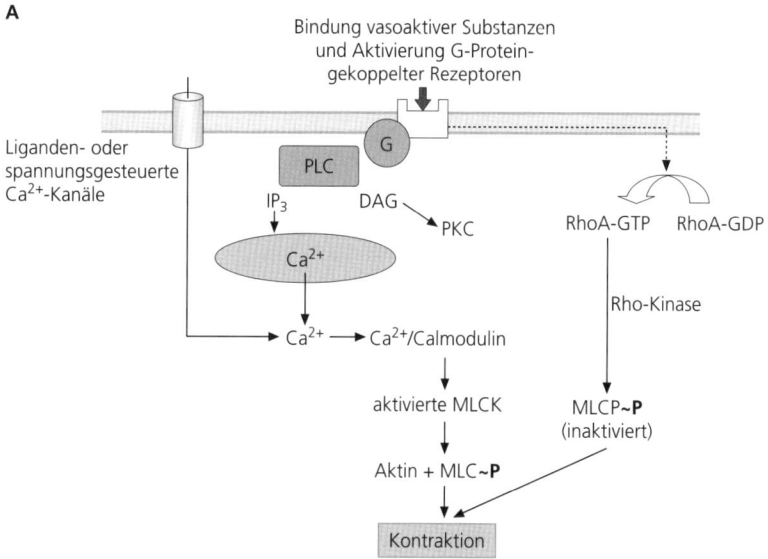

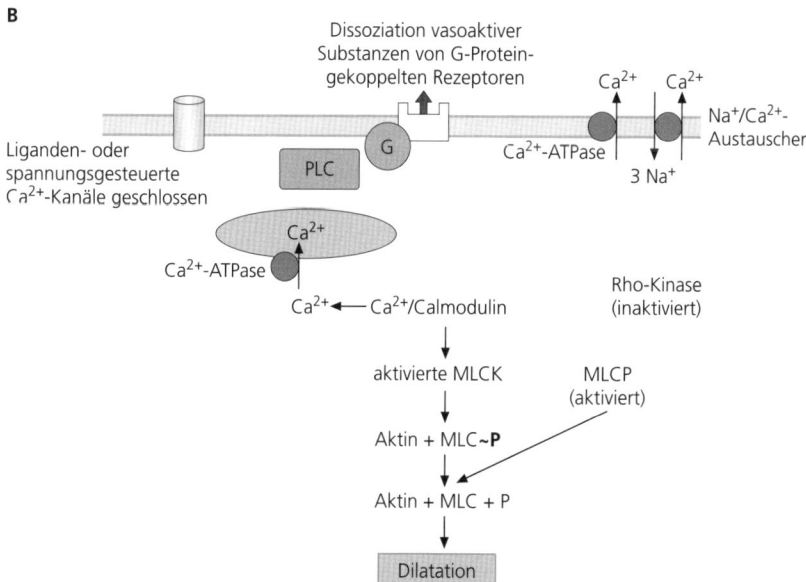

Abb. 1.5: Mechanismen der Kontraktion (A) und Relaxation (B) der glatten Gefäßmuskulatur. DAG: Diacylglycerol, IP$_3$: Inositoltrisphosphat, MLC: Myosinleichtkette (myosin light chain), PKC: Proteinkinase C, PLC: Phospholipase C (nach [22]).

aktion von Aktin und Myosin ist die Phosphorylierung der leichten (20 kDa) Ketten des Myosins (MLC, myosin light chain) der glatten Gefäßmuskulatur. Der Phosphorylierungsgrad der MLC wird durch die Enzyme Myosinleichtketten-Kinase (MLCK) und Myosinleichtketten-Phosphatase (MLCP) bestimmt (Abb. 1.5). Eine zunehmende Phosphorylierung der MLC durch die MLCK führt zur Kontraktion des glatten Gefäßmuskels. Die MLCK wird durch eine Zunahme der intrazellulären (sarkoplasmatischen) Ca^{2+}-Konzentration aktiviert. Ca^{2+} bindet an das Protein Calmodulin. Der dabei entstehende Ca^{2+}/Calmodulin-Komplex aktiviert die MLCK. Die Zunahme des intrazellulären Ca^{2+} erfolgt durch Öffnung von spannungs- bzw. rezeptorgesteuerten Ca^{2+}-Kanälen innerhalb der Zellmembran und/oder durch Ca^{2+}-Freisetzung aus dem sarkoplasmatischen Retikulum. Die Freisetzung von Ca^{2+} aus dem sarkoplasmatischen Retikulum wird durch den intrazellulären Botenstoff Inositol-1,4,5-trisphosphat (IP_3) vermittelt. IP_3 entsteht durch Hydrolyse von Membranlipiden nach Aktivierung von Phospholipase C (PLC). Als zweites Reaktionsprodukt entsteht der Botenstoff Diacylglycerol (DAG), durch den die Proteinkinase C (PKC) aktiviert wird. Die PKC-Aktivierung hat durch nachfolgende Phosphorylierungsreaktionen einen kontraktionsfördernden Effekt.

Zur Relaxation der glatten Gefäßmuskulatur muss die intrazelluläre Ca^{2+}-Konzentration gesenkt werden und die MLC müssen dephosphoryliert werden. Voraussetzung für die Relaxation ist ein Ende der Aktivierung von Rezeptoren durch vasokonstriktorische Agonisten sowie ein Überwiegen des geschlossenen Zustands von Ca^{2+}-Kanälen in der Zellmembran der glatten Muskelzellen. Die Absenkung des intrazellulären Ca^{2+} erfolgt durch Mg^{2+}-abhängige Ca^{2+}-ATPasen innerhalb des sarkoplasmatischen Retikulums und der Plasmamembran. Durch diese Pumpen wird Ca^{2+} entweder in das sarkoplasmatische Retikulum transportiert und dort von Ca^{2+}-bindenden Proteinen aufgenommen oder es wird in den Extrazellulärraum gepumpt. Außerdem wird Ca^{2+} durch den sekundär aktiven Na^+/Ca^{2+}-Austauscher in den Extrazellulärraum transportiert. Die Dephosphorylierung der MLC erfolgt durch die Myosinleichtketten-Phosphatase (MLCP). Die MLCP wird ihrerseits durch das Enzym Rho-Kinase reguliert. Bei Aktivierung der Rho-Kinase wird die MLCP phosphoryliert und damit inaktiviert, was kontraktionsfördernd ist [22].

1.2.3 Das Gefäßendothel

Die innere Auskleidung der Gefäße, das Endothel, unterscheidet sich morphologisch und funktionell zwischen einzelnen Kreislaufabschnitten und Organen [6, 16, 21]. Dem Endothel lassen sich folgende wesentliche Funktionen zuordnen:
1. Modulation des Tonus der glatten Gefäßmuskulatur
2. Regulation des Stoff- und Zelltransportes zwischen Blut und umgebenden Geweben
3. Beteiligung an Angiogenese, Zelladhäsion und Blutgerinnungsprozessen.
Endothelzellen bilden vasoaktive Substanzen und setzen diese auf bestimmte Stimuli frei. Zu derartigen Stimuli gehören Druck, Dehnung, Schubspannung, Zelldepolarisation und die Aktivierung G-Protein-gekoppelter Rezeptoren durch Liganden wie Bradykinin oder Acetylcholin. Wichtige vasoaktive Faktoren sind das Stickstoffmon-

oxid (NO), Prostacyclin (PGI_2) sowie eine Gruppe von Arachidonsäurederivaten die durch Cytochrom-P_{450}-Monoxygenasen modifiziert werden. Diesen Faktoren ist gemeinsam, dass sie auf die benachbarte Gefäßmuskulatur dilatierend wirken und unmittelbar nach Stimulation des Endothels synthetisiert und freigesetzt werden. Schlüsselenzyme für die NO- bzw. PGI_2-Synthese sind die endotheliale NO-Synthase und die Cyclooxygenase. Beide Enzyme werden durch erhöhte intrazelluläre Ca^{2+}-Konzentration aktiviert. Andere vasoaktive Substanzen wie Endothelin-1 oder Endothelin-3 werden in Granula gespeichert und durch regulierte Exozytose aus Endothelzellen freigesetzt. Endothelin-1 wirkt auf die benachbarte Gefäßmuskulatur durch Aktivierung von ET_A-Rezeptoren konstriktorisch. An der luminalen Zellmembran exprimieren Endothelzellen das Angiotensin-I-Konversionsenzym (ACE). Im Endothel der Lungenstrombahn sind Expressionsniveau und Enzymaktivität des ACE im Vergleich zu anderen Gefäßregionen besonders hoch. ACE spaltet vom C-Terminus des im Blutplasma befindlichen Dekapeptids Angiotensin I ein Dipeptid ab, wodurch das Oktapeptid Angiotensin II entsteht (s.u.).

Innerhalb der Mikrozirkulation werden aufgrund der Porengröße und Durchlässigkeit kontinuierliches, fenestriertes und diskontinuierliches Endothel unterschieden. Unterschiede in der Morphologie und im Besatz der Endothelzellen mit Ionenkanälen und Transportproteinen bestimmen die Stoff- und Zelltransportraten zwischen Blut und umgebendem Gewebe. Dies wird an funktionellen Besonderheiten wie der Blut-Hirn-Schranke (Tight-junction-Endothel), den hohen Filtrationsraten der Glomeruli der Nieren (stark fenestriertes Endothel) oder dem leichten Zellübertritt zwischen Kapillaren (Sinusoide) und umgebendem Gewebe von Leber, Milz und Knochenmark deutlich.

Neben dem durch Transportproteine vermittelten Substanztransport durch Endothelzellen sind zwei biophysikalische Mechanismen von Bedeutung [7]. Lipophile Substanzen, Atemgase und kleine wasserlösliche Teilchen können durch die Gefäßwände der Mikrozirkulation *diffundieren*. Es gilt das Ficksche Diffusionsgesetz (Gleichung 8).

$$dn/dt = D \times A \times \frac{c_i - c_a}{x} \tag{8}$$

Die Anzahl und Richtung der pro Zeiteinheit diffundierenden Teilchen (dn/dt) ist abhängig vom Diffusionskoeffizienten (D) des gelösten Stoffes, von der Austauschfläche (A), von der Dicke (x) der Gefäßwand und vom Konzentrationsgradienten (c_i-c_a) des Stoffes über die Gefäßwand. Zusätzlich zur Diffusion werden Wasser und wasserlösliche Teilchen durch die Poren des Endothels *filtriert* bzw. *reabsorbiert*. Die Richtung (Filtration oder Reabsorption) sowie die Transportrate hängen von der hydrostatischen und der kolloidosmotischen Druckdifferenz zwischen Gefäßinnenseite und Gefäßaußenseite ab. Der resultierende Druck wird effektiver Filtrationsdruck (P_{eff}) genannt. Außerdem wird die Filtrationsrate durch die hydraulische Leitfähigkeit der Gefäßwand und ihre Fläche bestimmt. Das Produkt aus beiden Größen ist der Ultrafiltrationskoeffizient (K_f). Die Menge des pro Zeit gebildeten Ultrafiltrates ($\dot{Q}_f$) ist proportional zu K_f and P_{eff} (Gleichung 9).

$$\dot{Q}_f = K_f \times P_{eff} \tag{9}$$

Langfristig herrscht eine ausgeglichene Bilanz zwischen filtrierter Flüssigkeit einerseits und reabsorbierter sowie mit der Lymphe aus den Geweben drainierter Flüssigkeit andererseits. Bei Störungen dieses Gleichgewichts resultieren Ödeme.

1.3 Kreislaufregulation

Die Mechanismen der Kreislaufregulation gewährleisten, dass der Blutfluss unter wechselnden physiologischen Bedingungen dem Bedarf von Organen und Geweben angepasst wird. Sie sind mit physiologischen Regulationssystemen der Atmung, der Körpertemperatur, des Energiestoffwechsels sowie des Wasser- und Elektrolythaushalts vernetzt [5, 18]. Kurz- und mittelfristig wirkende Mechanismen der Kreislaufregulation haben eine Latenz von wenigen Sekunden bis wenigen Stunden. Sie schließen Änderungen der renalen Wasser- und Elektrolytausscheidung ein, die darüber hinaus auch langfristig (Tage bis Jahre) wirksam sind. Die langfristige Kreislaufregulation umfasst darüber hinaus strukturelle Veränderungen des Gefäßsystems und des Herzmuskels [12, 14]. An der Vermittlung kurz- und langfristig wirkender Mechanismen der Kreislaufregulation sind Neurotransmitter, Hormone, parakrin und autokrin wirkende Faktoren (Gewebshormone, Autakoide), Stoffwechselprodukte, Atemgase, pH-Wert und mechanische Faktoren beteiligt.

1.3.1 Das autonome Nervensystem

Das Herz-Kreislauf-System wird efferent durch das sympathische und parasympathische Nervensystem innerviert [11]. Die postganglionären sympathischen Nerven verlaufen als perivaskuläre Geflechte mit den Blutgefäßen (insbesondere Arterien) und setzen den Transmitter Noradrenalin sowie Cotransmitter (z. B. ATP und Neuropeptid Y) frei. Das im Blut zirkulierende Adrenalin wird aus dem Nebennierenmark freigesetzt. Die parasympathische Innervation des Herz-Kreislauf-Systems erfolgt durch den N. vagus (Herz) und den sakralen Parasympathikus (Gefäße der Genitalorgane). Die postganglionären parasympathischen Neurone setzen Acetylcholin frei. Die efferente Aktivität der autonomen Innervation des Herz-Kreislauf-Systems wird durch kortikale und limbische Einflüsse des Zentralnervensystems, durch Hormone sowie durch die somato- und viszeroafferente Innervation des Organismus („Reflexe") reguliert. Die sympathische Innervation des Gefäßsystems kann je nach Adrenorezeptorbesatz der glatten Muskulatur eine Vasokonstriktion (α_1- und α_2-Rezeptoren) oder eine Vasodilatation (β_2-Rezeptoren) bewirken. In den meisten Gefäßgebieten überwiegt die vasokonstriktorische Wirkung des sympathischen Nervensystems. In den Koronarien und den arteriellen Gefäßen der Skelettmuskulatur lässt sich eine ausgeprägte β-Adrenorezeptor-vermittelte Vasodilatation nachweisen.

Oberhalb der hydrostatischen Indifferenzebene des Kreislaufsystems des Menschen befinden sich Dehnungsrezeptoren, die wesentlich an der kurzfristigen reflektorischen Kreislaufregulation beteiligt sind [6, 8]. Bei diesen Dehnungsrezeptoren handelt es sich um afferente Nervenendigungen, welche die Adventitia und die äußeren Mediaschichten des Carotissinus und des Aortenbogens innervieren. Sie werden als arterielle Baro- oder Pressorezeptoren bezeichnet. Die zugehörigen afferenten Nervenfasern sind Teile der Carotissinus- bzw. Aortenbogennerven und verlaufen innerhalb des N. glossopharyngeus bzw. des N. vagus zum Hirnstamm. Eine Änderung des Druckes innerhalb der Carotissinus bzw. des Aortenbogens löst den arteriellen Barorezeptorreflex aus. An der Verarbeitung der Informationen dieses Reflexes sind Strukturen innerhalb des Hirnstammes (Nucleus tractus solitarii, kaudale und rostrale ventrolaterale Medulla oblongata) beteiligt.

Fällt der Druck innerhalb der genannten Gefäßstrukturen ab, so nehmen deren Wanddehnung und die afferente Aktivität der Carotissinus- bzw. Aortenbogennerven ab. Dies führt zu einer reflektorischen Steigerung der sympathischen Nervenaktivität und einer Hemmung der parasympathischen Nervenaktivität. Umgekehrt führt eine Steigerung des Druckes innerhalb der Carotissinus bzw. des Aortenbogens zu einer zunehmenden Dehnung der Wände dieser Gefäßabschnitte und zur Steigerung der afferenten Carotissinus- bzw. Aortenbogennervenaktivität; dies führt zu einer Hemmung der sympathischen und einer Aktivierung der parasympathischen Nervenaktivität. Am Gefäßsystem bewirkt die rasche Aktivierung des Sympathikus eine Vasokonstriktion (Zunahme des peripheren Widerstandes). Hemmung des N. vagus und Sympathikusaktivierung führen zu einer Steigerung der Herzfrequenz und des Schlagvolumens, wodurch das Herzminutenvolumen erhöht wird. Plötzliche Druckänderungen innerhalb des arteriellen Systems werden durch den arteriellen Barorezeptorreflex abgepuffert, was zur Sicherung einer relativ konstanten Durchblutung lebenswichtiger Organe (Gehirn) beiträgt. Dehnungsrezeptoren der Herzvorhöfe und der herznahen Teile der unteren und oberen Hohlvene (Niederdrucksystem) vermitteln einen ähnlich organisierten Reflex („kardiopulmonaler" Barorezeptorreflex).

1.3.2 Das Plasma-Renin-Angiotensin-System

Das Plasma-Renin-Angiotensin-System (Plasma-RAS) ist über vielfältige Effekte an der Kreislaufregulation beteiligt [4, 6, 18]. Die Protease Renin wird von den juxtaglomerulären Zellen der Nieren synthetisiert und sezerniert. Die Renin bildenden Zellen sind umgewandelte glatte Muskelzellen der präglomerulären Nierengefäße (afferente Arteriolen). Die Reninsekretion wird durch folgende Faktoren stimuliert:
1. Aktivierung der sympathischen Nierennervenaktivität (β_1-Rezeptoraktivierung der juxtaglomerulären Zellen)
2. Druckabfall in den afferenten Arteriolen
3. Verminderte NaCl-Reabsorption durch die Macula-densa-Zellen (z. B. bei niedriger Kochsalzaufnahme).

Renin initiiert durch proteolytische Abspaltung von Angiotensin I aus dem in der Leber synthetisierten Plasmaprotein Angiotensinogen die Kaskade der Angiotensin-II-Synthese. Angiotensin II hat vielfältige Wirkungen auf die Kreislaufregulation (Abb. 1.6). Man unterscheidet pharmakologisch zwischen den Angiotensin-II-Rezeptoren des Typs AT_1 und AT_2. Die in Abbildung 1.6 dargestellten Wirkungen von Angiotensin II werden im Wesentlichen durch AT_1-Rezeptoren vermittelt. In verschiedenen Geweben werden alle Komponenten des RAS auch lokal gebildet und reguliert.

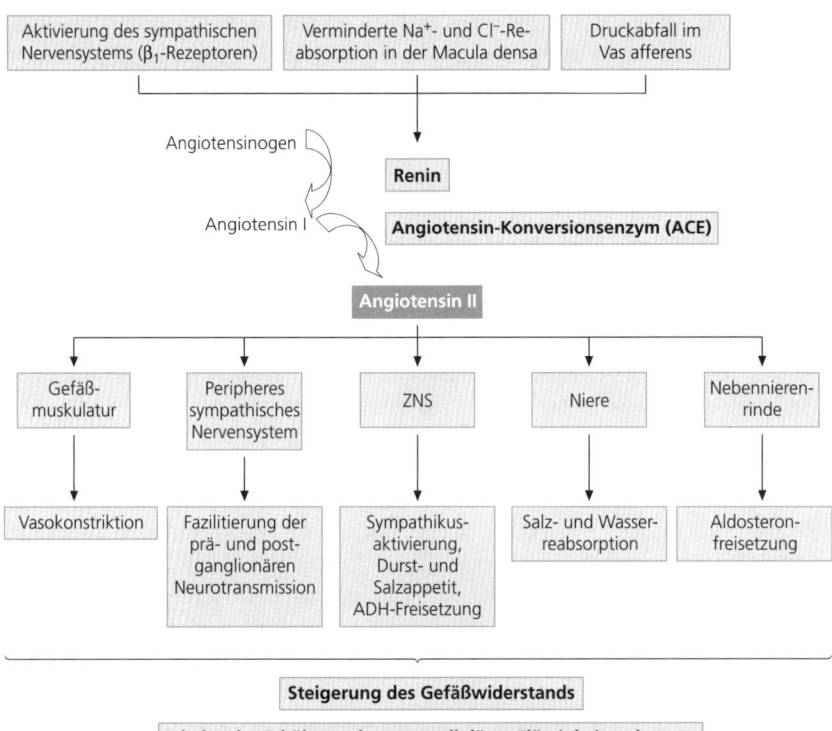

Abb. 1.6: Mechanismen der Aktivierung des Plasma-Renin-Angiotensin-Systems und Effekte von Angiotensin II auf das Kreislaufsystem sowie den Wasser- und Elektrolyt-haushalt.

1.3.3 Nierenfunktion, Wasser- und Elektrolythaushalt

Die langfristige Regulation des Wasser- und Elektrolythaushalts erfolgt hauptsächlich durch die Nieren unter dem Einfluss neurohumoraler Kontrollmechanismen [5, 6, 18]. Der renale Blutfluss und die glomeruläre Filtrationsrate sind über einen arteriellen Druckbereich von etwa 80–180 mmHg relativ konstant (autoreguliert). Die renale Ausscheidung von Wasser und Elektrolyten (insbesondere Na^+) steigen aber mit zunehmendem renalem Perfusionsdruck an (Druckdiurese und -natriurese). Im intakten Organismus tragen sowohl die blutdruckabhängigen Veränderungen des autonomen Nervensystems und hormonaler Systeme (RAS, Aldosteron, Adiuretin, atriales natriuretisches Peptid) als auch intrarenale Faktoren (Gefäßfunktion, glomeruläres Filter, epithelialer Transport) zur blutdruckabhängigen Ausscheidung von Wasser und Elektrolyten bei. Aufgrund der hohen Empfindlichkeit der renalen Ausscheidung von Wasser und Elektrolyten gegenüber Veränderungen des arteriellen Druckes und der geringen Adaptation der renalen Ausscheidung von Wasser und Elektrolyten an chronisch veränderte Blutdrücke wird den Nieren eine wesentliche Rolle bei der langfristigen Blutdruckregulation zugeordnet (s. Kap. 2).

1.3.4 Strukturelle Anpassungsvorgänge

Im Herz-Kreislauf-System kommt es im Zuge der Anpassung an langfristig geänderte funktionelle Anforderungen zu strukturellen Veränderungen. Zu diesen Vorgängen gehören die Vaskulo- und Angiogenese sowie die Ausformung der Herzkammern und Herzklappen während der Embryonal- und Fetalentwicklung [12, 14]. Entsprechend der mechanischen Beanspruchung des Herz-Kreislauf-Systems durch Blutfluss, Schubspannung, transmuralen Druck und zirkumferenzielle Wandspannung können Gefäß- und Herzmuskelzellen an Größe zu- oder abnehmen, was zu Veränderungen der Gefäßwanddicke, der Dicke der Herzkammern sowie der räumlichen Anordnung der Bestandteile von Gefäß- und Herzwänden ("Remodeling") führt. Bei derartigen strukturellen Anpassungsvorgängen werden spezifische Gentranskriptions- und Translationsprogramme aktiviert, die zu einer Veränderung des Phänotyps der muskulären Bestandteile des Herz-Kreislauf-Systems führen. In der Folge verändert sich die Zusammensetzung der intrazellulären Bestandteile der Herz- und Gefäßmuskulatur sowie der extrazellulären Matrix (Abbau oder Neusynthese). Neben mechanischen Faktoren ist an der Regulation struktureller Veränderungen des Gefäßsystems eine Vielzahl von Wachstumsfaktoren beteiligt. Zu diesen Faktoren gehören auch Substanzen, die im Rahmen der kurz- und mittelfristigen Kreislaufregulation zu Veränderungen des Gefäßwiderstands und des Herzminutenvolumens führen (z. B. Angiotensin II, Endothelin-1, Katecholamine, NO) [2, 17].

Literatur

[1] Accili, E.A., Proenza, C., Baruscotti, M., DiFrancesco, D.: From funny current to HCN channels: 20 years of excitation. News Physiol. Sci. **17**, 32–37 (2002)

[2] Daemen, M.J.A.P., De Mey, J.G.R.: Regional heterogeneity of arterial structural changes. Hypertension **25**, 464–473 (1995)

[3] Gollasch, M., Löhn, M., Fürstenau, M., Nelson, M.T., Luft, F.C., Haller, H.: Ca^{2+} channels, "quantized" Ca^{2+} release, and differentiation of myocytes in the cardiovascular system. J. Hypertens. **18**, 9889–9998 (2000)

[4] Grisk, O., Rettig, R.: Angiotensin II, the kidney and hypertension. In: Handbook of experimental pharmacology, Vol. 163/II, pp. 255–284. Unger, T., Schölkens, B.A. (eds.). Springer, Berlin, Heidelberg 2004

[5] Grisk, O., Rettig, R.: Interactions between the sympathetic nervous system and the kidneys in arterial hypertension. Cardiovasc. Res. **61**, 238–246 (2004)

[6] Guyton, A.C., Hall, J.E.: Textbook of medical physiology. Saunders, Philadelphia 2000

[7] Holtz, J.: Peripheral circulation: Fundamental concepts, comparative aspects of control in specific vascular sections, and lymph flow. In: Comprehensive Human Physiology, pp. 1865–1915. Greger, R., Windhorst, U. (eds.). Springer, Berlin, Heidelberg 1996

[8] Kirchheim, H.R.: Systemic arterial baroreceptor reflexes. Physiol. Rev. **56**, 100-176 (1976)

[9] Konhilas, J.P., Irving, T.C., de Tombe, P.P.: Frank-Starling law of the heart and cellular mechanisms of length-dependent activation. Pflügers Arch. – Eur. J. Physiol. **445**, 305–310 (2002)

[10] Langer, G.A.: Calcium-mediated control of cardiac contractility at the cellular level. In: Comprehensive Human Physiology, pp. 1857–1864. Greger, R., Windhorst, U. (eds.). Springer, Berlin, Heidelberg 1996

[11] Loewy, A.D., Spyer, K.M.: Central regulation of autonomic functions. University Press, New York, Oxford 1990

[12] Le Noble, F., Fleury, V., Pries, A., Corvol, P., Eichmann, A., Reneman, R.S.: Control of arterial branching morphogenesis in embryogenesis: go with flow. Cardiovasc. Res. **65**, 619–628 (2005)

[13] Harvey, R.D., Belevych, A.E.: Muscarinic regulation of cardiac ion channels. Br. J. Pharmacol. **139**, 1074–1084 (2003)

[14] Moorman, A.F.M., Christoffels, V.M.: Cardiac chamber formation: development, genes, and evolution. Physiol. Rev. **83**, 1223–1267 (2003)

[15] Münch, G., Ziegler, S., Nguyen, N., Hartmann, F., Watzlowik, P., Schwaiger, M.: Scintigraphic evaluation of cardiac autonomic innervation. J. Nucl. Cardiol. **3**, 265–277 (1996)

[16] Nilius, B., Droogmans, G.: Ion channels and their functional role in vascular endothelium. Physiol. Rev. **81**, 1415–1459 (2001)

[17] Parmacek, M.S.: Transcriptional programs regulating vascular smooth muscle cell development and differentiation. Curr. Topics Develop. Biol. **51**, 69–89 (2001)

[18] Persson, P.B.: Modulation of cardiovascular control mechanisms and their interaction. Physiol. Rev. **76**, 193–244 (1996)

[19] Schram, G., Pourrier, M., Melnyk, P., Nattel, S.: Differential distribution of cardiac ion channel expression as a basis for regional specialization in electric function. Circ. Res. **90**, 939–950 (2002)

[20] Steinberg, S.F.: The molecular basis for distinct β-adrenergic receptor subtype actions on cardiomyocytes. Circ, Res, **85**, 1101–1111 (1999)

[21] Thews, G., Mutschler, E., Vaupel, P.: Anatomie, Physiologie, Pathophysiologie des Menschen, 5. Aufl., S. 167–263. Wissenschaftliche Verlagsgesellschaft, Stuttgart 1999

[22] Webb, R.C.: Smooth muscle contraction and relaxation. Adv. Physiol. Educ. **27**, 201–206 (2003)

2 Pathophysiologie der arteriellen Hypertonie

Rainer Rettig

2.1 Einführung

Unter arterieller Hypertonie wird unabhängig von ihrer Ätiologie jede chronische Erhöhung des diastolischen und/oder systolischen Blutdrucks verstanden. Eine scharfe Grenze zwischen normalem und zu hohem Blutdruck gibt es nicht. Epidemiologische Studien haben gezeigt, dass das Risiko, eine kardiovaskuläre Erkrankung wie Schlaganfall, Herzinfarkt, Herzinsuffizienz oder terminales Nierenversagen zu erleiden oder an einer solchen Erkrankung zu sterben, mit zunehmendem Blutdruck ansteigt [26, 33]. Weiterhin haben große randomisierte kontrollierte Studien übereinstimmend gezeigt, dass die medikamentöse Behandlung der arteriellen Hypertonie zu einer deutlichen Abnahme der kardiovaskulären Morbidität und Mortalität führt, wobei das Schlaganfallrisiko stärker abnimmt als das Herzinfarktrisiko [1, 2, 24]. Auch ältere Hypertoniker profitieren von einer Blutdrucknormalisierung [4]. Auf der Grundlage solcher Studien wurde die Grenze zwischen normalem und zu hohem Blutdruck als derjenige Blutdruckwert festgelegt, ab dem therapeutische Interventionen mit einem nachweisbaren klinischen Nutzen für die Patienten verbunden sind. Über die Jahre ist das als normal geltende Blutdruckniveau mit fortschreitenden Er-

Tab. 2.1: Einteilung der Hypertonie im Erwachsenenalter ($\geq$ 18. Lebensjahr). Deutsche Hypertonie Gesellschaft 2001 [12] und European Society of Hypertension – European Society of Cardiology 2003 [5].

Blutdruck [mmHg]	Systolisch		Diastolisch
Optimal	< 120	und	< 80
Normal	120–129	und	80–84
Noch normal	130–139	oder	85–89
Leichte Hypertonie (Stadium 1)	140–159	oder	90–99
Mittelschwere Hypertonie (Stadium 2)	160–179	oder	100–109
Schwere Hypertonie (Stadium 3)	$\geq$ 180	oder	$\geq$ 110
Isolierte systolische Hypertonie	$\geq$ 140	und	< 90
Maligne Hypertonie	Diastolischer Blutdruck $\geq$ 115 mmHg und Fundus hypertonicus malignus		

kenntnissen über die Vorteile einer stärkeren Blutdrucksenkung immer weiter gesunken. In Europa gilt gegenwärtig ein Blutdruck von bis zu 139/89 mmHg als *noch normal*; ab 140/90 mmHg spricht man von einer *leichten Hypertonie* [5, 12] (Tab. 2.1). In den USA wurde vor kurzem das Stadium der *Prähypertonie* (systolischer Blutdruck 120–139 mmHg oder diastolischer Blutdruck 80–89 mmHg) in die Diagnostik eingeführt [9]. Von einem *normalen* Blutdruck spricht man dort nur bei Werten von maximal 119/79 mmHg.

Die Ätiologie und Pathogenese der arteriellen Hypertonie werden seit vielen Jahrzehnten intensiv beforscht. Es ist heute klar, dass es keine einheitliche Ursache für die arterielle Hypertonie gibt, sondern dass sich hinter dem Begriff eine Reihe unterschiedlicher pathophysiologischer Entitäten verbergen. Trotz wesentlicher Erkenntnisfortschritte bei einigen Formen der arteriellen Hypertonie bleibt die primäre Ur-

Tab. 2.2: Klassifikation der arteriellen Hypertonie.

1. Essenzielle (primäre, idiopathische) Hypertonie

2. Sekundäre Hypertonien
    2.1   Renale Hypertonien
    2.1.1 *Renoparenchymatöse Hypertonie* bei
      – akuter/chronischer Glomerulonephritis
      – chronischer Pyelonephritis
      – diabetischer Glomerulosklerose
      – chronischer interstitieller Nephritis
      – Nierenbeteiligung bei Kollagenosen
      – Nierenzysten und Zystennieren
      – Nierentumoren
      – einseitig kleiner Niere
      – Zustand nach Nierentransplantation
    2.1.2 *Renovaskuläre Hypertonie* bei
      – fibromuskulärer Dysplasie
      – arteriosklerotischen Veränderungen
      – Aneurysmata/arteriovenösen Fisteln
      – Zustand nach Nierentrauma
    2.2   Endokrine Hypertonien
    2.2.1 *Primärer Hyperaldosteronismus (Conn-Syndrom)* bei
      – Nebennierenrindenadenom
      – bilateraler Nebennierenrindenhyperplasie
      – Nebennierenrindenkarzinom
    2.2.2 *Cushing-Syndrom* bei
      – hypophysärer-hypothalamischer Regulationsstörung
      – basophilem Adenom des Hypophysenvorderlappens
      – Nebennierenrindenadenom
      – paraneoplastischem ACTH-produzierendem Syndrom
    2.2.3 *Phäochromozytom/Neuroblastom* im Bereich
      – des Nebennierenmarks
      – der sympathischen Ganglien
    2.2.4 *Primärer Hyperreninismus*
    2.3   Aortenisthmusstenose
    2.4   Zentrale Hypertonie
    2.5   Medikamentöse (iatrogene) Hypertonie

sache für den erhöhten Blutdruck bei den meisten Patienten unbekannt. E.O. Frank prägte dafür bereits 1911 den Begriff *essenzielle Hypertonie* [17], weil er die Blutdrucksteigerung als solche als das wesentliche Element der Erkrankung ansah. Vermutlich sind rund 90–95 % aller Hypertoniefälle diesem Formenkreis zuzuordnen. Bei bekannter Ursache spricht man von *sekundärer Hypertonie* (Tab. 2.2). Unter den sekundären Hypertonieformen sind die renalen am häufigsten, während sich nur bei ca. 0,5–1 % aller Hypertoniefälle endokrine Erkrankungen und sehr selten zentrale Ursachen nachweisen lassen. In Einzelfällen kann der Hochdruck durch Pharmaka (z. B. Ovulationshemmer, nichtsteroidale Antirheumatika) hervorgerufen werden. Schließlich sind in den letzten Jahren einige durch Veränderungen in einem einzigen Gen bedingte Hypertonieformen aufgeklärt worden, die allerdings äußerst selten vorkommen [29].

2.2 Primäre Hypertonie

Die primäre Hypertonie ist eine multifaktoriell bedingte Erkrankung, wobei aufgrund von Ergebnissen aus Familien- und Zwillingsuntersuchungen davon ausgegangen werden kann, dass ca. 30–40 % der Varianz des Blutdrucks in der Bevölkerung genetisch bedingt sind [42]. Demnach ist der überwiegende Anteil der Blutdruckvarianz bei Erwachsenen auf Umweltfaktoren zurückzuführen, die zudem in der Regel eine lange Einwirkungszeit benötigen, um zu einer dauerhaften Blutdruckerhöhung zu führen.

Aus epidemiologischen Studien ist bekannt, dass eine Reihe von Faktoren, wie Alter, Geschlecht und Körpergewichtsindex, das Hypertonierisiko stark beeinflussen [40], ohne dass es sich dabei um primär ursächliche Faktoren handeln würde. Auch die Kochsalz- und die Kaliumaufnahme mit der Nahrung können den Blutdruck langfristig beeinflussen [3, 7]. Aus kreislaufphysiologischer Sicht ist Blutdruck das Produkt aus Herzzeitvolumen und totalem peripherem Widerstand (Ohmsches Gesetz) (s. Teil I/Kap. 1). Die Erhöhung eines der beiden Faktoren oder beider Faktoren gleichzeitig führt zu einer Erhöhung des Blutdrucks. Die Volumen- und Elektrolythomöostase sowie der periphere Gefäßwiderstand stehen daher – neben der genetischen Prädisposition – im Zentrum des ätiopathologischen Geschehens bei der essenziellen Hypertonie. Beide Bereiche stehen unter dem Einfluss zahlreicher nervaler, humoraler, parakriner und zellulärer Regulationsmechanismen, die sich gegenseitig beeinflussen und deren Zusammenspiel altersbedingten Veränderungen unterliegt.

2.2.1 Genetische Prädisposition

Trotz erheblicher Anstrengungen weltweit ist es bisher nicht gelungen, einzelne Gene zu identifizieren, die zweifelsfrei ursächlich an der essenziellen Hypertonie beteiligt sind [29]. Im Gegensatz dazu konnten die genetischen Ursachen einiger monogener Hypertonieformen vollständig aufgeklärt werden (Abb. 2.1). Diese kommen allerdings sehr selten vor. Interessanterweise ist in allen Fällen die renale Salzausscheidungskapazität eingeschränkt.

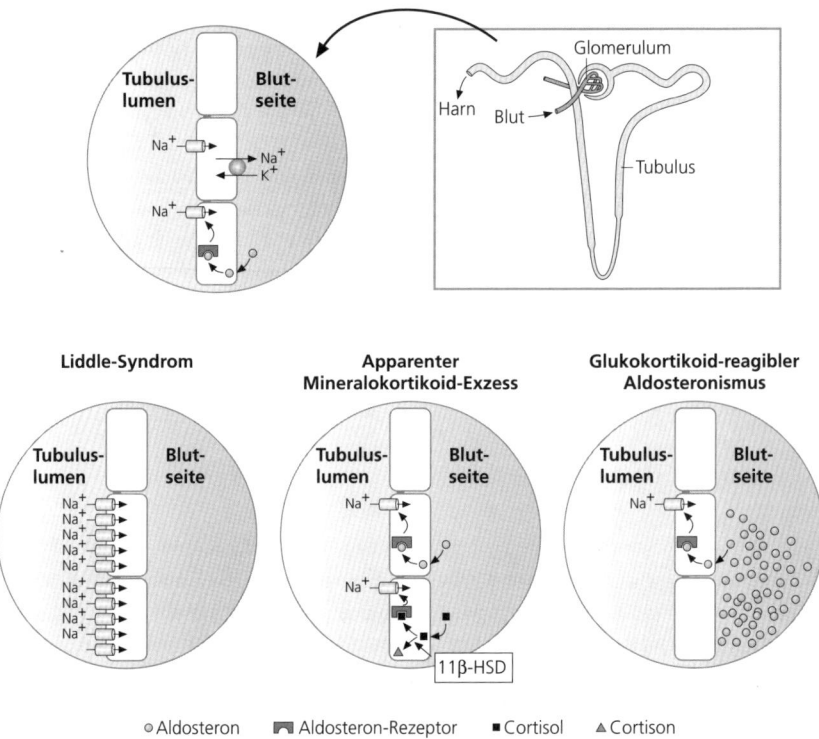

Abb. 2.1: Monogene Hypertonieformen. Die Na$^+$-Reabsorption im Sammelrohr der Niere steht unter der Kontrolle durch Aldosteron. Beim Liddle-Syndrom ist infolge einer Mutation in der β- oder γ-Untereinheit des epithelialen Na$^+$-Kanals die Anzahl der Kanäle in der apikalen Membran der Tubuluszellen erhöht. Beim apparenten Mineralokortikoid-Exzess ist die Aktivität des Enzyms 11β-Hydroxysteroid-Dehydrogenase (11β-HSD) vermindert, so dass Cortisol ungehindert den Mineralokortikoid-Rezeptor stimulieren kann. Beim Glukokortikoid-reagiblen Aldosteronismus kommt es infolge einer Genduplikation zur ektopischen Synthese großer Mengen von Aldosteron in der Zona fasciculata der Nebennierenrinde.

Auch bei der Suche nach Genen, die für die Prädisposition zur essenziellen Hypertonie verantwortlich sind, standen zunächst „Kandidatengene" aus dem Bereich der Kontrollsysteme der renalen Salzausscheidung (z. B. das Renin-Angiotensin-Aldosteron-System) im Vordergrund. Es gibt beispielsweise Hinweise darauf, dass genetische Varianten im Angiotensinogen-Gen für die essenzielle Hypertonie von Bedeutung sein könnten [25]. Ob das in allen Populationen der Fall ist und wie groß der Beitrag dieses Gens zur Variabilität des Blutdrucks in der Bevölkerung ist, ist noch nicht abschließend geklärt [10]. Das Gleiche gilt für alle anderen Kandidatengene, für die eine ursächliche Beteiligung an der Prädisposition zur essenziellen Hypertonie postuliert worden ist.

Neben der Untersuchung von einzelnen Kandidatengenen wird auch mit genomweiten Screening-Methoden, bei denen anonyme genetische Marker eingesetzt werden, nach Hypertonie-relevanten Genen geforscht [8, 39]. Die bisher vorliegenden Ergebnisse sind jedoch inkonsistent und erlauben keine eindeutigen Rückschlüsse auf beteiligte Chromosomenabschnitte. Ob es angesichts der Vielzahl der beteiligten Regulationsmechanismen und der Komplexität des pathogenetischen Geschehens bei der essenziellen Hypertonie mit den zurzeit verfügbaren Methoden überhaupt möglich sein wird, die genetischen Grundlagen der Erkrankung aufzuklären, ist gegenwärtig umstritten [30].

2.2.2 Volumen- und Elektrolythomöostase

Die Niere reagiert auf eine Erhöhung des renalen Perfusionsdrucks mit einer vermehrten Natrium- und Wasserausscheidung (Abb. 2.2). Diese, von nervalen und hormonalen Einflüssen unabhängige Drucknatriurese bzw. -diurese stellt einen wichtigen Mechanismus der langfristigen Blutdruckregulation dar und steht nach einer viel beachteten Hypothese im Mittelpunkt der Pathogenese der essenziellen Hypertonie [23]. Danach ist aufgrund einer primären Einschränkung der renalen Ausscheidungskapazität ein höherer renaler Perfusionsdruck und damit ein höherer arterieller Druck erforderlich, um das extrazelluläre Flüssigkeitsvolumen und damit das zirkulierende Blutvolumen innerhalb normaler Grenzen zu halten. Die Hypothese, dass eine verminderte Ausscheidungskapazität der Niere ursächlich an der essenziellen Hypertonie beteiligt ist, wird unter anderem durch Befunde gestützt, die gezeigt haben, dass die Anzahl der Nephrone bei Hypertonikern vermindert ist [27]. Weiterhin wurde in experimentellen und klinischen Studien gezeigt, dass der Blutdruck bei Nierentransplantationen zwischen Spendern und Empfängern mit unterschiedlichen Blutdrücken in beiden Richtungen mit der Niere „wandert" [20]. Die diesem Phänomen zugrunde liegenden Mechanismen sind bislang nicht ausreichend bekannt. Da bei allen bekannten sekundären und monogen erblichen Formen der Hypertonie die renale NaCl-Reabsorption erhöht ist, wurde ein ähnlicher Mechanismus auch als Erklärung für die Übertragbarkeit der essenziellen Hypertonie mit der Niere auf gesunde Empfänger vorgeschlagen. Eine abschließende Klärung dieser Frage steht aber noch aus.

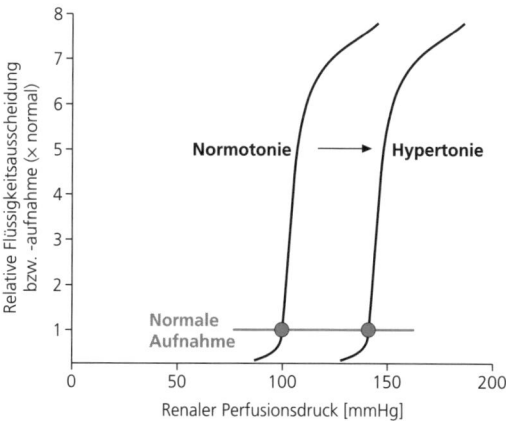

Abb. 2.2: Beziehung zwischen renalem Perfusionsdruck und Flüssigkeitsausscheidung durch die Niere. Die Kurve ist bei allen Formen der Hypertonie, einschließlich der essenziellen Hypertonie, nach rechts verschoben.

Die erwähnten Befunde bedeuten keineswegs, dass die – im Einzelnen noch nicht ausreichend bekannte – primäre Störung bei der essenziellen Hypertonie auf die Niere beschränkt sein muss. So gibt es bei der essenziellen Hypertonie Störungen des Membranelektrolyttransports, die die Funktionen vieler Organe in unterschiedlicher Weise beeinflussen können [36]. Andererseits ist die Niere auch bei sekundären Formen der Hypertonie, wie z. B. bei Phäochromozytom oder bei Hyperaldosteronismus, involviert, bei denen die renale Salzausscheidungskapazität vermindert ist. In diesen Fällen wird jedoch die Störung der renalen Salzausscheidung durch die Beseitigung der primären Ursache korrigiert.

Weiterhin bewirken die Stimulation sympathischer Nierennerven und die Aktivierung des Renin-Angiotensin-Systems eine vermehrte renale Natrium- und Flüssigkeitsretention. Interaktionen zwischen beiden Systemen gibt es sowohl innerhalb als auch außerhalb der Niere [21, 22]. Zirkulierendes Angiotensin II begünstigt die Noradrenalinfreisetzung aus präsynaptischen Nervenendigungen [13] und erhöht durch seine Wirkungen auf das ZNS den peripheren Sympathikotonus [15]. Beide Systeme wirken damit getrennt und gemeinsam auf die beiden Grunddeterminanten des arteriellen Blutdrucks, nämlich das zirkulierende Blutvolumen und den peripheren Strömungswiderstand der Gefäße.

2.2.3 Peripherer Gefäßwiderstand

Von wenigen Ausnahmen abgesehen ist bei der essenziellen Hypertonie typischerweise der Gesamtströmungswiderstand des Kreislaufs (totaler peripherer Widerstand) erhöht. Die Ausnahmen betreffen einen Teil der jungen Hypertoniker mit leichter Hypertonie, bei denen der erhöhte Blutdruck auf einem gesteigerten Herzzeitvolumen beruht. Allerdings kommt es auch in diesen Fällen mit zunehmender Manifestation der Hypertonie relativ rasch zu einem Ansteigen des totalen peripheren Widerstands [31].

Für den Anstieg des totalen peripheren Widerstands bei der essenziellen Hypertonie kommen eine Reihe funktioneller bzw. struktureller Faktoren infrage (Tab. 2.3), ohne dass die primäre Ursache bisher abschließend geklärt werden konnte. Unter den funktionellen Faktoren ist eine erhöhte Aktivität sympathischer Neurone bisher am meisten für den hohen peripheren Gefäßwiderstand bei der essenziellen Hypertonie verantwortlich gemacht worden [14]. Oft wird die erhöhte Sympathikusaktivität dabei im Zusammenhang mit psychosozialem Stress gesehen, dem sich die Patienten verstärkt ausgesetzt sehen sollen [18]. Für eine ursächliche Beteiligung einer erhöhten Sympathikusaktivität bei der essenziellen Hypertonie spricht vor allem die bei vielen Hypertonikern beobachtete gute antihypertensive Wirksamkeit von Pharmaka, die mit der Sympathikusaktivität interferieren. Allerdings ist die Plasma-Noradrenalinkonzentration als Parameter der Sympathikusaktivität bei Patienten mit essenzieller Hypertonie nicht einheitlich erhöht [19]. Direkte Messungen der elektrischen Aktivität sympathischer Nervenfasern sind zwar möglich [6], bleiben aber aus unmittelbar nachvollziehbaren Gründen auf geringe Patientenzahlen beschränkt, sodass die Ergebnisse vorsichtig interpretiert werden müssen.

Tab. 2.3:   Faktoren, die den totalen peripheren Widerstand bestimmen.

Funktionelle Faktoren
- Myogener Tonus der glatten Gefäßmuskelzellen
- Aktivität sympathischer Neurone
- Zirkulierende Hormone
- Lokale Hormone; einschließlich aus dem Endothel freigesetzter Substanzen
- Lokale Metaboliten

Strukturelle Faktoren
- Remodeling
- Rarefikation

Im Endothel werden zahlreiche vasoaktive Substanzen, wie das dilatierend wirkende Stickstoffmonoxid (NO) oder das kontrahierend wirkende Endothelin, synthetisiert. Bei verschiedenen Hypertonieformen, einschließlich der essenziellen Hypertonie, ist die endothelvermittelte Vasodilatation eingeschränkt [38]. Die endotheliale Dysfunktion bei Hypertonie wird von der Mehrzahl der Autoren eher als Folge, denn als Ursache des hohen Blutdrucks angesehen [41].

Die Reagibilität der glatten Gefäßmuskulatur ist bei der essenziellen Hypertonie erhöht [16]. Als Ursache für die erhöhte Gefäßreagibilität kommen funktionelle und strukturelle Faktoren infrage. Im Mittelpunkt der funktionellen Regulation des Gefäßtonus steht die intrazelluläre Ca^{2+}-Konzentration in der glatten Muskulatur (Abb. 2.3). Eine Erhöhung der freien Ca^{2+}-Konzentration im Zytosol führt zu einer Kontraktion der glatten Muskelfasern und damit zu einem erhöhten Gefäßtonus. Nahezu alle Komponenten der komplexen Regulationsmechanismen der intrazellulären Ca^{2+}-Konzentration, einschließlich der membranständigen Rezeptoren für verschiedene Liganden und der Bestandteile der intrazellulären Signaltransduktionskaskaden sind mit der essenziellen Hypertonie in Verbindung gebracht worden [11, 16]. Allerdings bleibt unklar, ob es sich dabei jeweils um primäre oder sekundäre Veränderungen handelt.

Während viele der genannten Faktoren zweifellos eine wichtige Rolle bei den im Herz-Kreislauf-System während der Hochdruckkrankheit auftretenden pathophysiologischen Veränderungen spielen, ist eine Beteiligung als ätiologischer Faktor bei der primären Hypertonie noch in keinem Fall zweifelsfrei nachgewiesen worden.

Ähnliches gilt auch für die charakteristischen strukturellen Veränderungen an den Widerstandsgefäßen bei der essenziellen Hypertonie. Histologische Untersuchungen an menschlichen Widerstandsgefäßen, die durch Biopsien in der Glutealregion gewonnen wurden, zeigen, dass das Gefäßlumen bei Patienten mit essenzieller Hypertonie eingeengt und das Verhältnis zwischen Mediadicke und Lumendurchmesser (Wall-to-Lumen Ratio) vergrößert ist [35]. Die auf die Media entfallende Querschnittsfläche bleibt dabei normal. Dieses als „*Remodeling*" bezeichnete Phänomen wird heute von den meisten Autoren als Ausdruck der strukturellen Anpassung der Gefäße an den erhöhten transmuralen Druck bei Hypertonie angesehen [28]. Darüber hinaus kommt es bei der Hypertonie zu einer funktionell und strukturell bedingten

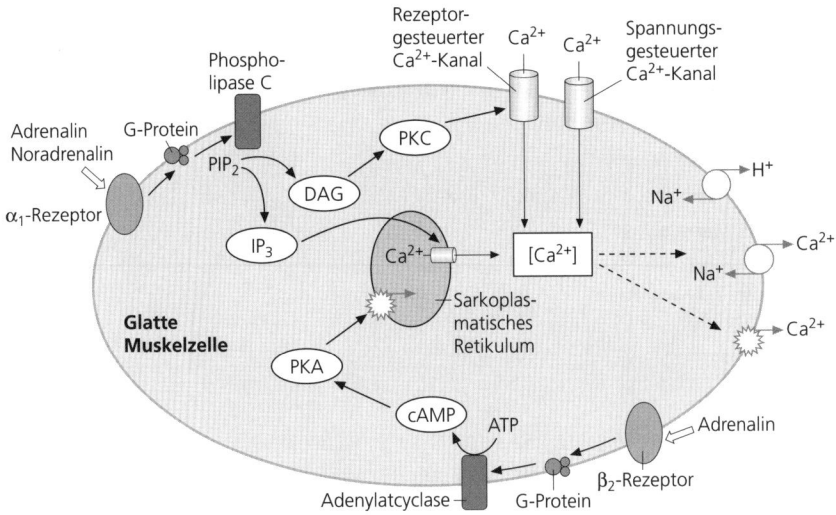

Abb. 2.3: Regulationsmechanismen der intrazellulären Ca^{2+}-Konzentration in der glatten Muskulatur (Auswahl). DAG: Diacylglycerol, IP_3: Inositoltrisphosphat, PIP_2: Phosphatidylinositolbisphosphat, PKA: Proteinkinase A, PKC: Proteinkinase C.

Ausdünnung des Gefäßnetzes in der Mikrozirkulation (Rarefikation), die ebenfalls zur langfristigen Erhöhung des totalen peripheren Widerstands beiträgt.

2.3 Sekundäre Hypertonie

Bei den wenigsten Hypertonikern – Schätzungen schwanken zwischen weniger als 5 bis zu 10 % – lässt sich eine spezifische Ursache für die Blutdruckerhöhung ausmachen (Tab. 2.2). Häufig lenken ein rascher Blutdruckanstieg, eine besonders starke Erhöhung des Blutdrucks oder das Nichtansprechen auf die medikamentöse Therapie den Verdacht auf das Vorliegen einer sekundären Hypertonie. Bei diesen Patienten findet sich in ca. 50 % eine renoparenchymatöse, in ca. 30 % eine renovaskuläre und in ca. 10 % eine endokrine Hypertonie. Weitere ca. 10 % betreffen seltenere Hypertonieformen, bei denen wiederum Ovulationshemmer und nichtsteroidale Antirheumatika als Auslöser an erster Stelle stehen.

Bei der *renoparenchymatösen Hypertonie* kommt es infolge der Grunderkrankung zu einer verminderten Fähigkeit der Niere, Natrium und Volumen auszuscheiden [37]. Die entstehende Natrium- und Volumenretention führt zu einer Blutdruckerhöhung und über den Drucknatriurese- und Diuresemechanismus (s. o.) zu einer Kompensation der renalen Ausscheidungsstörung auf Kosten eines dauerhaft erhöhten Blutdrucks. Häufig kommt es auch zu einer Aktivierung des Renin-Angiotensin-Systems und dadurch zu einer Erhöhung des totalen peripheren Widerstands.

Die *renovaskuläre Hypertonie* beruht in der Regel auf einer Stenose des Nierenarterienhauptastes oder einer intrarenalen Segmentarterie [32]. Auslösender Mechanismus ist in ca. 75 % eine Arteriosklerose und in ca. 25 % eine fibromuskuläre Dysplasie. Die Anteile verschieben sich bei älteren Patienten zugunsten der Arteriosklerose und bei jüngeren zugunsten der fibromuskulären Dysplasie. Infolge der Nierenarterienstenose kommt es zu einer Aktivierung des Renin-Angiotensin-Systems und zu einer Erhöhung des Blutdrucks, der in der ersten Phase der Erkrankung vor allem auf der vasokonstriktorischen Wirkung von Angiotensin II beruht. Langfristig führt Angiotensin II über die Stimulation der Aldosteronsekretion aus der Nebennierenrinde und die Aldosteron-induzierte Natrium- und Volumenretention zu einer anhaltenden Blutdruckerhöhung. In dieser zweiten Phase wirken die Natrium- und Volumenretention sowie der hohe Blutdruck hemmend auf die Reninfreisetzung, so dass meist keine stark erhöhte Plasmareninaktivität mehr nachweisbar ist.

Unter den *endokrin bedingten Formen der Hypertonie* sind besonders der *primäre Hyperaldosteronismus* (Conn-Syndrom), das *Cushing-Syndrom* und das *Phäochromozytom* zu nennen. Häufigste Ursache eines primären Hyperaldosteronismus ist mit ca. 70 % ein autonomes Adenom der Nebennierenrinde. Die restlichen ca. 30 % entfallen auf eine idiopathische Hyperplasie der Nebennierenrinde. In beiden Fällen wird vermehrt Aldosteron produziert welches über seine Natrium- und Volumen-retinierende Wirkung auf die Niere zu einer Hypertonie führt. Zusätzlich ist die Ansprechbarkeit der glatten Gefäßmuskulatur auf vasokonstriktorische Stimuli erhöht. Nach bisherigen Schätzungen liegt weniger als einem Prozent aller Hypertoniefälle ein primärer Hyperaldosteronismus zugrunde. Auf der Grundlage neuer diagnostischer Kriterien wird heute teilweise von einer wesentlich höheren Prävalenz der Erkrankung ausgegangen [34]. Eine abschließende Bewertung ist bislang nicht möglich.

Die Hypertonie beim Cushing-Syndrom beruht in erster Linie auf den aldosteronartigen Wirkungen der Glukokortikoide. Grundsätzlich führt jeder anhaltende Glukokortikoidüberschuss zu einem Cushing-Syndrom. Häufigste Ursache ist die länger dauernde Einnahme von Glukokortikoiden in einer Dosis oberhalb der so genannten Cushingschwelle. Unter den nichtiatrogenen Ursachen sind ACTH-produzierende Adenome der Hypophyse mit ca. 75 % am häufigsten (Morbus Cushing), gefolgt von ACTH-produzierenden Tumoren außerhalb der Hypophyse (ektopes ACTH-Syndrom) mit ca. 10 %. Auf Cortisol-produzierende Adenome bzw. Karzinome der Nebennierenrinde entfallen jeweils ca. 6–7 %. Darüber hinaus gibt es eine Reihe seltener Sonderformen.

Das Phäochromozytom ist eine sehr seltene Form der sekundären Hypertonie. Ursache sind Katecholamin-produzierende Tumoren, die vom chromaffinen Gewebe der Neuralleiste abstammen. Die kardialen und vasokonstriktorischen Wirkungen der Katecholamine erklären unmittelbar den Bluthochdruck.

Medikamenten-induzierte Formen der Hypertonie gewinnen zunehmend an Bedeutung. Am häufigsten lösen Ovulationshemmer und nichtsteroidale Antirheumatika eine Hypertonie aus. Zu den Medikamenten, die eine Hypertonie auslösen bzw. verstärken können, gehören außerdem Steroide, Amphetamine, Erythropoietin (Doping) und Ciclosporin. Pathophysiologisch interessant ist auch die Hypertonie, die sich beim Verzehr größerer Mengen von Lakritze einstellen kann. Lakritze enthält Glyzyrrhizinsäure, einen Hemmstoff der 11β-Hydoxysteroid-Dehydrogenase. Dieses Enzym baut das am Mineralokortikoidrezeptor hochwirksame Cortisol intrazellulär zu Cortison ab, welches den Mineralokortikoidrezeptor nicht stimulieren kann. Bei einer Hemmung des Enzyms kann Cortisol über den Mineralokortikoidrezeptor eine aldosteronähnliche Wirkung auslösen. Es liegt also ein ähnlicher Pathomechanismus vor wie beim monogen erblichen apparenten Mineralokortikoid-Exzess (s. Abb. 2.1).

Literatur

[1] Multiple Risk Factor Intervention Trial Research Group. Multiple risk factor intervention trial. Risk factor changes and mortality results. J. Am. Med. Ass. **248**, 1465–1477 (1982)

[2] Medical Research Council Working Party: MRC trial of treatment of mild hypertension: principal results. Br. Med. J. (Clin. Res. Ed.) **291**, 97–104 (1985)

[3] Intersalt Cooperative Research Group: Intersalt: an international study of electrolyte excretion and blood pressure. Results for 24 hour urinary sodium and potassium excretion. Br. Med. J. **297**, 319–328 (1988)

[4] MRC Working Party: Medical Research Council trial of treatment of hypertension in older adults: principal results.. Br. Med. J. **304**, 405–412 (1992)

[5] 2003 European Society of Hypertension – European Society of Cardiology guidelines for the management of arterial hypertension. J. Hypertens. **21**, 1011–1053 (2003)

[6] Anderson, E.A., Sinkey, C.A., Lawton, W.J., Mark, A.L.: Elevated sympathetic nerve activity in borderline hypertensive humans. Evidence from direct intraneural recordings. Hypertension **14**, 177–183 (1989)

[7] Appel, L.J., Moore, T.J., Obarzanek, E. et al.: A clinical trial of the effects of dietary patterns on blood pressure. DASH Collaborative Research Group. New Engl. J. Med. **336**, 1117–1124 (1997)

[8] Caulfield, M., Munroe, P., Pembroke, J. et al.: Genome-wide mapping of human loci for essential hypertension. Lancet **361**, 2118–2123 (2003)

[9] Chobanian, A.V., Bakris, G.L., Black, H.R. et al.: The Seventh Report of the Joint National Committee on Prevention, Detection, Evaluation, and Treatment of High Blood Pressure: the JNC 7 report. J. Am. Med. Ass. **289**, 2560–2572 (2003)

[10] Corvol, P., Persu, A., Gimenez-Roqueplo, A.P., Jeunemaitre, X.: Seven lessons from two candidate genes in human essential hypertension: angiotensinogen and epithelial sodium channel. Hypertension **33**, 1324–1331 (1999)

[11] Cowley, A.-W.J.: Long-term control of arterial blood pressure. Physiol. Rev. **72**, 231–300 (1992)

[12] Deutsche Hochdruckliga – Deutsche Hypertonie Gesellschaft: Leitlinien für die Prävention, Erkennung, Diagnostik und Therapie der arteriellen Hypertonie. Heidelberg 2001

[13] DiBona, G.F: Nervous kidney. Interaction between renal sympathetic nerves and the renin-angiotensin system in the control of renal function. Hypertension **36**, 1083–1088 (2000)

[14] Esler, M., Ferrier, C., Lambert, G., Eisenhofer, G., Cox, H., Jennings, G.: Biochemical evidence of sympathetic hyperactivity in human hypertension. Hypertension **17**, III29–III35 (1991)

[15] Fink, G.D.: Long-term sympatho-excitatory effect of angiotensin II: a mechanism of spontaneous and renovascular hypertension. Clin. Exp. Pharmacol. Physiol. **24**, 91–95 (1997)

[16] Folkow, B.: Physiological aspects of primary hypertension. Physiol. Rev. **62**, 347–504 (1982)

[17] Frank, O.E.. Bestehen Beziehungen zwischen chromaffinem System und der chronischen Hypertonie des Menschen? Ein kritischer Beitrag zur Lehre von der pathophysiologischen Bedeutung des Adrenalins. Dtsch. Arch. Klin. Med. **193**, 397–408 (1911)

[18] Freeman, Z.S.: Stress and hypertension – a critical review. Med. J. Aust. **153**, 621–625 (1990)

[19] Goldstein, D.S.: Plasma norepinephrine in essential hypertension. A study of the studies. Hypertension **3**, 48–52 (1981)

[20] Grisk, O., Rettig, R.: Renal transplantation studies in genetic hypertension. News Physiol. Sci. **16**, 262–264 (2001)

[21] Grisk,O., Rettig, R.: Angiotensin II, the kidney and hypertension. In: Handbook of experimental pharmacology. Unger,T., Schoelkens, B. (eds.). Springer, Berlin, Heidelberg, New York 2004

[22] Grisk, O., Rettig, R.: Interactions between the sympathetic nervous system and the kidneys in arterial hypertension. Cardiovasc. Res. **61**, 238–246 (2004)

[23] Guyton, A.C.: Long-term arterial pressure control: an analysis from animal experiments and computer and graphic models. Am. J. Physiol. **259**, R865–R877 (1990)

[24] Hansson, L., Zanchetti, A., Carruthers, S.G. et al.: Effects of intensive blood-pressure lowering and low-dose aspirin in patients with hypertension: principal results of the Hypertension Optimal Treatment (HOT) randomised trial. HOT Study Group. Lancet **351**, 1755–1762 (1998)

[25] Jeunemaitre, X., Soubrier, F., Kotelevtsev, Y.V. et al.: Molecular basis of human hypertension: role of angiotensinogen. Cell **71**, 169–180 (1992)

[26] Kannel, W.B., Vasan, R.S., Levy, D.: Is the relation of systolic blood pressure to risk of cardiovascular disease continuous and graded, or are there critical values? Hypertension **42**, 453–456 (2003)

[27] Keller, G., Zimmer, G., Mall, G., Ritz, E., Amann, K.: Nephron number in patients with primary hypertension. New Engl. J. Med **348**, 101–108 (2003)

[28] Kvist, S., Mulvany, M.J.: Reduced medication and normalization of vascular structure, but continued hypertension in renovascular patients after revascularization. Cardiovasc. Res. **52**, 136–142 (2001)

[29] Lifton, R.P., Gharavi, A.G., Geller, D.S.: Molecular mechanisms of human hypertension. Cell **104**, 545–556 (2001)

[30] Luft, F.C.: Geneticism of essential hypertension. Hypertension **43**, 1155–1159 (2004)

[31] Lund-Johansen, P.: Haemodynamics of essential hypertension. In: Textbook of Hypertension. Swales, J.P. (ed.). Blackwell Scientific Publications, Oxford 1994

[32] Martinez-Maldonado, M.: Pathophysiology of renovascular hypertension. Hypertension **17**, 707–719 (1991)

[33] Mosterd, A., DÁgostino, R.B., Silbershatz, H. et al.: Trends in the prevalence of hypertension, antihypertensive therapy, and left ventricular hypertrophy from 1950 to 1989. New Engl. J. Med. **340**, 1221–1227 (1999)

[34] Mulatero, P., Stowasser, M., Loh, K.C. et al.: Increased diagnosis of primary aldosteronism, including surgically correctable forms, in centers from five continents. J. Clin. Endocrinol. Metab. **89**, 1045–1050 (2004)

[35] Mulvany, M.J.: Vascular remodelling of resistance vessels: can we define this? Cardiovasc. Res. **41**, 9–13 (1999)

[36] Orlov, S.N., Adragna, N.C., Adarichev, V.A., Hamet, P.: Genetic and biochemical determinants of abnormal monovalent ion transport in primary hypertension. Am. J. Physiol. **276**, C511–C536 (1999)

[37] Preston, R.A., Singer, I., Epstein, M.: Renal Parenchymal Hypertension: current concepts of pathogenesis and management. Arch. Intern. Med. **156**, 602–611 (1996)

[38] Rizzoni, D., Porteri, E., Castellano, M. et al.: Endothelial dysfunction in hypertension is independent from the etiology and from vascular structure. Hypertension **31**, 335–341 (1998)

[39] Samani, N.J.: Genome scans for hypertension and blood pressure regulation. Am. J. Hypertens. **16**, 167–171 (2003)

[40] Stanton, J.L., Braitman, L.E., Riley, A.-M.J., Khoo, C.S., Smith, J.L.: Demographic, dietary, life style, and anthropometric correlates of blood pressure. Hypertension **4**, III135–III142 (1982)

[41] van Zwieten, P.A., Safar, M., Laurent, S., Pfaffendorf, M., Hendriks, M.G., Bruning, T.A.: New insights into the role of endothelial dysfunction in hypertension. J. Hypertens. **13**, 713–716 (1995)

[42] Ward, R.: Familial aggregation and genetic epidemiology of blood pressure. In: Hypertension – Pathophysiology, Diagnosis, and Management. Laragh, J.H., Brenner, B.M. (eds.). Raven Press, New York 1990

II

Diagnostik und Therapieprinzipien der arteriellen Hypertonie

1 Diagnostik der arteriellen Hypertonie

Roland Veelken

1.1 Blutdruckmessung

Die Blutdruckmessung ist Voraussetzung für die Diagnose, das Management und die Therapie der arteriellen Hypertonie [1, 2]. Diese Aspekte werden durch die Genauigkeit der Messung beeinflusst.

Neben der indirekten Messung des Blutdrucks durch den Arzt bei Gelegenheitsmessungen haben sich Selbst-Messungen unter häuslichen Bedingungen während des Tages und zur Nacht (ambulante 24-Stunden-Blutdruckmessung) sowie die Messung während ergometrischer Leistung zu wichtigen ergänzenden Messmethoden entwickelt. Aufgrund prognostischer, diagnostischer und therapeutischer Überlegungen müssen bei vielen Patienten komplementäre Messmethoden mit herangezogen werden.

1.1.1 Messgeräte

Nur eine Minderheit der auf dem Markt angebotenen Geräte wurde einem unabhängigen klinischen Validierungsprotokoll unterzogen und nur wenige Geräte erfüllen die Genauigkeitskriterien dieser Protokolle. Die Europäische Union empfiehlt fakultativ, dass die Geräte einem international etablierten Validierungsprotokoll unterzogen werden (z. B. Prüfsiegel der Hochdruckliga, International Validation Protocol of the European Society of Hypertension oder vergleichbare Standards).

Eine Zusammenstellung von klinisch validierten und empfohlenen Geräten findet sich unter anderem auf der Homepage der deutschen Hochdruckliga (http://www.paritaet.org/RR-Liga/indexv4.htm). Diese Liste besagt nicht, dass andere Geräte die genannten Standards nicht erfüllen würden; es besteht jedoch keine Sicherheit darüber.

1.1.2 Auswahl der korrekten Blutdruckmanschette

Mit zunehmender Adipositas in den Industriestaaten steigt auch die Problematik der Blutdruckmessung bei adipösen Patienten. Der häufigste Fehler bei der Wahl der richtigen Blutdruckmanschette, insbesondere bei Adipositas, liegt darin, dass die Blutdruckmanschette (aufblasbarer Gummiteil) im Verhältnis zum Oberarmumfang zu klein gewählt wird. So benötigten z. B. in einer Untersuchung aus dem Jahre 2001 von 430 Patienten einer Hypertonieklinik 61 % eine größere Oberarmmanschette, da ihr Armumfang über 33 cm betrug [4]. Eine zu klein gewählte Manschette führt zu einer *Überschätzung* des tatsächlichen Blutdrucks bis zu 30 mmHg und im Schnitt von bis zu 12/8 mmHg (systolisch/diastolische Blutdruckdifferenzen). Wird die Blutdruckmanschette zu groß gewählt, resultiert in Analogie eine *Unterschätzung* des tatsächlichen Blutdrucks mit einer Fehlerbreite zwischen 10 und 30 mmHg.

Konkrete Hinweise zur richtigen Wahl der Blutdruckmanschette in Abhängigkeit vom Oberarm finden sich in den Guidelines der deutschen Hochdruckliga (http://www.paritaet.org/RR-Liga/indexv4.htm)

1.1.3 Blutdruckmessung unter speziellen Bedingungen

Bei älteren Patienten ist die Blutdruckvariabilität häufig recht ausgeprägt, so dass die „tatsächlichen" Blutdrucklevel zum Teil schwer anzugeben sind. Aufgrund autonomer Dysregulation oder anderer Gründe (orthostatische Hypotonie) müssen insbesondere bei Diabetikern oder Patienten unter Antihypertensiva symptomatische Blutdruckabfälle unter Umständen über 24-h-Blutdruckmessungen und Messung im Stehen genauer abgeklärt werden. Bei ausgeprägter Arrhythmie, beispielsweise bei Vorhofflimmern mit sehr unregelmäßiger ventrikulärer Überleitung wird grundsätzlich die konventionelle, sphygmomanometrische Messung empfohlen.

1.1.4 Gelegenheitsmessung durch Arzt oder Patient

Bei der *Messung durch den Arzt* in der Praxis werden heute im Allgemeinen vollautomatische, oszillometrische Blutdruckmessgeräte verwendet. Der Blutdruck sollte in sitzender Position unter Beachtung der richtigen Armposition ermittelt werden. Der Messpunkt sollte grundsätzlich auf Herzhöhe sein, was anatomisch etwa dem mittleren Sternumdrittel entspricht.

Bei einem dem Arzt zuvor nicht bekannten Patienten sollte zunächst an beiden Armen der Gelegenheitsblutdruck ermittelt werden. Wenn bei Messungen an beiden Armen ein Blutdruckunterschied bestehen bleibt, sollte fortan an dem Arm mit dem höheren Blutdruck gemessen werden. Diese Untersuchung ist an verschiedenen Tagen zu wiederholen. Als Normgrenzen werden 140/90 mmHg angenommen

Alle Patienten mit arterieller Hypertonie sollten zweimal täglich den Blutdruck mit entsprechenden Geräten und nach einer gewissenhaften Schulung *selbst messen*. Dies gilt vor allem während der Phase der Blutdruckeinschätzung, zu Therapiebeginn oder nach erfolgter Umstellung bzw. bei einem kontrollierten Auslassversuch. Während sich bei Normotonen kaum Unterschiede zwischen den häuslich gemessenen und den beim Arzt gemessenen Blutdruckwerten zeigen, finden sich bei Hochdruckpatienten niedrigere selbst gemessene Blutdruckwerte [2]. Die bisherigen Erkenntnisse [4, 5] führten dazu, dass 135/85 mmHg als Normgrenze für den selbst gemessenen Blutdruck festgelegt wurden. Es muss davon ausgegangen werden [6, 7], dass Selbstmessungen im Vergleich zur Praxismessung eine engere Korrelation zur kardiovaskulären Mortalität zeigen.

Die 24-h-Blutdruckmessung ist bei allen Patienten mit Hochdruck wünschenswert. Obligat ist diese Untersuchung, wenn das Vorliegen eines gestörten Tag/Nacht-Rhythmus wahrscheinlich oder möglich ist. Die Deutsche Hochdruckliga [8] hat als obere Normgrenze für den Tagesmittelwert 135/85 mmHg definiert. Für den 24-h-Mittelwert gilt 130/80 mmHg, für den Nachtmittelwert 120/75 mmHg als obere Normgrenze. Ein Absinken um weniger als 10 % in der Nacht oder ein Blutdruck-anstieg ist auffällig und muss abgeklärt werden [9]. Im Übrigen weist die 24-h-Blut-druckmessung eine enge Korrelation zur linksventrikulären Hypertrophie [10, 11] und anderen kardiovaskulären Komplikationen [12, 13, 14] auf.

Die Beurteilung des Blutdruckverhaltens während Belastung sollte immer dann erfolgen, wenn aus anderen Gründen bereits eine Ergometrie indiziert ist (koronare Herzkrankheit, Herzrhythmusstörungen, Frage der Belastbarkeit) und zusätzlich, wenn es um Klärung des Belastungsblutdrucks bei körperlicher Aktivität am Arbeits-platz und in der Freizeit geht. Trotz normaler Blutdruckwerte in Ruhe liefert ein er-höhter systolischer [15, 16, 17, 18] und diastolischer [15, 18] Belastungsblutdruck einen guten Indikator für eine spätere Hochdruckentwicklung.

1.2 Weitergehende Diagnostik

Ist ein Hochdruck durch ausreichend repräsentative Blutdruckmessungen gesichert, so zielt die weitergehende Diagnostik auf folgende Fragestellungen ab:
1. Schwere und Dauer des Hochdrucks
2. Hochdruckfolgen und kardiovaskuläre Komplikationen mit Organschäden
3. Zusätzliche prognostisch relevante Begleiterkrankungen oder kardiovaskuläre Ri-sikofaktoren
4. Hochdruckursache (sekundäre oder primäre Hypertonie?).
Im Vordergrund stehen dabei Punkte 1 bis 3, deren Erfassung prognostisch und the-rapeutisch – und damit zur Risiko-Stratifizierung – für alle Patienten relevant ist, während nur ein relativ geringer Teil der Patienten von der Suche nach Hochdruck-ursachen profitiert.

In der Abbildung 1.1 ist ein diagnostisches Basisprogramm dargestellt. Es reicht bei der überwiegenden Zahl der Patienten zur Beantwortung der anstehenden Fragen aus. Darüber hinaus ist es kostengünstig – ein wichtiger Gesichtspunkt, da die nicht indizierte Suche nach sekundären Ursachen einer Hypertonie rasch recht teuer wer-den kann. Die Zusammenstellung dieses Basisprogramms, das von der Deutschen Hochdruckliga empfohlen wird, spiegelt überwiegend die Ergebnisse der Arbeit von Expertengremien [19, 20] wider und reflektiert dabei den derzeitigen Stand der Überlegungen.

Bei sekundären Hypertonieursachen, die nur ca. 5 % (nach manchen Übersichten 10 %) aller Hochdruckformen ausmachen, ist zu denken an renoparenchymatösen Hochdruck, Hypertonie bei Nierenarterienstenose und endokrine Hochdruckformen (Hyperaldosteronismus, Hyperkortisolismus, Phäochromozytom) sowie Bluthoch-druck bei entsprechenden Medikamenten [1].

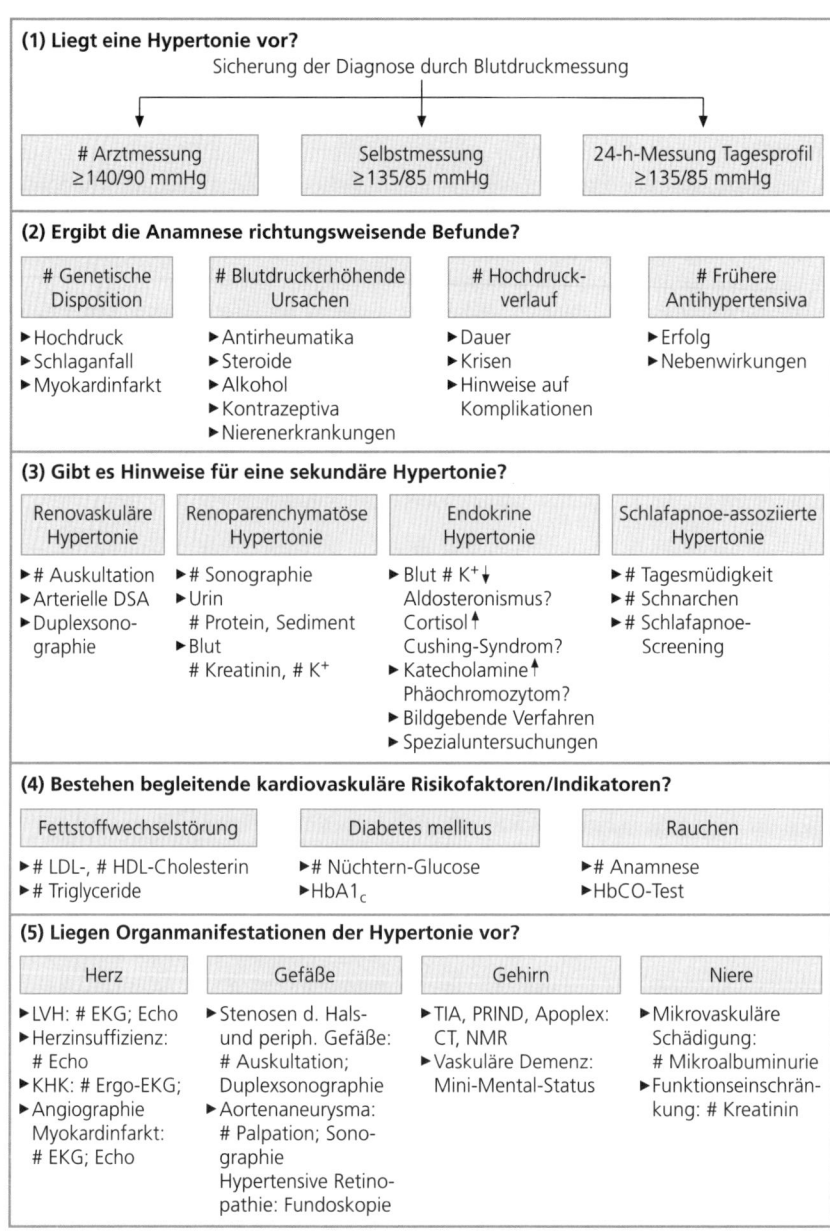

(1) Liegt eine Hypertonie vor?
Sicherung der Diagnose durch Blutdruckmessung

# Arztmessung ≥140/90 mmHg	Selbstmessung ≥135/85 mmHg	24-h-Messung Tagesprofil ≥135/85 mmHg

(2) Ergibt die Anamnese richtungsweisende Befunde?

# Genetische Disposition	# Blutdruckerhöhende Ursachen	# Hochdruck-verlauf	# Frühere Antihypertensiva
▶ Hochdruck ▶ Schlaganfall ▶ Myokardinfarkt	▶ Antirheumatika ▶ Steroide ▶ Alkohol ▶ Kontrazeptiva ▶ Nierenerkrankungen	▶ Dauer ▶ Krisen ▶ Hinweise auf Komplikationen	▶ Erfolg ▶ Nebenwirkungen

(3) Gibt es Hinweise für eine sekundäre Hypertonie?

Renovaskuläre Hypertonie	Renoparenchymatöse Hypertonie	Endokrine Hypertonie	Schlafapnoe-assoziierte Hypertonie
▶ # Auskultation ▶ Arterielle DSA ▶ Duplexsono- graphie	▶ # Sonographie ▶ Urin # Protein, Sediment ▶ Blut # Kreatinin, # K^+	▶ Blut # K^+↓ Aldosteronismus? Cortisol↑ Cushing-Syndrom? ▶ Katecholamine↑ Phäochromozytom? ▶ Bildgebende Verfahren ▶ Spezialuntersuchungen	▶ # Tagesmüdigkeit ▶ # Schnarchen ▶ # Schlafapnoe- Screening

(4) Bestehen begleitende kardiovaskuläre Risikofaktoren/Indikatoren?

Fettstoffwechselstörung	Diabetes mellitus	Rauchen
▶ # LDL-, # HDL-Cholesterin ▶ # Triglyceride	▶ # Nüchtern-Glucose ▶ HbA1$_c$	▶ # Anamnese ▶ HbCO-Test

(5) Liegen Organmanifestationen der Hypertonie vor?

Herz	Gefäße	Gehirn	Niere
▶ LVH: # EKG; Echo ▶ Herzinsuffizienz: # Echo ▶ KHK: # Ergo-EKG; ▶ Angiographie Myokardinfarkt: # EKG; Echo	▶ Stenosen d. Hals- und periph. Gefäße: # Auskultation; Duplexsonographie ▶ Aortenaneurysma: # Palpation; Sono- graphie Hypertensive Retino- pathie: Fundoskopie	▶ TIA, PRIND, Apoplex: CT, NMR ▶ Vaskuläre Demenz: Mini-Mental-Status	▶ Mikrovaskuläre Schädigung: # Mikroalbuminurie ▶ Funktionseinschrän- kung: # Kreatinin

Abb. 1.1: Diagnostik der Hypertonie nach den Empfehlungen der Deutschen Hochdruckliga. Die mit # bezeichneten Felder kennzeichnen obligate diagnostische Schritte. CT: Computertomographie, DSA: digitale Subtraktionsangiographie, EKG: Elektrokardiogramm, HbA: adultes Hämoglobin, HbCO: Carboxyhämoglobin, HDL: high density lipoproteins, KHK: koronare Herzkrankheit, LDL: low density lipoproteins, LVH: linksventrikuläre Hypertrophie, NMR: Kernspintomographie, PRIND: prolonged reversibel ischaemic neurological deficit (Stadium IIb der zerebralen Durchblutungsstörung), TIA: transitorische ischämische Attacke.

Die Hinweise auf eine sekundäre Hypertonie sind leider unspezifisch, so dass verbindliche Empfehlungen, bei welchen Patienten weitergehende Untersuchungen durchgeführt werden müssen, schwierig zu geben sind. Hinweise auf eine sekundäre Hochdruckursache können beispielsweise sein:

- Schwere, insbesondere maligne Hypertonie
- Therapieresistenz (unzureichende Einstellung mit mehr als zwei Antihypertensiva)
- Dauerhafter Anstieg des Blutdrucks nach längerer Zeit guter Einstellung
- Plötzlich auftretender Hochdruck
- Ungewöhnliches Manifestationsalter (Alter $<$ 30 oder $>$ 60 Jahre).

Literatur

[1] Kaplan, M.N., Lieberman, E., Neal, W.: Kaplan's Clinical Hypertension, 8. Aufl. Williams & Wilkins, Baltimore 2002

[2] Mancia, G., Sega, R., Milesi, C., Cesana, G., Zanchetti, A.: Blood-pressure control in the hypertensive population. Lancet **349**, 454–457 (1997)

[3] Graves, J.: Prevalence of blood pressure cuff sizes in a referral practice of 430 consecutive adult hypertensives. Blood Press Monit. **6(1)**, 17–20 (2001)

[4] Appel, L.J., Stason, W.B.: Ambulatory blood pressure monitoring and blood pressure self-measurement in the diagnosis and management of hypertension. Ann. Intern. Med. **118**, 867–882 (1993)

[5] Pickering, T.: Recommendations for the use of home (self) and ambulatory blood pressure monitoring. American Society of Hypertension Ad Hoc Panel. Am. J. Hypertens. **9**, 1–11 (1996)

[6] Kleinert, H.D., Harshfield, G.A., Pickering, T.G., Devereux, R.B., Sullivan, P.A., Marion, R.M., Mallory, W.K., Laragh, J.H.: What is the value of home blood pressure measurement in patients with mild hypertension? Hypertension **6**, 574–578 (1984)

[7] Ohkubo, T., Imai, Y., Tsuji, I., Nagai, K., Kato, J., Kikuchi, N., Nishiyama, A., Aihara, A., Sekino, M., Kikuya, M., Ito, S., Satoh, H., Hisamichi, S.: Home blood pressure measurement has a stronger predictive power for mortality than does screening blood pressure measurement: a population-based observation in Ohasama, Japan. J. Hypertens. **16**, 971–975 (1998)

[8] Sektion Blutdruckmessung und Hochdruckdiagnostik der Deutschen Liga zur Bekämpfung des hohen Blutdrucks e.V. D-H-G: Ambulante 24-h-Blutdruckmessung (ABDM). Dt. Med. Wschr. **123**, 1426–1428 (1998)

[9] Middeke, M., Schrader, J.: Nocturnal blood pressure in normotensive subjects and those with white coat, primary, and secondary hypertension. Br. Med. J. **308**, 630–632 (1994)

[10] Verdecchia, P., Schillaci, G., Boldrini, F., Guerrieri, M., Porcellani, C.: Sex, cardiac hypertrophy and diurnal blood pressure variations in essential hypertension. J. Hypertens. **10**, 683–692 (1992)

[11] Mancia, G., Zanchetti, A., Agabiti-Rosei, E., Benemio, G., De Cesaris, R., Fogari, R., Pessina, A., Porcellati, C., Rappelli, A., Salvetti, A., Trimarco, B.: Ambulatory blood pressure is superior to clinic blood pressure in predicting treatment-induced regression of left ventricular hypertrophy. SAMPLE Study Group. Study on Ambulatory Monitoring of Blood Pressure and Lisinopril Evaluation. Circulation **95**, 1464–1470 (1997)

[12] Perloff, D., Sokolow, M., Cowan, R.M., Juster, R.P.: Prognostic value of ambulatory blood pressure measurements: further analyses. J. Hypertens. Suppl. **7**, S3–10 (1989)

[13] Staessen, J.A., Thijs, L., Fagard, R., O'Brien, E.T., Clement, D., de Leeuw, P.W., Mancia, G., Nachev, C., Palatini, P., Parati, G., Tuomilehto, J., Webster, J.: Predicting cardiovascular risk using conventional vs ambulatory blood pressure in older patients with systolic hypertension. Systolic Hypertension in Europe Trial Investigators. J. Am. Med. Ass. **282**, 539–546 (1999)

[14] Verdecchia, P., Schillaci, G., Borgioni, C., Ciucci, A., Porcellati, C.: Prognostic significance of the white coat effect. Hypertension **29**, 1218–1224 (1997)

[15] Franz, I.W.: Blood pressure measurement during ergometric stress testing. Z. Kardiol. **85**, 71–75 (1996)

[16] Wilson, N.V., Meyer, B.M.: Early prediction of hypertension using exercise blood pressure. Prev. Med. **10**, 62–68 (1981)

[17] Dlin, R.A., Hanne, N., Silverberg, D.S., Bar-Or, O.: Follow-up of normotensive men with exaggerated blood pressure response to exercise. Am. Heart J. **106**, 316–320 (1983)

[18] Miya, N., Arita, M., Miyashita, K., Morioka, J., Shiraishi, T., Nisihio, J.: Blood pressare response to heart rate during exercise test and risk of future hypertension. Hypertension **39**, 761–766 (2002)

[19] 2003 European Society of Hypertension – European Society of Cardiology guidelines for the management of arterial hypertension, Guidelines Committee. J. Hypertens. **21**, 1011–1053 (2003)

[20] The Seventh Report of the Joint National Committee on Prevention, Detection, Evaluation, and Treatment of High Blood Pressure – The JNC 7 report. J. Am. Med. Ass. **289**, 2560–2572 (2003)

2 Therapieprinzipien bei arterieller Hypertonie

Roland Veelken

2.1 Indikationen

Die Behandlungspflichtigkeit einer arteriellen Hypertonie wird mittlerweile früher als gegeben angesehen als noch vor einigen Jahren, da vermutet werden muss, dass Gefäß- und Endorganschäden schon bei niedrigeren Druckwerten als früher angenommen auftreten [1, 2]. Es bleibt jedoch zu bedenken, dass diese Kategorisierungen letztendlich immer etwas willkürlich sein werden, da bei Bluthochdruck keine qualitative Abweichung (wie z. B. bei einer Stoffwechselerkrankung), sondern lediglich eine quantitative Verschiebung vorliegt [3].

Die Definition oberer Normwerte erfolgt in der Überlegung, dass bei Blutdruckwerten oberhalb von Messwerten wie 140/90 mmHg das kardiovaskuläre Risiko mit Sicherheit so hoch sein dürfte, dass ohne antihypertensive Behandlung von einer deutlichen Abnahme der Lebenserwartung ausgegangen werden muss [4, 5]. Man vermutet im Übrigen, dass auch niedrigere Blutdruckwerte als 140/90 mmHg mit einem gesteigerten Risiko gegenüber einem „optimalen" Blutdruck (s. Teil I, Tab. 2.1, S 21) einhergehen können [3]. Es fehlen jedoch kontrollierte klinische Studien, welche die Effektivität einer Intervention unter diesen Umständen ausreichend dokumentieren, um Therapien ökonomisch rechtfertigen zu können [1]. Grundsätzlich steigt das Risiko kardiovaskulärer Folgeerkrankungen über den gesamten normo- und hypertensiven Blutdruckbereich kontinuierlich an. Schwellenwerte, die aus heuristischen Gründen definiert werden, haben also immer einen arbiträren Charakter.

Die Diagnose einer Hypertonie erfordert eine mindestens dreimalige Messung des Blutdrucks an 2 Tagen. Wünschenswert ist aber in jedem Falle eine noch höhere Anzahl repräsentativer Messwerte. Wie bereits in Kapitel 1 beschrieben, weisen die häuslich gemessenen Blutdruckwerte bei Normotonikern kaum Unterschiede zu den beim Arzt gemessenen Werten auf, während sich bei Hochdruckpatienten in der Regel niedrigere selbst gemessene Blutdruckwerte finden. Die vorliegenden Vergleichsuntersuchungen sprechen daher dafür, 135/85 mmHg als Normgrenze für den selbst gemessenen Blutdruck zu wählen [6].

Bei 24-h-Messungen gilt als obere Normgrenze für den Tagesmittelwert (z. B. 7 bis 22 Uhr) 135/85 mmHg. Die Klassifizierung als „hochdruckkrank" erfolgt anhand dieses Wertes. Für den 24-h-Mittelwert gilt 130/80 mmHg, für den Nachtmittelwert 120/75 mmHg als obere Normgrenze. Ein Absinken um weniger als 10 % in der Nacht oder gar ein Anstieg des Blutdrucks während der Nacht ist auffällig. Es sollten dann weitere Anstrengungen unternommen werden, um das eventuelle Vorliegen einer sekundären Hypertonie abzuklären [7].

Tab. 2.1:   Risikostratifizierung der Hypertonie (nach WHO Guidelines 1999).

	Blutdruck [mmHg]		
	Schweregrad 1 (milde Hypertonie) SBD 140–159 oder DBD 90–99	**Schweregrad 2** (mittelschwere Hypertonie) SBD 160–179 oder DBD 100–109	**Schweregrad 3** (schwere Hypertonie) SBD ≥ 180 oder DBD ≥ 110
I: Keine anderen Risikofaktoren	Niedriges Risiko	Mittleres Risiko	Hohes Risiko
II: 1–2 Risikofaktoren	Mittleres Risiko	Mittleres Risiko	Sehr hohes Risiko
III: 3 oder mehr Risiko-faktoren, Diabetes oder Endorganschäden	Hohes Risiko	Hohes Risiko	Sehr hohes Risiko
IV: Folge- und Begleit-krankheiten	Sehr hohes Risiko	Sehr hohes Risiko	Sehr hohes Risiko

Das 10-Jahres-Risiko, einen kardiovaskulär bedingten Tod, nichttödlichen Schlaganfall oder Myokardinfarkt zu erleiden, beträgt:
- bei niedrigem Risiko < 15 %
- bei mittlerem Risiko ca. 15–20 %
- bei hohem Risiko ca. 20–30 %
- bei sehr hohem Risiko 30 % und mehr

DBD: Diastolischer Blutdruck
SBD: Systolischer Blutdruck

Es ist heute nicht mehr gerechtfertigt, die Strategie einer antihypertensiven Therapie nur aufgrund der Höhe des Blutdrucks festzulegen. Vielmehr werden der Beginn und die Art der antihypertensiven Therapie vom kardiovaskulären Gesamt-risiko über eine *Risikostratifizierung* bestimmt [8]. Für alle Schweregrade wird zu-nächst die Anwendung *nichtmedikamentöser Maßnahmen* empfohlen, beispielsweise das Rauchen einzustellen, das Gewicht zu reduzieren, Alkohol in moderaten Mengen zu konsumieren, weniger Kochsalz zu sich zu nehmen und den Verzehr von Früchten sowie Gemüse zu erhöhen [9, 10, 11, 12]. Eine *Arzneimitteltherapie* ist in jedem Fall bei Schweregrad 3 (systolischer Blutdruck > 180 mmHg oder diastolischer Blut-druck > 110 mmHg) indiziert. Bei den Schweregraden 1 (systolischer Blutdruck 140–159 mmHg oder diastolischer Blutdruck 90–99 mmHg) und 2 (systolischer Blut-druck 160–179 mmHg oder diastolischer Blutdruck 100–109 mmHg) sind Indikation und Intensität der Therapiestrategie vom Verlauf und von weiteren kardiovaskulären Risikofaktoren sowie dem Vorhandensein von Endorganschäden abhängig [1, 2, 8, 13].

Aus Tabelle 2.1 kann der Zusammenhang zwischen dem Vorliegen von Risikofak-toren und dem gemessenen Blutdruckniveau für die kardiovaskuläre Risikoanalyse

Tab. 2.2: Faktoren, die die Prognose von Hochdruckkranken beeinflussen (nach WHO Guidelines 1999, ESH 2004).

I. Kardiovaskuläre Risikofaktoren	
1. Faktoren, die in die Stratifizierung eingehen	
Beeinflussbar:	*Nicht beeinflussbar:*

▪ Schweregrad der Hypertonie
▪ Rauchen
▪ Dyslipoproteinämie
▪ Diabetes mellitus
	▪ Positive Familienanamnese
	▪ Alter:
	  – Männer > 55 Jahre
	  – Frauen > 65 Jahre

2. Weitere Risikofaktoren (aggravieren die Einstufung in Richtung des nächst höheren Risikolevels, sind aber bisher nicht Bestandteil der eigentlichen Stratifizierung) ▪ Übergewicht ▪ Körperliche Inaktivität ▪ Erhöhtes Fibrinogen	
II. Endorganschäden	**III. Folge- und Begleitkrankheiten**
▪ Linksherzhypertrophie ▪ Mikroalbuminurie ▪ Sonographischer oder radiologischer Nachweis arteriosklerotischer Plaques an den großen Gefäßen ▪ Proteinurie oder leichte Kreatininerhöhung ▪ Hypertensive Retinopathie	▪ Koronare Herzkrankheit mit Angina pectoris oder Myokardinfarkt, Bypass-Operation oder PTCA in der Vorgeschichte ▪ Herzinsuffizienz ▪ Schlaganfall oder TIA ▪ Chronische Nierenerkrankung, Proteinurie ▪ Periphere arterielle Verschlusskrankheit

PTCA: Perkutane transluminale Koronarangioplastie
TIA: Transitorische ischämische Attacke

abgeschätzt werden [8]. Tabelle 2.2 spezifiziert die Faktoren, die in diese Risikoanalyse eingehen.

> Folgendes *Beispiel* soll den Umgang mit dieser Risikoabschätzung exemplarisch darstellen und verdeutlichen, wie rasch selbst „unkomplizierte" Patienten in höhere Risikogruppen „rutschen" können:
>
> Ein Patient von 56 Jahren, mit einer Körpergröße von 167 cm und einem Body-Mass-Index von 27 stellt sich zu einer „Routineuntersuchung" beim Hausarzt vor. Er ist mäßiger Raucher, seine körperliche Aktivität ist als sehr gering einzustufen. Die daraufhin mehrfach beim Hausarzt gemessenen Blutdruckwerte liegen bei 145/93 mmHg. Obgleich dieser Patient weder besonders untypisch sein dürfte, noch primär der Hochdruck als besonders ausgeprägt imponiert, ergibt sich folgendes Bild in der Risikoanalyse: Das mittlere Alter erweist sich bei einem Mann bereits als Risikofaktor per se. Rauchen ist ein weiteres Element, das direkt in die Risikostratifikation der Tabelle 2.1 eingeht. Übergewicht und körperliche Inaktivität bekommen in diesem Zusammenhang keinen Stellenwert als „vollwertige Risikofaktoren", verschieben aber das Risiko in jedem Fall stark in Richtung höheres kardiovaskuläres Risiko. Dieser Patient hat somit ein mittleres bis hohes Risiko in den nächsten 10 Jahren kardiale oder zerebrale Folgeereignisse der Hochdruckkrankheit zu erleiden. Das relative Risiko liegt dabei zwischen 10 und 20 %.

Berücksichtigt man die hohe Zahl an Hypertonikern in Deutschland und bedenkt man, dass der vorgestellte Patient wohl eher typisch als außergewöhnlich ist, so lässt sich rasch abschätzen, wie hoch der Leidensdruck für die betroffenen Patienten und die durch Hypertonie-Folgeerkrankungen entstehenden Kosten für das Gesundheitswesen derzeit sein dürften.

2.2 Ziele

Bei essenzieller Hypertonie sollte der Blutdruck unter Ruhebedingungen dauerhaft systolisch unter 140 mmHg und diastolisch unter 90 mmHg liegen [14]. Nur bei ausgeprägten Symptomen muss eine rasche Blutdrucksenkung erreicht werden [15]. Die Einstellung des Blutdrucks auf den angestrebten Zielwert ist ansonsten keine Angelegenheit von Tagen, sondern von Wochen und Monaten. Sie erfordert eine intensive Zusammenarbeit zwischen Arzt und Patient. Für den Arzt ist dabei immer wichtig zu bedenken, dass die arterielle Hypertonie als Krankheit, die zunächst ohne ausgeprägte Symptome einhergeht, für den Patienten häufig weniger belastend ist als die Umstellungen von Lebensgewohnheiten und eine dauernde Einnahme von Medikamenten ohne Aussicht darauf, dass die Behandlung beendet oder die verschriebenen Substanzen in Menge und Anzahl reduziert werden können [16, 17].

2.3 Behandlungsstrategien

Es gibt keine typischen Symptome der Hypertonie. Wir wissen jedoch heute, dass langsam und schleichend Allgemeinsymptome wie schnellere Erschöpfung oder raschere Ermüdbarkeit auftreten, die den Patienten meist nicht als Konsequenz einer Bluthochdruckerkrankung bewusst sind [18]. Nach Sicherung der Hypertonie durch wiederholte Messungen des Blutdrucks ist das Ziel zunächst die diagnostische Abklärung und die Erfassung von sekundären Hypertonieformen, Risikofaktoren und Organkomplikationen [19, 20].

Sekundäre Hypertonieformen wie Nierenarterienstenosen, renoparenchymatöse Erkrankungen, endokrine Hypertonieformen (Hyperaldosteronismus, Phäochromozytom, Hyperkortisolismus) machen nur 5 % aller Hypertoniefälle aus [1, 2]. Ihre Diagnostik kann langwierig und kostspielig sein. Dennoch sollte die Frage, ob eine sekundäre Hypertonieform vorliegt, den diagnostischen Prozess immer begleiten. Das Erheben von Risikofaktoren und die Abklärung von eventuell bereits bestehenden Endorganschäden dienen, wie bereits erläutert, der Risikostratifizierung [21–24].

Die Anamneseerhebung sollte von folgenden Gesichtspunkten geleitet werden:
- Eine essenzielle wie auch eine sekundäre Hypertonie weist häufig eine positive Familienanamnese auf [25, 26].
- Hämaturie, Proteinurie oder fieberhafte Harnwegsinfekte können auf eine primäre, renoparenchymale Ursache des Blutdrucks hinweisen [27, 28].

- Anfallsartige Kopfschmerzen mit Herzklopfen, Gesichtsblässe, Schweißausbruch und Harndrang werden von mehr als der Hälfte der Patienten mit Phäochromozytom beschrieben [29].
- Es sollte eine sorgfältige Medikamentenanamnese erhoben werden. Insbesondere sollte gezielt nach hormonellen Antikonzeptiva und Kortikoiden gefragt werden. Carbenoxolon (wie auch Lakritz) können nicht nur eine Hypertonie verursachen, sondern auch eine Hypokaliämie induzieren [1].
- Die Genussmittelanamnese sollte die Frage nach Nikotinabusus und Alkoholgenuss einschließen (hoher Alkoholkonsum steigert den Blutdruck). Kaffee führt nicht zu Hypertonie [1].
- Sehstörungen in Verbindung mit hohen diastolischen Druckwerten können Zeichen einer malignen Verlaufsform sein [1]. Sie müssen zur unmittelbaren Untersuchung des Augenhintergrunds führen [30].
- Bei Befragung nach Hochdruckfolgen sollte gezielt auf kardiale Probleme (Dyspnoe, Orthopnoe, Nykturie, Angina pectoris) [31], zerebrale Schäden (Synkopen, Sprachstörungen, sensible oder motorische Ausfälle) [32] und Veränderungen am Gefäßsystem [33] geachtet werden.

Hoher Blutdruck ist zum Zeitpunkt der Diagnose meist nicht akut gefährlich, sondern führt in Abhängigkeit von Risikofaktoren sowie vorbestehenden kardiovaskulären Problemen und Erkrankungen zu mittelfristigen Risiken, die je nach Ausgangssituation unterschiedlich sind. Wie schon in Abschnitt 2.1 ausführlich erläutert, wurden von der WHO bereits 1999 entsprechende Algorithmen als Hilfsmittel zur Risikostratifizierung vorgestellt [8], die – geringfügig modifiziert – in die Guidelines der European Society of Hypertension sowie der Deutschen Hochdruckliga aufgenommen wurden.

> Es soll an dieser Stelle noch einmal ausdrücklich darauf hingewiesen werden, dass in Deutschland unglücklicherweise nur etwa 15 % aller geschätzten 16 Millionen Hypertoniker ausreichend behandelt sind. Hypertonie ist ein wichtiger Risikofaktor für Erkrankungen des zerebralen Gefäßsystems, für die koronare Herzkrankheit und die chronische Herzinsuffizienz sowie für die Entstehung eines chronischen Nierenversagens und peripherer Durchblutungsstörungen. Erkrankungen des Herz-Kreislauf-Systems haben großen Anteil an der Morbidität und Mortalität in Deutschland. Pro Jahr versterben mehr als 400 000 Menschen an Krankheiten aus dieser Gruppe. Die absoluten Zahlen dürften bei einer immer älter werdenden Bevölkerung in den nächsten Jahren eher noch steigen. Wie das oben ausgeführte Beispiel eines Patienten mittleren Alters zeigt, sind selbst auf den ersten Blick „harmlose" Anamnesen bei näherer Analyse hinsichtlich ihrer schon mittelfristigen Folgen äußerst beunruhigend.

Für die Mehrzahl der Patienten gibt es zur lebenslangen medikamentösen Therapie keine Alternative; deshalb muss diese sorgfältig geplant und gut überwacht werden. Dabei sind einige Grundregeln zu beachten:

- Der volle antihypertensive Effekt einiger Substanzen tritt häufig erst nach Wochen ein. Dies gilt für β-Blocker, Diuretika, Hemmstoffe des Angiotensin-I-Konversionsenzyms, Inhibitoren des Angiotensin-II-Rezeptors und zentral wirksame Pharmaka, nicht jedoch für Dihydralazin und Prazosin. Änderungen bei der antihypertensiven Therapie sollte man daher erst nach einem entsprechenden zeitlichen Intervall erwägen [35].

- Bei einer medikamentösen Kombinationsbehandlung kann man sowohl die Medikamente nacheinander in die Therapie einführen als auch gleich mit einer Mehrfachtherapie beginnen [36]. Die derzeitigen Richtlinien lassen dabei eine initiale Zweifach-Therapie als empfehlenswert erscheinen, wenn die aktuellen Blutdruckwerte mehr als 20/10 mmHg über dem angestrebten Zielblutdruck liegen [1, 2]. Erste Berichte weisen darauf hin, dass auch sehr niedrig dosierte Kombinationen antihypertensiver Medikamente bei weit geringeren Diskrepanzen zwischen aktuellen und erstrebten Blutdruckwerten Nebenwirkungen mindern, die Compliance verbessern und damit das Therapieergebnis günstig beeinflussen könnten [37].
- Bei Kombinationspräparaten ist darauf zu achten, dass sich die Medikamente hinsichtlich ihrer Blutdruckwirkung sinnvoll ergänzen [35]. So wird man zu Vasodilatatoren immer Diuretika hinzunehmen, da Vasodilatatoren allein eine kompensatorische Expansion des intravasalen Volumens mit sich bringen. Diuretika wiederum stimulieren durch den Natriumverlust das Renin-Angiotensin-System. Dies kann durch β-Blocker (Hemmung der Renin-Sekretion), durch Konversionsenzymhemmer (Hemmung der Angiotensin-II-Bildung) oder durch Angiotensin-AT_1-Rezeptorenblocker vermieden werden. Wenn die Plasmahalbwertszeit zweier kombinierter Substanzen unterschiedlich ist, kann es trotzdem sinnvoll sein, ein solches Präparat zu rezeptieren, da die blutdrucksenkende Wirksamkeit in der Regel deutlich länger ist als die Plasmahalbwertszeit. Schließlich sollten keine Medikamente kombiniert werden, die am gleichen Wirkort angreifen.

Die Deutsche Hochdruckliga hat auf der Basis neuester Studienergebnisse sowie internationaler Empfehlungen (wie oben diskutiert), ihr medikamentöses Therapieschema überarbeitet und das früher allein empfohlene Stufenschema nun mit anderen Strategien ergänzt (Abb. 2.1 u. 2.2; http://www.paritaet.org/RR-Liga/indexv4.htm). Diese Therapieempfehlungen ordnen zunächst die Therapiestrategie klar dem pragmatischen Ziel unter, dass es primär den Blutdruck zu senken gilt. Des Weiteren kann im Sinne einer differenziellen Bluthochdrucktherapie der Einsatz bestimmter Me-

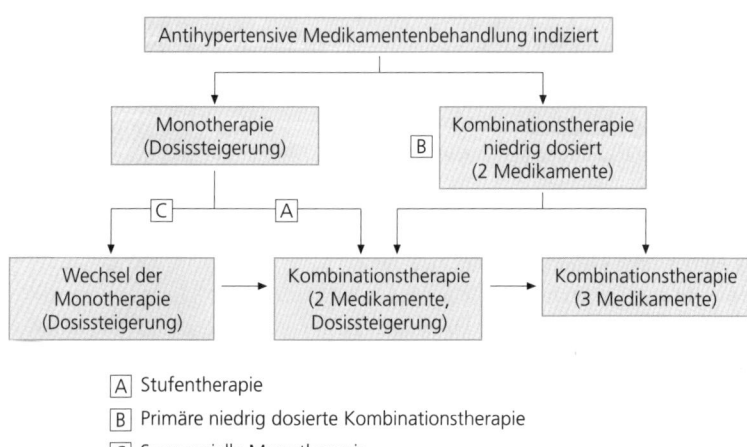

Abb. 2.1: Strategien der medikamentösen Hochdruckbehandlung.

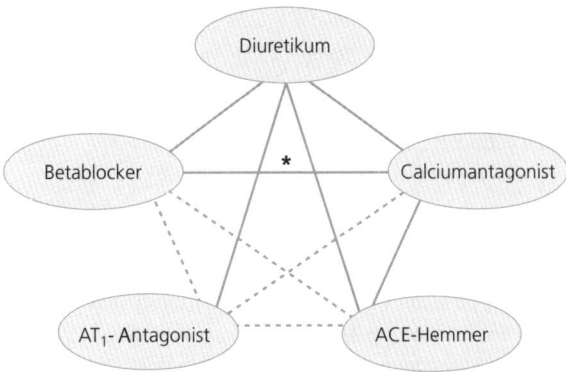

* Kombination nur für Dihydropyridine sinnvoll
—— Kombination synergistisch
--- Kombination möglich

Abb. 2.2: Basistherapeutika des Bluthochdrucks und Kombinationsmöglichkeiten nach derzeitiger Studienlage (nach ESH Guidelines).

dikamente von Risikofaktoren, bereits eingetretenen Endorganschäden und Begleiterkrankungen mitbestimmt werden (Tab. 2.3). Hierbei muss jedoch gelten: Die Blutdrucksenkung entspricht der „Pflicht", die differenzielle Bluthochdrucktherapie der „Kür" im Rahmen strategischer Überlegungen zur Therapie des Bluthochdrucks [38].

Tab. 2.3: Durch Studien als effektiv gesicherte medikamentöse Therapie des Bluthochdrucks bei speziellen Endorganschäden und Begleiterkrankungen (nach den Empfehlungen des Joint National Committee on Prevention, Detection, Evaluation and Treatment of High Blood Pressure, JNC 7 Report, 2003) [2].

	Diuretika	β-Blocker	ACE-Hemmer	AT_1-Rezeptor-antagonisten	Calcium-antagonisten	Aldosteron-antagonisten
Herzinsuffizienz	+	+	+	+		+
Post Myokardinfarkt		+	+			+
Koronare Herz-erkrankung	+	+	+		+	
Diabetes mellitus	+	+	+	+	+	
Chronische Nieren-erkrankung			+	+		
Sekundärprophylaxe des Schlaganfalls	+		+			

Im Allgemeinen muss aufgrund der vorliegenden Studienergebnisse davon ausgegangen werden, dass die meisten Patienten mit einer Monotherapie nicht ausreichend behandelt werden können [1]. Sollte eine befriedigende Blutdrucktherapie auch mit unterschiedlichen Arzneimittelkombinationen nicht zu erreichen sein, ist nach möglichen Ursachen zu fahnden [2]:

- Mangelnde Einnahmetreue (Compliance)
- Unterdosierung
- Salz- und Wasserretention
- Bisher nicht diagnostizierte sekundäre Bluthochdruckform (z. B. eine zusätzlich zur essenziellen Hypertonie bestehende Nierenarterienstenose)

Die Hypertonie wird unter den Bedingungen des derzeitigen Gesundheitswesens und der Einführung neuer Abrechnungssysteme noch mehr als früher eine Krankheit sein, die im *ambulanten* Bereich zu behandeln ist. Eine *Krankenhauseinweisung* ist jedoch bei maligner Hypertonie, Hochdruckkrise, schwer einstellbarer Hypertonie und Niereninsuffizienz mit schwerer Hypertonie nach wie vor zu empfehlen.

2.3.1 Allgemeinmaßnahmen

Es ist nötig, die Patienten über die Art ihres Leidens und dessen mögliche Folgen aufzuklären und darauf hinzuweisen, dass eine konsequent durchgeführte Behandlung nötig und erwiesenermaßen auch erfolgreich ist. Viele, besonders aktive und beschwerdefreie Patienten bagatellisieren ihren Hochdruck und sind schwer zu einer konsequenten Behandlung zu motivieren, zumal diese oft mit Unannehmlichkeiten und Nebenwirkungen der Drucksenkung und der Medikamente verbunden ist [16, 17]. Die Lebensgestaltung ist eingehend zu besprechen, wobei ein Kompromiss zwischen dem medizinisch Wünschenswerten und dem praktisch Möglichen anzustreben ist. Für ausreichende Nachtruhe und Arbeitspausen sowie genügend körperliche Bewegung ist zu sorgen, das Zigarettenrauchen sollte eingestellt und der Alkoholkonsum reduziert werden.

Bei der Diät sind speziell zu beachten:

- Bei übergewichtigen Patienten hat eine Reduktion auf das Normalgewicht zu erfolgen, die leider nur selten zu erreichen ist (pro Kilogramm Gewichtsverlust sinkt der Blutdruck um etwa 2 mmHg) [39].
- Eine streng NaCl-arme Kost ist nicht nötig. Dagegen ist eine Beschränkung der Kochsalzzufuhr auf 5 g/d (Diätberatung) eine wichtige und in ihrer Wirksamkeit (allein oder in Kombination mit Saluretika) erwiesenermaßen erfolgreiche Maßnahme [40]. Die übliche Kochsalzzufuhr in Deutschland beträgt zwischen 10 und 15 g/d. Den Patienten sollte in jedem Falle geraten werden, auf das Zusalzen der Speisen zu verzichten sowie Fertiggerichte, die häufig erhebliche Salzmengen enthalten, möglichst aus ihrem Speiseplan zu streichen.
- Vieles spricht dafür, dass eine kaliumreiche Kost (Obst, Gemüse) hilft, den Blutdruck zu senken bzw. die Zahl der notwendigen Antihypertensiva geringer zu halten [1].
- Die Alkoholzufuhr sollte 20 g/d bei Frauen und 30 g/d bei Männern nicht überschreiten [41].

Regelmäßiges körperliches Training mit dynamischen Übungen hilft bei der Gewichtskontrolle und ist jedem Patienten mit einer Hypertonie anzuraten [42]. Es gibt Hinweise, dass körperliches Training langfristig den Blutdruck reduziert. *Kontraindiziert* sind dagegen isometrische Übungen (z. B. Gewichtheben) und Hochleistungssport.

Mit regelmäßigen Entspannungsübungen lässt sich bei geeigneten Patienten der Blutdruck manchen Berichten zufolge um etwa 5–10 mmHg senken, so dass derartige Übungen als zusätzliche Therapiemaßnahme empfohlen werden können [43]. Obgleich einige Formen des „Stresses" wahrscheinlich Einfluss auf Entwicklung und Verlauf des Bluthochdrucks nehmen können, ist nicht davon auszugehen, dass mit der Aufarbeitung aller potenziellen psychischen Variablen allein eine ausreichende Blutdrucksenkung erreicht werden kann. Der langfristige Erfolg einer regulären Psychotherapie ist daher auch nicht gesichert. Tranquilizer sind nicht antihypertensiv wirksam. In jedem Falle sollte für die behandelten Hochdruckpatienten verständlich werden, dass nichtmedikamentöse Maßnahmen ein wichtiger integraler Bestandteil bei der Behandlung der Hypertonie sind, aber im Allgemeinen nicht ausreichen, um den Blutdruck im gewünschten Ausmaß zu senken [1].

2.3.2 Medikamentöse Therapie

Als Ergebnis vieler Studien der letzten Jahre haben sich fünf Gruppen von Medikamenten herauskristallisiert, deren Effektivität hinsichtlich der Blutdrucksenkung und Verhinderung von Organschäden als *ausreichend gesichert* angesehen werden kann. Hierzu gehören [1, 2]:

- Diuretika
- β-Rezeptorenblocker
- Calciumantagonisten
- Angiotensin-I-Konversionsenzym-Hemmer (ACE-Hemmer)
- AT_1-Rezeptorantagonisten

Diese Substanzklassen wurden als *Therapeutika der ersten Wahl* in die verschiedenen internationalen (JNC-7, USA; ESH, Europa) und nationalen Guidelines (Hochdruckliga, Deutschland) aufgenommen. Die Kombinationsmöglichkeiten sind der Abbildung 2.2 zu entnehmen, in der die Empfehlungen der European Society of Hypertension (ESH) wiedergegeben sind; diese wurden weitgehend von der Deutschen Hochdruckliga übernommen.

In den letzten Jahren haben besonders die *Hemmstoffe des Renin-Angiotensin-Systems* eine große Rolle in der Diskussion darüber gespielt, ob es möglicherweise gewisse Medikamentengruppen geben könnte, die bei gleicher Blutdrucksenkung besser als andere Antihypertensiva Endorganschäden bei Bluthochdruck verhindern können [44].

Vieles spricht für eine pathogenetisch wichtige Rolle von Angiotensin II, das nicht nur systemisch, sondern auch lokal in den Gefäßwänden über ortsständige Renin-Angiotensin-Systeme gebildet werden kann. Angiotensin erwies sich nicht nur als potenter Vasokonstriktor, sondern auch als Wachstumsfaktor und proinflammatorische Substanz [45], so dass die Vermutung, Medikamente, die diesen Stoff hemmen, könnten weitere wünschenswerte Effekte auf das Herz-Kreislauf-System entfalten, nahe liegend ist. Lange standen zur Inhibition des Renin-Angiotensin-Systems nur ACE-Hemmer zu Verfügung. Vor einigen Jahren wurden AT_1-Rezeptorantagonisten eingeführt, deren ursprüngliche Hauptindikation bei Patienten lag, die unter Therapie mit ACE-Hemmern Husten oder andere Nebenwirkungen entwickelten [46, 47]. In Kürze werden zusätzlich Renin-Inhibitoren auf den Markt kommen, die pharmakologisch die Bildung von Angiotensin II hemmen. Ihre potenzielle Bedeutung ist derzeit schwer abschätzbar.

Im Hinblick auf Substanzen, die die Wirkung von Angiotensin II hemmen, fallen bisher folgende Befunde auf:

- Im Verlauf einer mehrjährigen Therapie kommt es zu weniger neu diagnostizierten Diabetesfällen [38, 47, 48, 49].
- ACE-Hemmer und AT_1-Rezeptorantagonisten scheinen bei der Therapie der linksventrikulären Hypertrophie, einem unabhängigen kardialen Risikofaktor, zusammen mit den Calciumantagonisten therapeutisch effektiver zur Regression des verdickten Herzmuskels zu führen als Diuretika und β-Rezeptorenblocker [50].
- Herzinsuffizienzen im Rahmen einer Hypertonie (aber auch unabhängig davon) lassen sich prognostisch günstig nicht über Diuretika, Digitalis oder Nitropräparate, wohl aber über Hemmstoffe des Renin-Angiotensin-Systems beeinflussen [51].
- Viele Studien sprechen dafür, dass sich renale Komplikationen bei Hypertonie mit ACE-Hemmern und AT_1-Rezeptorantagonisten günstiger als mit anderen Hochdrucktherapeutika beeinflussen lassen [46]. Hier besteht die Besonderheit, dass bisher bei Hochdruck und Diabetes mellitus Typ 2 nur AT_1-Rezeptorantagonisten vom Sartantyp, nicht aber ACE-Hemmer eine gewisse „Therapieüberlegenheit" im Vergleich mit anderen Substanzgruppen aufzuweisen scheinen [52–54]. Inwieweit dies auf einen systematischen Unterschied zwischen diesen beiden Klassen von Angiotensin-II-Hemmern hinweist oder der bisher vielleicht noch unzureichenden Studienlage zuzuschreiben ist, muss die zukünftige Entwicklung zeigen.

Ob für bestimmte Indikationen eine Kombination aus ACE-Hemmern und AT_1-Rezeptorantagonisten wirklich therapeutisch gerechtfertigt und ökonomisch sinnvoll sein könnte, ist bisher nicht abschließend beurteilbar [51]. Auch in diesem Zusammenhang müssen weitere Studien Klarheit bringen.

Bei genauerer Betrachtung der Substanzklassen, die in den letzten Jahren als Therapeutika der ersten Wahl zur Hypertoniebehandlung in nationale und internationale Guidelines aufgenommen wurden, fällt auf, dass drei größere Substanzgruppen fehlen [1, 2]:

- α-Rezeptorantagonisten
- „Direkte" periphere Vasodilatatoren (z. B. Hydralazin)
- Zentral wirksame Sympatholytika

Gründe hierfür sind unter anderem die Nebenwirkungsprofile und die Langzeiteffektivität dieser Medikamente. Allerdings ist mittlerweile aus neueren Forschungsergebnissen bekannt, dass eine erhöhte sympathische Nervenaktivität möglicherweise unabhängig vom Bluthochdruck zu Endorganschäden führen kann [55, 56], so dass die Bewertung der zentral wirksamen Sympatholytika in Zukunft wieder differenzierter ausfallen könnte. In jedem Falle wird man auf diese Substanzen, die nicht als Medikamente der ersten Wahl angesehen werden, zurückgreifen müssen, wenn schwer einstellbare Hypertonieformen Mehrfachkombinationen erfordern.

2.4 Spezielle Probleme bei der Therapie der arteriellen Hypertonie

2.4.1 Hypertensiver Notfall

Bei der hypertensiven Krise handelt es sich um einen Notfall, der möglichst umgehend stationär behandelt werden muss [15]. Eine hypertensive Krise ist durch eine oder mehrere der folgenden Komplikationen charakterisiert [57, 58]:

- Hypertensive Enzephalopathie
- Akute Linksherzinsuffizienz
- Akute Koronarinsuffizienz mit Myokardischämie
- Dissezierendes Aortenaneurysma
- Lungenödem
- Exzessiv zirkulierende Katecholamine
- Eklampsie

Es muss bedacht werden, dass prognostisch nicht die absolute Blutdruckhöhe entscheidend ist, sondern inwieweit die genannten Komplikationen auftreten [59]. Der Blutdruck muss innerhalb weniger Stunden gesenkt werden [60]. Allerdings sollte der Druck initial um nicht mehr als 20–25 % über einen Zeitraum von 1–2 Stunden gesenkt werden. Andernfalls können als Komplikationen Störungen der zerebralen oder koronaren Perfusion (z. B. Halbseitensymptomatik, Herzinfarkt) auftreten, besonders bei vaskulär vorgeschädigten Patienten.

Bettruhe und Flachlagerung sind nicht notwendig. Zunächst sollten Blutdruckkontrollen im Abstand von ungefähr einer halben bis einer Stunde durchgeführt werden. Auch wenn der Blutdruck mit oral oder subkutan applizierbaren Medikamenten gesenkt werden kann, ist auf jeden Fall eine Verweilkanüle zu legen mit einer Infusion zum Offenhalten. Der Blutdruck kann jederzeit wieder ansteigen.

Mittel der 1. Wahl für die *ambulante Therapie* sind [61]:

- Nitroglycerin (Glyceroltrinitrat) (z. B. Nitrolingual®): 0,6–1,2 mg langsam intravenös
- Urapidil (z. B. Ebrantil®): 25–50 mg langsam intravenös
- Clonidin (z. B. Catapresan®, Clonidin-ratiopharm®, Paracefan®): 0,075–0,15 mg subkutan oder über mehrere Minuten intravenös
- Nitrendipin (z. B. Bayotensin®)

Bei intravenöser antihypertensiver Therapie sollte der Patient grundsätzlich kontinuierlich überwacht werden. Unter *stationären* Bedingungen können die oben aufgeführten Medikamente und zusätzlich Dihydralazin (Nepresol®, 6,25–12,5 mg) lang-

Tab. 2.4: Orale Medikamente für die „hypertensive Krise".

Wirksubstanz	Medikamen-tenklasse	Dosis	Beginn der Wirkung	Dauer der Wirkung
Nifedipin	Calcium-antagonist	5–10 mg s.l. oder p.o.	nach 15–30 min	3–5 h
Nitrendipin	Calcium-antagonist	5–10 mg p.o.	nach 30 min	3–6 h
Captopril	ACE-Hemmer	6,2–25 mg s.l. oder p.o.	nach 15–30 min max. 30–90 min	4–6 h
Clonidin	Zentrales Sym-patholytikum	150 μg initial (max. 900 μg)	0,5–2 h	6–8 h
Nitroglycerin	NO-Donator	1–4 Hübe	2–5 min	5–15 min
Furosemid	Schleifen-diuretikum	40–250 mg (je nach S-Krea)	15–30 min	1–2 h

p.o.: per os (peroral)
s.l.: sublingual
S-Krea: Serum-Kreatininkonzentration

sam intravenös oder Metoprolol (z. B. Beloc®) bei einer Herzfrequenz > 80/min ge-geben werden. Bei resistentem Blutdruck empfiehlt sich eine Nitroprussid-Infusion. Eine begleitende diuretische Behandlung muss in diesem Fall eingeleitet werden, um einer Kochsalzretention entgegenzuwirken. In Tabelle 2.4 findet sich eine Zusam-menstellung von Medikamenten, die bei der Behandlung der hypertensiven Krise er-folgreich oral eingesetzt werden können.

2.4.2 Bluthochdruck in der Schwangerschaft

Die Häufigkeit der Entwicklung einer Hypertonie in der Schwangerschaft hängt von der Alterszusammensetzung des Kollektivs und der Häufigkeit der Spätgestose ab. In Deutschland liegt sie etwa bei 10 %.

Eine Hypertonie in der Schwangerschaft kann verschiedene Ursachen haben [62]:
- Präeklampsie (Synonyme: Spätgestose, EPH-Gestose) mit Hypertonie, Proteinurie und Ödemen
- Transitorische Hypertonie in der Schwangerschaft
- Schwangerschaft bei vorbestehender oder sich während der Schwangerschaft erst-mals manifestierender essenzieller Hypertonie
- Hypertonie bei Nierenerkrankung

Die Unterscheidung zwischen diesen Gruppen, speziell zwischen Präeklampsie und Schwangerschaftshypertonie bei Nierenkrankheit, ist aufgrund klinischer Untersu-chungen allein, ohne Kenntnis der glomerulären Histologie, nicht möglich. Die Hy-pertonie bei Präeklampsie tritt in der Regel nach der 20. Schwangerschaftswoche auf, betrifft vor allem Erstgebärende und verschwindet in den ersten Wochen nach der Geburt. Eine Hypertonie steigert mütterliches und fetales Risiko; eine gleichzeitige Proteinurie verschlechtert die Prognose weiter [63].

Es ist unbekannt, warum in der Schwangerschaft bei Präeklampsie und bei vorbestehender Hypertonie der Blutdruck ansteigt. Einige Argumente sprechen dafür, dass im Arteria-uterina-Kreislauf vasopressorische Substanzen freigesetzt werden, wenn die Plazenta minderdurchblutet ist. Patientinnen mit Schwangerschaftshypertonie sind kardiovaskulär gekennzeichnet durch eine vermehrte Vasokonstriktion und ein vermindertes zirkulierendes Blutvolumen [64]. Extrem selten, aber mit hohem mütterlichem Risiko behaftet, sind Phäochromozytome in der Schwangerschaft [65]. Bei einem Blutdruckanstieg im 3. Trimenon, der wenige Tage nach der Geburt nicht mehr nachweisbar ist, spricht man von einer transitorischen Hypertonie, sofern keine Ödeme oder Proteinurie vorhanden sind. Patientinnen mit einer transitorischen Hypertonie in der Schwangerschaft leiden Jahre später oft an einer primären Hypertonie.

Die Hypertonie in der Schwangerschaft ist symptomlos. Blutdruckmessungen in der Schwangerschaftsvorsorge sind unerlässlich. Es ist zu berücksichtigen, dass im ersten Trimenon der Blutdruck im Allgemeinen um 15–20 mmHg abfällt. Dies bedeutet, dass die üblichen Grenzwerte eines „normalen" Blutdrucks während der Schwangerschaft wahrscheinlich als zu hoch anzusehen sind und daher auch die üblichen WHO-Kriterien der Hypertonie in dieser Situation eigentlich nicht anwendbar sind. Hochdruck wird aber auch bei Schwangeren auf Werte über 140/90 mmHg festgelegt [1]. Peripartale Anstiege des Blutdrucks sind prognostisch sehr bedenklich, können sie doch auf ein HELLP-Syndrom (Syndrom mit Hämolyse, erhöhten Leberwerten und erniedrigten Thrombozytenzahlen) [66] oder auf ein hämolytisch-urämisches Syndrom hinweisen.

Es besteht keine Einigkeit darüber, ab welchen Werten medikamentös behandelt werden soll; allerdings sollte ab systolischen Werten von 160 mmHg und diastolischen Drücken von 100 mmHg nicht weiter zugewartet werden. Wirksam, erprobt und vor allem für das ungeborene Kind unbedenklich sind folgende Substanzen [67]:

- α-Methyldopa,
- β_1-selektive β-Blocker
- Dihydralazin

Gefährlich kann der Einsatz von Diuretika sein, da die Patientinnen häufig volumenverarmt sind und bei weiterer Volumenkontraktion die Plazentadurchblutung abnimmt. In kontrollierten Studien wurde gezeigt, dass sowohl α-Methyldopa (Presinol®) als auch der kardioselektive β-Blocker Metoprolol (Beloc®) das mütterliche und kindliche Risiko senken. Nach α-Methyldopa-Behandlung der Mutter ist nach katamnestischen Langzeituntersuchungen die geistige und körperliche Entwicklung des Kindes ungestört. Zu anderen Antihypertensiva liegen teilweise keine kontrollierten Untersuchungen bezüglich ihrer Sicherheit vor. In jedem Fall sollte der Einsatz von Hemmstoffen des Renin-Angiotensin-Systems vermieden werden, da sie zu schweren Entwicklungsstörungen des Gefäßsystems führen können. Der Einsatz nichtkardioselektiver β-Blocker ist ebenfalls kontraindiziert, da eine β_2-Blockade wehenstimulierend wirken kann. Bei Präeklampsie ist eine stationäre Behandlung angezeigt.

2.4.3 Diabetes mellitus und metabolisches Syndrom

Bei Diabetikern ist die Prävalenz der Hypertonie hoch [68]. Dies ist insofern von großer Bedeutung, als kardiovaskuläre Komplikationen, die heute die häufigste Todesursache bei Diabetikern darstellen, in eindeutiger Beziehung zur Blutdruckhöhe stehen. Diabetische Stoffwechsellage und erhöhter Blutdruck potenzieren sich in ihrer schädigenden Wirkung auf das Gefäßsystem. Außerdem gilt als gesichert, dass die Hypertonie die Entstehung einer diabetischen Nephropathie erheblich fördert und ihre Progression hin zur Dialysepflicht enorm beschleunigt [69].

Die Ätiologie der Hypertonie bei Diabetikern ist multifaktoriell. Bei übergewichtigen Diabetikern mit peripherer Insulinresistenz vom Typ 2 und normaler Nierenfunktion dürfte es sich häufig um ein Zusammentreffen mit einer essenziellen Hypertonie handeln [70]. Diese Verknüpfung ist wahrscheinlich mehr als nur zufällig, da bei essenzieller Hypertonie häufig Störungen der Glucosetoleranz berichtet wurden [71]. Beim insulinpflichtigen Typ-1-Diabetiker tritt eine Hypertonie in der Regel erst dann auf, wenn eine Nierenschädigung (diabetische Nephropathie mit persistierender Proteinurie) eingetreten ist [72].

Folgende therapeutischen Maßnahmen sind zu empfehlen [1, 2, 52–54, 73–76]:
- Gewichtsreduktion bei Übergewicht
- ACE-Hemmer, AT_1-Rezeptorantagonisten, Calciumantagonisten, β-Rezeptorenblocker
- Kochsalzarme Diät und Diuretika bei beeinträchtigter Nierenfunktion
- Gabe von Statinen bei ausgeprägteren Stoffwechselstörungen mit Arteriosklerosezeichen

Der Blutdruck sollte bei Diabetikern früher und auf ein deutlich niedrigeres Niveau eingestellt werden als bei Nichtdiabetikern (Zielblutdruck < 130/ < 85 mmHg) [1]. In internationalen Studien (UKPDS in Großbritannien) hat sich gezeigt, dass die Prognose von diabetischen Spätschäden und Komplikationen durch eine konsequente Blutdruckeinstellung (auf im Vergleich zur Behandlung nichtdiabetischer Hochdruckkranker tiefere Zielwerte) in mancher Hinsicht effektiver ist als eine in jedem Fall auch notwendige Blutzuckereinstellung [77]. Zunächst ist die Blutdrucksenkung an sich wichtig.

Der Einsatz von Hemmstoffen des Renin-Angiotensin-Systems ist prognostisch günstig, um eine diabetische Nephropathie in ihrem natürlichen Verlauf zu verlangsamen. Es wurde sogar berichtet, dass AT_1-Rezeptorantagonisten die Entwicklung von Mikroalbuminurie zu Makroproteinurie verzögern, manchmal vielleicht sogar verhindern können [52–54]. Inwieweit diese Einzelstudienbefunde zu verallgemeinern sind und ob den Sartanen bei der Behandlung des Diabetes mellitus Typ 2 wirkliche eine herausragende Rolle zukommt, müssen die Entwicklungen der nächsten Jahre zeigen.

2.4.4 Besondere Probleme der systolischen Hypertonie

Im Alter von über 65 Jahren haben 40–50 % der Bevölkerung eine arterielle Hypertonie, die das Morbiditätsrisiko für kardiovaskuläre Erkrankungen steigert. In den letzten Jahren wurde gezeigt, dass eine antihypertensive Therapie ab einem Blutdruck > 160/95 mmHg die Mortalität und die kardiovaskuläre Morbidität auch im Alter erheblich senkt [78, 79]. Dies gilt ebenfalls für die im Alter häufige isolierte systolische Hypertonie, die ein Zeichen erheblicher vaskulärer Schäden bei Verlust der Windkesselfunktion der großen Gefäße mit entsprechenden Folgen quoad vitam darstellt [80]. Das Risiko der antihypertensiven Therapie im Alter ist gering, wenn folgende Hinweise beachtet werden:

- Besonders vorsichtige, langsame Blutdrucksenkung
- Möglichst einfaches Therapieschema
- Vermeidung von Antihypertensiva, die einen orthostatischen Blutdruckabfall bewirken
- Beachtung von Nebenwirkungen, die im Alter gehäuft auftreten können

Vor allem bei älteren Patienten sollte der Blutdruck langsam gesenkt werden, um eine zerebrale Minderdurchblutung zu vermeiden. Durch Messung des Blutdrucks im Stehen lässt sich eine orthostatische Dysregulation erkennen.

2.4.5 Noncompliance

Da Bluthochdruck keine Symptome verursacht, die medikamentöse Therapie aber mit Nebenwirkungen und die Blutdrucksenkung in der Anfangsphase häufig mit Müdigkeit und Leistungseinbußen verbunden sind [35], erweist sich die notwendige Regelmäßigkeit der Medikamenteneinnahme bei Hypertoniepatienten immer wieder als großes Problem [16]. Insbesondere die Notwendigkeit einer lebenslangen Therapie ist den Patienten oft nur schwer zu vermitteln [17]. In den letzten Jahren wurde von der Deutschen Hochdruckliga vermehrt die Gründung und Arbeit von Selbsthilfegruppen unterstützt. Spezielle Schulungsprogramme für Hypertoniker in Anlehnung an vergleichbare Initiativen für Diabetespatienten wurden umgesetzt [81, 82]. Beide Maßnahmen sollten nicht unabhängig voneinander gesehen werden und können zu einer verbesserten Bluthochdruckeinstellung führen.

Zur Verbesserung der Einnahmetreue (Compliance) der Patienten hat sich eine Reihe von Maßnahmen bewährt [83, 84]:

- Festlegung des Therapieziels und dessen Erläuterung für den Patienten: Senkung des Blutdrucks in normale Bereiche mit minimalen oder gar keinen Nebenwirkungen
- Aufklärung und Schulung der Patienten über das Krankheitsbild der Hypertonie
- Patienten und Angehörige sollten in die Therapie einbezogen werden; dazu gehört auch die regelmäßige Selbstmessung des Blutdrucks
- Kontakt halten mit den Patienten, auch telefonisch, sowie schriftliche Einbestellung, falls vereinbarte Termine nicht eingehalten werden

- Behandlung so einfach (z. B. Einmalgabe oder Kombinationspräparat) und preiswert (z. B. Großpackung) wie möglich
- Die Medikamenteneinnahme sollte in den normalen Tagesablauf integriert werden (z. B. Einnahme zum Frühstück)
- Die Angst vor Nebenwirkungen der medikamentösen Therapie (Beipackzettel) sollte thematisiert werden
- Ermutigung zur Lebensumstellung (mehr Bewegung, salz- und fettarme Kost etc.)

Da die Patienten in der ersten Phase der Blutdruckeinstellung häufig über Müdigkeit und Leistungseinbußen als Folge der Blutdrucksenkung klagen, sollten sie immer wieder zur Therapiefortführung ermutigt werden. In der Regel klingen die Symptome innerhalb von Wochen bis wenigen Monaten spontan ab. Bei Wiedervorstellungen müssen der Patient und seine Angehörigen sorgfältig nach Nebenwirkungen der Arzneimittel gefragt werden. Insbesondere bei Medikamenten, die zu einer Sedation führen können, ist die Möglichkeit einer Beeinträchtigung der Verkehrstüchtigkeit oder einer Gefährdung am Arbeitsplatz gegeben. Hierauf ist der Patient vor Therapiebeginn hinzuweisen. Nach Störungen der Sexualfunktion muss speziell gefragt werden, da diese erfahrungsgemäß selten spontan angegeben werden, häufig aber Ursache mangelnder Einnahmetreue sind.

Der Patient sollte zu Beginn der Therapie über eventuelle Nebenwirkungen und deren meist vorübergehenden Charakter aufgeklärt werden, nicht erst dann, wenn diese Nebenwirkungen bereits eingetreten sind. Außerdem ist darauf hinzuweisen, dass sich nachhaltige Erfolge der antihypertensiven Therapie erst nach einiger Zeit einstellen werden.

Literatur

[1] European Society of Hypertension – European Society of Cardiology guidelines for the management of arterial hypertension. Guidelines Committee. J. Hypertens. **21**, 1011–1053 (2003)

[2] The Seventh Report of the Joint National Committee on Prevention, Detection, Evaluation, and Treatment of High Blood Pressure – The JNC 7 report. J. Am. Med. Ass. **289**, 2560–2572 (2003)

[3] Vasan, R.S., Larson, M.G., Leip, E.P., Evans, J.C., O'Donnell, C.J., Kannel, W.B., Levy, D.: Impact of high-normal blood pressure on the risk of cardiovascular disease. New Engl. J. Med. **345**, 1291–1297 (2001)

[4] Hypertension Detection and Follow-up Program. The effect of treatment on mortality in 'mild' hypertension: results of the Hypertension Detectionand Follow-up Program. New Engl. J. Med. **307**, 976–980 (1982)

[5] Zanchetti, A., Hansson, L., Menard, J., Leonetti, G., Rahn, K., Warnold, I., Wedel, H.: Risk assessment and treatment benefit in intensively treated hypertensive patients of the Hypertension Optimal Treatment (HOT) study for the HOT Study Group. J. Hypertens. **19**, 819–825 (2001)

[6] O'Brien, E., Asmar, R., Beilin, L., Imai, Y., Mancia, G., Mengden, T., et al. on behalf of the European Society of Hypertension Working Group on Blood Pressure Monitoring. European Society of Hypertension recommendations for conventional, ambulatory and home blood pressure measurement. J. Hypertens.; **21**, 821–848 (2003)

[7] Mancia, G., Parati, G.: Ambulatory blood pressure monitoring and organ damage. Hypertension **36**, 894–900 (2000)

[8] Chalmers, J.P., Zanchetti, A. (co-chairmen): Hypertension control. Report of a WHO expert committee. World Health Organization, Geneva 1996

[9] Doll, R., Peto, R., Wheatley, K., Gray, R., Sutherland, I.: Mortality in relation to smoking: 40 years' observational study on male British doctors. Br. Med. J. **309**, 901–911 (1994)

[10] Puddey, I.B., Beilin, L.J., Rakie, V.: Alcohol, hypertension and the cardiovascular system: a critical appraisal. Addiction Biol. **2**, 159–170 (1997)

[11] Stamler, J.: Epidemiologic findings on body mass and blood pressure in adults. Ann. Epidemiol. **1**, 347–362 (1991)

[12] Law, M.R.: Epidemiological evidence on salt and blood pressure. Am. J. Hypertens. **10** (Suppl.), 42S–45S (1997)

[13] Zanchetti, A., Mancia, G.: Benefits and cost-effectiveness of antihypertensivetherapy. The actuarial versus the intervention trial approach. J. Hypertens. **14**, 809–811 (1996)

[14] Blood Pressure Lowering Treatment Trialists' Collaboration: Effects of ACE inhibitors, calcium antagonists, and other blood-pressure-lowering drugs: results of prospectively designed overviews of randomised trials. Lancet **356**, 1955–1964 (2000)

[15] Cherney, D., Straus, S.: Management of Patients with Hypertensive Urgencies and Emergencies. A Systematic Review of the Literature. J. Gen. Intern. Med. **17** (12), 937–945 (2002)

[16] Misselbrook, D., Armstrong, D.: Patients responses to risk information about the benefit of treating hypertension. Br. J. Gen. Prac., **51**, 276–279 (2001)

[17] Alaszewski, A., Horlick-Jones, T.: How can doctors communicate information about risk more effectively? Br. Med. J. **327,** 728–730 (2003)

[18] Hansson, L., Zanchetti, A., Carruthers, S.G., Dahlöf, B., Elmfeldt, D., Julius, S. et al.: Effects of intensive blood-pressure lowering and low-dose aspirin in patients with hypertension: principal results of the Hypertension Optimal Treatment (HOT) randomised trial. Lancet **351**, 1755–1762 (1998)

[19] Yikona, J.I., Wallis, E.J., Ramsay, L.E., Jackson, P.R.: Coronary and cardiovascular risk estimation in uncomplicated mild hypertension. A comparison of risk assessment methods. J. Hypertens. **20**, 2173–2182 (2002)

[20] Cuspidi, C., Ambrosiani, E., Mancia, G., Pessina, A.C., Trimarco, B., Zanchetti, A.: Role of echocardiography and carotid ultrasonography in stratifying risk in patients with essential hypertension: the Assessment of Prognostic Risk Observational Survey. J. Hypertens. **20**, 1307–1314 (2002)

[21] Meigs, J.B., D'Agostino, R.B. Sr., Wilson, P.W., Cupples, L.A., Nathan, D.M., Singer, D.E.: Risk variable clustering in the insulin resistance syndrome. The Framingham Offspring Study. Diabetes **46**, 1594–1600 (1997)

[22] Zanchetti. A.: The hypertensive patient with multiple risk factors: is treatment really so difficult? Am. J. Hypertens. **10**, 223S–229S (1997)

[23] Stamler, J., Wentworth, D., Neaton, J.D.: Is relationship between serum cholesterol and risk of premature death from coronary heart disease continuous and graded? Findings in 356,222 primary screenees of the Multiple Risk Factor Intervention Trial (MRFIT). J. Am. Med. Ass. **256**, 2823–2828 (1986)

[24] Jackson, R.: Updated New Zealand cardiovascular disease risk-benefit prediction guide. Br. Med. J. **320**, 709–710 (2000)

[25] Luft, F.C.: Molecular genetics of human hypertension. J. Hypertens. **16**, 1871–1878 (1998)

[26] Melander, O.: Genetic factors of hypertension – what is known and what does it mean? Blood Press **10**, 254–270 (2001)

[27] Keane, W.F., Eknoyan, G.: Proteinuria, albuminuria, risk assessment, detection, elimination (PARADE): a position paper of the National Kidney Foundation. Am. J. Kidney Dis. **33**, 1004–1010 (1999)

[28] Köler, H., Wandel, E., Brunck, B.: Acanthocyturia – a characteristic marker for glomerular bleeding. Kidney Int. **40**, 115–120 (1991)

[29] Bravo, E.L.: Evolving concepts in the pathophysiology, diagnosis and treatment of pheochromocytoma. Endocrine Rev. **15**, 356–368 (1994)

[30] Cuspidi, C., Macca, G., Salerno, M., Michev, L., Fusi, V., Severgnini, B. et al.: Evaluation of target organ damage in arterial hypertension: which role for qualitative funduscopic examination? Ital. Heart J. **2**, 702–706 (2001)

[31] Devereux, R.B., Alonso, D.R., Lutas, E.M., Gottlieb, G.J., Campo, E., Sachs, I., Reichek, N.: Echocardiographic assessment of left ventricular hypertrophy: comparison to necropsy findings. Am. J. Cardiol. **57**, 450–458 (1986)

[32] Minematsu, K., Omae, T.: Detection of damage to the brain. In: Hypertension, pp. 63–71. Zanchetti, A., Hansson, L., Rodicio, J.L. (eds.): McGraw Hill International, London 2001

[33] Zanchetti, A., Crepaldi, G., Bond, G., Gallus, G., Veglia, M., Mancia, G.: Effects of fosinopril and pravastatin on progression of asymptomatic carotid atherosclerosis in hypertension: results of the Plaque Hypertension Lipid Lowering Italian Study (PHYLLIS) [Abstract]. J. Hypertens. **21** (Suppl. 4), S346 (2003)

[34] Franklin, S.S., Wong, N.D.: Cardiovascular risk evaluation: an inexact science. J. Hypertens. **20**, 2127–2130 (2002)

[35] Kaplan, N.M. Lieberman, E., Neal, W.: Kaplan' s Clinical Hypertension, 8. ed. Williams & Wilkins, Baltimore 2002

[36] PROGRESS Collaborative Study Group. Randomised trial of perindoprilbased blood pressure-lowering regimen among 6108 individuals with previous stroke or transient ischaemic attack. Lancet **358**, 1033–1041 (2001)

[37] Mourada, J.-J., Waeberb, B., Zannadc, F., Lavilled, M., Durue, G., Andrejak, M.: Comparison of different therapeutic strategies in hypertension: a low-dose combination of perindopril/indapamide versus a sequential monotherapy or a steppedcare approach. J. Hypertens. **22**, 2379–2386 (2004)

[38] The ALLHAT Officers and Coordinators for the ALLHAT Collaborative Research Group: Major outcomes in high-risk hypertensive patients randomized to angiotensin-converting enzyme inhibitor or calcium channel blocker vs diuretic: The Antihypertensive and Lipid-Lowering treatment to prevent Heart Attack Trial (ALLHAT). J. Am. Med. Ass. **288**, 2981–2997 (2002)

[39] Reid, C.M., Dart, A.M., Dewar, E.M., Jennings, G.L.: Interactions between the effects of exercise and weight loss on risk factors, cardiovascular haemodynamics and left ventricular structure in overweight subjects. J. Hypertens. **12**, 291–301 (1994)

[40] Sacks, F.M., Svetkey, L.P., Vollmer, W.M., Appel, L.J., Bray, G.A., Harsha, D. et al.: Effects on blood pressure of reduced dietary sodium and the Dietary Approaches to Stop Hypertension (DASH) diet. DASH Sodium Collaborative Research Group. New Engl. J. Med. **344**, 3–10 (2001)

[41] Puddey, I.B., Parker, M., Beilin, L.J., Vandongen, R., Masarei, J.R.: Effects of alcohol and caloric restrictions on blood pressure and serum lipids in overweight men. Hypertension **20**, 533–541 (1992)

[42] Jennings, G.L.: Exercise and blood pressure: Walk, run or swim? J. Hypertens. **15**, 567–569 (1997)

[43] Herrmann, J.M.: Wann helfen Yoga, Psychotherapie und autogenes Training? Münch. Med. Wschr. **19**, 484–487 (2002)

[44] Staessen, J.A., Wang, J., Thijs, L.: Cardiovascular prevention and blood pressure reduction: a qualitative overview updated until 1 March 2003. J. Hypertens. **21**, 1055–1076 (2003)

[45] Tsikouris, J.P., Suarez, J.A., Simoni, J.S., Ziska, M., Meyerrose, G.E.: Exploring the effects of ACE inhibitor tissue penetration on vascular inflammation following acute myocardial infarction. Coron. Artery Dis. **15**, 211–217 (2004)

[46] Veelken, R., Mann, J.: The acute renal effects of angiotensin II receptor blockers. Nephrology, Dialysis, Transplantation **13**, 1928–1929 (1998)

[47] Dahlöf, B., Devereux, R.B., Kjeldsen, S.E., Julius, S., Beevers, G. de Faire, U. et al.: Cardiovascular morbidity and mortality in the Losartan Intervention For Endpoint reduction in hypertension study (LIFE): a randomised trial against atenolol. Lancet **359**, 995–1003 (2002)

[48] The Heart Outcomes Prevention Evaluation Study Investigators. Effects of an angiotensin-converting-enzyme inhibitor, ramipril, on cardiovascular events in high-risk patients. New Engl. J. Med. **342**, 145–153 (2000)

[49] Hansson, L., Lindholm, L.H., Niskanen, L., Lanke, J., Hedner, T., Niklason, A. et al.: Effect of angiotensin-converting-enzyme inhibition compared with conventional therapy on cardiovascu-

lar morbidity and mortality in hypertension: the Captopril Prevention Project (CAPPP) randomised trial. Lancet **353**, 611–616 (1999)

[50] Schmieder, R.E,, Schlaich, M.F., Klingbeil, A.U., Martus, P.: Update on reversal of left ventricular hypertrophy in essential hypertension (a meta-analysis of all randomized double-blind studies until December 1998). Nephrol. Dial. Transplant. **13**, 564–569 (1998)

[51] Yusuf, S., Pfeffer, M.Λ., Swedberg, K., Granger, C.B., Held, P., McMurray, J.J., Michelson, E.L., Olofsson, B., Ostergren, J.: CHARM Investigators and Committees. Effects of candesartan in patients with chronic heart failure and preserved left-ventricular ejection fraction: the CHARM-Preserved Trial. Lancet, Sep 6, **362** (9386), 777–781 (2003)

[52] Lewis, E.J., Hunsicker, L.G., Clarke, W.R., Berl, T., Pohl, M.A., Lewis, J.B., Ritz, E., Atkins, R.C., Rohde, R., Raz, I.: Collaborative Study Group. Renoprotective effect of the angiotensin-receptor antagonist irbesartan in patients with nephropathy due to type 2 diabetes. New Engl. J. Med., Sep 20, **345** (12), 851–860 (2001)

[53] Brenner, B.M., Cooper, M.E., de Zeeuw, D., Keane, W.F., Mitch, W.E., Parving, H.H., Remuzzi, G., Snapinn, S.M., Zhang, Z., Shahinfar, S.: RENAAL Study Investigators. Effects of losartan on renal and cardiovascular outcomes in patients with type 2 diabetes and nephropathy. New Engl. J. Med., Sep. 20, **345** (12), 861–869 (2001)

[54] Parving, H.H., Lehnert, H., Brochner-Mortensen, J., Gomis, R., Andersen, S., Arner, P.: Irbesartan in Patients with Type 2 Diabetes and Microalbuminuria Study Group. The effect of irbesartan on the development of diabetic nephropathy in patients with type 2 diabetes. New Engl. J. Med., Sep. 20, **345** (12), 870–878 (2001)

[55] Amann, K., Veelken, R.: Mechanisms and consequences of sympathetic hyperactivity in renal disease. Clin. Nephrol. **60** (Suppl. 1), S81–S92, (2003).

[56] Strojek, K., Grzeszczak, W., Gorska, J., Leschinger, M.I., Ritz, E.: Lowering of microalbuminuria in diabetic patients by a sympathicoplegic agent: novel approach to prevent progression of diabetic nephropathy? J. Am. Soc. Nephrol., Mar, **12** (3), 602–605 (2001)

[57] Zampaglione, B., Pascale, C., Marchisio, M., Cavallo-Perin, P.: Hypertensive urgencies and emergencies. Prevalence and clinical presentation. Hypertension. **27**, 1447–1450 (1996)

[58] Kitiyakara, C., Guzman, N.: Malignant hypertension and hypertensive emergencies. J. Am. Soc. Nephrol. **9**, 13342–46 (1998)

[59] Espinosa, G., Bucciarelli, S., Cervera, R., Lozano, M., Reverter, JÇ., de la Red, G., Gil, V., Ingelmo, M., Font, J., Asherson, R.A.: Thrombotic microangiopathic haemolytic anaemia and antiphospholipid antibodies. Ann. Rheum. Dis., Jun, **63** (6), 730–736 (2004)

[60] Migneco, A., Ojetti, V., De Lorenzo, A., Silveri, N.G., Savi, L.: Hypertensive crises: diagnosis and management in the emergency room. Eur. Rev. Med. Pharmacol. Sci., Jul-Aug, **8** (4), 143–152 (2004)

[61] Suwelack, B., Welling, U., Hohage, H.: Hypertensive crisis: what to do in emergencies? Med. Klin. (Munich), Sep 15, **99** (9), 528–535 (2004)

[62] Helewa, M.E., Burrows, R.F., Smith, J., Williams, K., Brain, P., Rabkin, S.W.: Report of the Canadian Hypertension Society Consensus Conference: Definitions, evaluation and classification of hypertensive disorders in pregnancy. Can. Med. Assoc. J. **157**, 715–725 (1997)

[63] Sibai, B., Dekker, G., Kupferminc, M.: Pre-eclampsia. Lancet, Feb 26, **365** (9461), 785–799 (2005)

[64] Redman, C.W., Sargent, I.L.: Latest advances in understanding preeclampsia. Science, Jun 10, **308** (5728), 1592–1594 (2005)

[65] Mannelli, M., Bemporad, D.: Diagnosis and management of pheochromocytoma during pregnancy. J. Endocrinol. Invest., Jun, **25** (6), 567–571 (2002)

[66] Baxter, J.K., Weinstein, L.: HELLP syndrome: the state of the art. Obstet. Gynecol. Surv., Dec, **59** (12), 838–845 (2004)

[67] Paternoster, D.M., Fantinato, S., Manganelli, F., Nicolini, U., Milani, M., Girolami, A.: Recent progress in the therapeutic management of pre-eclampsia. Expert Opin. Pharmacother., Nov, **5** (11), 2233–2239 (2004)

[68] Simonson, D.C.: Etiology and prevalence of hypertension in diabetic patients. Diabetes Care **11**, 821–827 (1988)

[69] Amos, A.F., McCarty, D.J., Zimmet, P.: The rising global burden of diabetes and its complications: estimates and projections to the year 2010. Diab. Med. **14** (Suppl. 5), S1–S85 (1997)

[70] Reaven, G.M., Lithell, H., Landsberg, L.: Hypertension and associated metabolic abnormalities – the role of insulin resistance and the sympathoadrenal system. New Engl. J. Med. **334**, 374–381 (1996)

[71] Haffner, S.M.: The prediabetic problem: development of non-insulindependent diabetes mellitus and related abnormalities. J. Diabet. Complic. **11**, 69–76 (1997)

[72] Epstein, M., Sowers, J.R.: Diabetes mellitus and hypertension. Hypertension **19**, 403–418 (1992)

[73] Colditz, G.A., Willett, W.C., Rotnitzky, A., Manson, J.E.: Weight gain as a risk factor for clinical diabetes mellitus in women. Ann. Intern. Med. **122**, 481–486 (1995)

[74] Rocchini, A.P.: Obesity hypertension, salt sensitivity and insulin resistance. Nutr. Metab. Cardiovasc. Dis. **10**, 287–294 (2000)

[75] Mogensen, C.E.: Long-term antihypertensive treatment inhibiting progression of diabetic nephropathy. Br. Med. J. **285**, 685–688 (1982)

[76] Lewis, E.J., Hunsicker, L.G., Bain, R.P., Rohde, R.D.: The effect of angiotensinconverting-enzyme inhibition on diabetic nephropathy. The Collaborative Study Group. New Engl. J. Med. **329**, 1456–1462 (1993)

[77] UK Prospective Diabetes Study Group: Efficacy of atenolol and captopril in reducing risk of macrovascular and microvascular complications in type 2 diabetes: UKPDS 39. Br. Med. J. **317**, 713–720 (1998)

[78] Gueyffier, F., Bulpitt, C., Boissel, J.P., Schron, E., Ekbom, T., Fagard, R. et al.: Antihypertensive drugs in very old people: a subgroup analysis of randomised controlled trials. Lancet **353**, 793–796 (1999)

[79] Thijs, L., Fagard, R., Lijnen, P., Staessen, J., Van Hoof, R., Amery, A.: A metaanalysis of outcome trials in elderly hypertensives. J. Hypertens. **10**, 1103–1109 (1992)

[80] Staessen, J.A., Gasowski, J., Wang, J.G., Thijs, L., Den Hond, E., Boissel, J.-P. et al.: Risks of untreated and treated isolated systolic hypertension in the elderly: meta-analysis of outcome trials. Lancet **355**, 865–872 (2000)

[81] Danzer, E., Gallert, K., Friedrich, A., Fleischmann, E.H., Walter, H., Schmieder, R.E.: Results of an intensive training program for hypertension at the Institute for Preventive Medicine. Dtsch. Med. Wschr., Nov 17, **125** (46), 1385–1389 (2000)

[82] Fleischmann, E.H., Friedrich, A., Danzer, E., Gallert, K., Walter, H., Schmieder, R.E.: Intensive training of patients with hypertension is effective in modifying lifestyle risk factors. J. Hum. Hypertens., Feb, **18** (2), 127–131 (2004)

[83] Szirmai, L.A., Arnold, C., Farsang, C.: Improving control of hypertension by an integrated approach – results of the 'Manage it well!' programme. J. Hypertens., Jan, **23** (1), 203–211 (2005)

[84] Hansson, L.: 'Why don't you do as I tell you?' Compliance and antihypertensive regimens. Int. J. Clin. Pract., Apr, **56** (3), Review, 191–196 (2002)

III
Pharmakologie
der Antihypertensiva

1 Diuretika

Reinhold Kreutz, Juliane Bolbrinker

1.1 Struktur und Einteilung

Als Diuretika werden Substanzen bezeichnet, die an den Tubuluszellen der Niere unterschiedliche Transportmechanismen für Elektrolyte hemmen und damit eine Mehrausscheidung von Elektrolyten bewirken. Aufgrund der Wasserbindung von Elektrolyten resultiert daraus sekundär immer auch eine Mehrausscheidung von Flüssigkeit, eine Diurese [8]. Die gebräuchlichste Einteilung der Diuretika orientiert sich an den unterschiedlichen Wirkorten der Substanzen innerhalb des Nephrons (Abb. 1.1). Unterschieden werden dabei in der Reihenfolge ihres Angriffspunktes am Tubulus:

- *Carboanhydrase-Hemmstoffe,* die am proximalen Tubulus wirken
- *Schleifendiuretika,* die am aufsteigenden dicken Ast der Henleschen Schleife angreifen
- *Thiazide* und *Thiazid-Analoga,* die am frühdistalen Tubulus ihre Wirkung entfalten
- *Kaliumsparende Diuretika* mit Wirkort am spätdistalen Tubulus und kortikalen Sammelrohr. Innerhalb der kaliumsparenden Diuretika müssen die *Aldosteronantagonisten* abgegrenzt werden.

Eine strukturelle Gemeinsamkeit einiger Schleifen- und Thiaziddiuretika ist die Sulfonamidstruktur, die sich historisch aus dem Sulfanilamid ableiten lässt. Sulfanilamid wurde als Carboanhydrase-Hemmstoff der Niere als erster Vertreter dieser Stoffgruppe bereits 1949 zur Ödemtherapie eingesetzt [16]. Der einzige Vertreter dieser Diuretikaklasse, der auch heute noch bei der Glaukomtherapie zum Einsatz kommt, ist das Acetazolamid. Die unterschiedlichen Angriffspunkte der Substanzen an den jeweiligen Nephronsegmenten begründen die speziellen zellulären Wirkungsmechanismen der unterschiedlichen Diuretikaklassen. Allen Diuretika innerhalb einer Klasse ist gemeinsam, dass sie ihre Hauptwirkung an dem für die Klasse spezifischen Tubulusabschnitt des Nephrons entfalten und dort ein bestimmtes Ionentransportsystem an der luminalen (apikalen) Seite der Tubuluszelle hemmen. Die Hauptwirkung der Diuretika ist hierbei die Verminderung der Natriumrückresorption. Aufgrund der erwähnten strukturellen Gemeinsamkeiten können einige Diuretika an mehreren Nephronabschnitten wirken, allerdings ist diese Zweitwirkung nur von untergeordneter Bedeutung.

Den osmotischen Diuretika liegt hingegen ein anderes Wirkprinzip zugrunde. Bei diesen Substanzen handelt es sich um Nichtelektrolyte, die zwar glomerulär filtriert, aber in den Nierentubuli nicht resorbiert werden und eine schwache Natriurese induzieren. Osmodiuretika und Carboanhydrase-Hemmstoffe spielen bei der Hypertoniebehandlung praktisch keine Rolle und sollen hier deshalb nicht weiter erörtert werden.

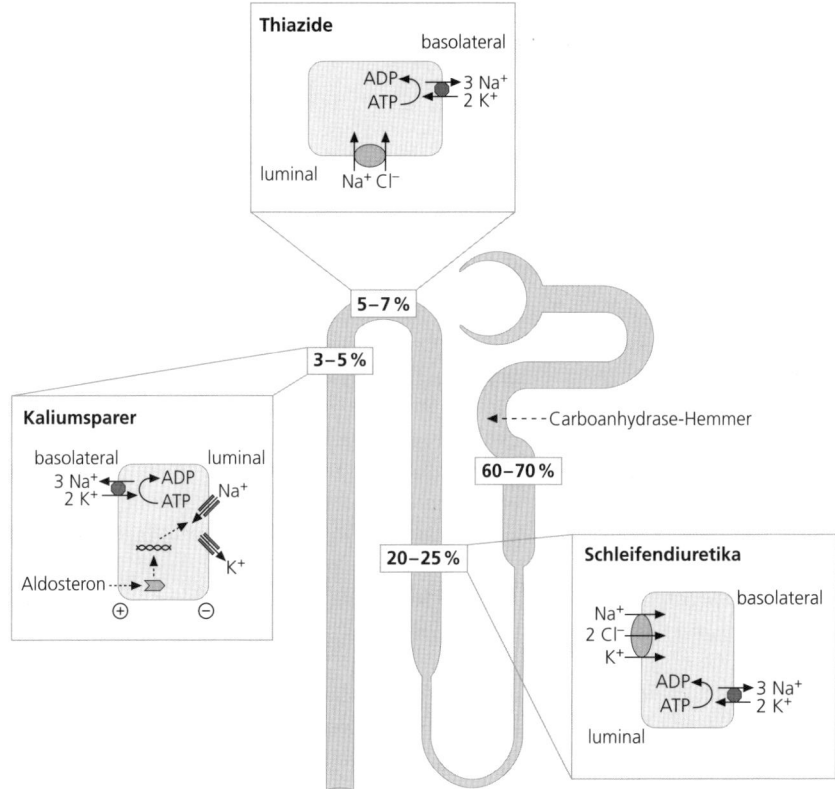

Abb. 1.1: Schematische Darstellung eines Nephrons und der in den einzelnen Abschnitten vorkommenden Transportsysteme: Durch den Na^+-K^+-$2Cl^-$-Cotransporter (NKCC2) wird Na^+ im aszendierenden dicken Teil der Henleschen Schleife seinem chemischen Gradienten folgend vom Lumen in die Zelle transportiert. Der Cotransporter wird durch Schleifendiuretika gehemmt. Im frühdistalen Tubulus wird Na^+ durch den Na^+-Cl^--Cotransporter (NCC) in die Zelle aufgenommen. Thiazide hemmen den NCC. Im spätdistalen Tubulus und kortikalen Sammelrohr vermittelt der epitheliale Na^+-Kanal (ENaC) eine elektrogene Na^+-Reabsorption. Die resultierende Lumen-negative Potenzialdifferenz führt zur luminalen K^+-Sekretion. Die treibende Kraft für diesen Mechanismus ist die Na^+-K^+-ATPase an der basolateralen Membran. Aldosteron stimuliert die Synthese und Aktivität von ENaC, die Diuretika Amilorid und Triamteren hemmen ENaC direkt an der luminalen Seite. Das Ausmaß der Na^+-Rückresorption in den einzelnen Abschnitten ist in Prozent der glomerulär filtrierten Na^+-Menge angegeben.

1.2 Pharmakokinetik

Allgemeine Hinweise

Die hohe Plasmaproteinbindung, die insbesondere bei den Schleifendiuretika sehr ausgeprägt ist, hält die Diuretika im Gefäßsystem zurück, so dass sie kaum glomerulär filtriert werden [2]. Relevante Wirkstoffkonzentrationen werden in der Tubulusflüssigkeit durch aktive Sekretion der Diuretika in das Tubuluslumen im proximalen Tubulus erzielt. Diuretika vermitteln ihre Wirkung von der luminalen Seite durch Hemmung der Ionentransportsysteme an der Zelloberfläche der Tubuluszelle. Aufgrund der aktiven Sekretion werden in der Tubulusflüssigkeit 20- bis 50fach höhere Konzentrationen der Diuretika als im Blut erreicht [7]. Die Schleifen- und Thiaziddiuretika werden über das Transportsystem für organische Säuren und die kaliumsparenden Diuretika Amilorid und Triamteren über den Transporter für organische Basen in das Lumen sezerniert [2]. Eine Ausnahme gilt für die Aldosteronantagonisten Spironolacton und Eplerenon, die in Analogie zu Aldosteron von der basolateralen Blutseite in die Zelle des kortikalen Sammelrohrs gelangen. Bei Niereninsuffizienz ist die aktive Sekretion der Diuretika im proximalen Tubulus eingeschränkt, so dass im Vergleich zum Nierengesunden wesentlich höhere Dosen der Diuretika notwendig sind, um effektive Wirkstoffkonzentrationen in der Tubulusflüssigkeit zu erzielen. Vor diesem Hintergrund wird auch verständlich, warum die Wirkung der Diuretika bei Niereninsuffizienz verzögert eintritt. Hinzu kommt, dass für die meisten Diuretika die Elimination über die Nieren von entscheidender Bedeutung ist und daher die Eliminationshalbwertszeit der Substanzen bei Niereninsuffizienz ansteigt. Dies wird dann klinisch bedeutsam, wenn der renal eliminierte Anteil über 50 % beträgt [4]. Die Bedeutung steigt mit Zunahme des renal eliminierten Anteils und mit zunehmender Niereninsuffizienz weiter an. Die Angaben zur Wirkdauer in den Tabellen 1.1 bis 1.3 (s. u.) beziehen sich auf die Diurese und Natriurese bei Patienten mit normaler Nierenfunktion bzw. Gesunden. Die klinische Wirkung der Blutdrucksenkung tritt erst mit zeitlicher Verzögerung ein. Die hierbei zugrunde liegenden Mechanismen werden im Zusammenhang mit den Wirkungsmechanismen (s. Abschnitt 1.4) und dem Einsatz der Diuretika bei der Therapie der arteriellen Hypertonie erörtert (s. Abschnitt 1.5).

1.2.1 Schleifendiuretika

Bei den Schleifendiuretika Furosemid und den Analogsubstanzen Bumetanid und Piretanid handelt es sich um Sulfonamidderivate. Im Gegensatz dazu leitet sich Torasemid vom Sulfonylharnstoff ab. Die früher eingesetzte Substanz Etacrynsäure – eine Phenoxyessigsäureverbindung – hat bei der Therapie der Hypertonie keine Bedeutung. Bis auf Torasemid, das überwiegend in der Leber metabolisiert und eliminiert wird, ist die Nierenfunktion für die meisten Schleifendiuretika von entscheidender Bedeutung für deren Elimination und Halbwertszeit.

Furosemid

Furosemid wird rasch aber unvollständig resorbiert. Die mittlere Bioverfügbarkeit nach oraler Anwendung beträgt 50 %, schwankt aber erheblich zwischen 10 und 100 % [2]. Die große Variabilität der Bioverfügbarkeit wird interindividuell und intraindividuell beobachtet. Die Resorption von Furosemid kann durch Nahrungsaufnahme und Stauung im oberen Gastrointestinaltrakt bei Herz- oder Niereninsuffizienz beeinträchtigt werden. Dies macht insgesamt eine Vorhersage der individuellen Bioverfügbarkeit von Furosemid sehr schwierig [2]. Maximale Plasmakonzentrationen werden bei oraler Applikation nach 60–120 min erreicht, die Wirkdauer beträgt 4–8 h. Bei intravenöser Verabreichung tritt die Wirkung bereits nach 2–15 min ein und hält etwa 2 h an. Furosemid wird zu 70 % renal eliminiert, wobei davon etwa die Hälfte nach Konjugation in der Niere als Glucuronid ausgeschieden wird. Die Halbwertszeit beträgt 1,5–2 h. Bei einer glomerulären Filtrationsrate von unter 10 ml/min kann die Halbwertszeit über 13 h betragen.

Bumetanid

Bumetanid wird nach oraler Gabe schnell und gut resorbiert und erreicht die maximale Plasmakonzentration bereits nach 1 h. Die Halbwertszeit der Substanz beträgt 1 h und die Wirkdauer ist kurz. Bumetanid wird nahezu unverändert zu 65 % renal eliminiert.

Piretanid

Piretanid wird nach oraler Gabe fast vollständig aus dem Gastrointestinaltrakt resorbiert, die Bioverfügbarkeit beträgt dabei etwa 90–100 %. Die Wirkung tritt nach oraler Gabe nach etwa 1 h ein, die Halbwertszeit beträgt 1,5 h. Die Substanz wird zu 50 % überwiegend unverändert renal ausgeschieden.

Torasemid

Im Gegensatz zu Furosemid ist die systemische Bioverfügbarkeit nach oraler Gabe von Torasemid mit 80–100 % sehr hoch und konstant. Die Wirkung setzt nach oraler Applikation nach 20 min ein. Torasemid wird ausgiebig in der Leber zu verschiedenen, teilweise wirksamen Metaboliten verstoffwechselt. Nur ca. 25 % der Substanz werden renal eliminiert. Die Halbwertszeit beträgt 3–4 h. Bei Niereninsuffizienz ist

Tab. 1.1: Pharmakologie der Schleifendiuretika.

Substanz	Diuretische Wirkung									
	Bioverfügbarkeit [%]	Max. Konzentration [h]	HWZ [h]	Plasma-Protein-bindung [%]	Beginn [min]	Maximum [h]	Dauer [h]	Dosen zur 24-h-Blutdrucksenkung	Metabolisierung Leber	Anteil der renalen Ausscheidung [%]
Bumetanid	80–100	1	1–1,5	95	15–30	1	4–6	2 (–3)*	ja	65
Furosemid	10–100 (50)	1	1	95	30	1–2	4–8	2 (–3)*	gering	70
Piretanid	90–100	1–2	1,5	90	60	2	4–6	1	gering	40-70
Torasemid	80–90	1–2	3–4	99	20	1–2	8	1	ja	25

* Einsatz nur bei Niereninsuffizienz, GFR < 40 ml/min

die Eliminationshalbwertszeit nicht wesentlich verändert, während sie bei Patienten mit Leberfunktionsstörungen bis auf 8 h verlängert sein kann.

Eine Zusammenfassung der pharmakokinetischen Daten der Schleifendiuretika findet sich in Tabelle 1.1.

1.2.2 Thiazide und Thiazid-Analoga

Die Thiazide wurden aus den Carboanhydrase-Hemmern entwickelt und besitzen wie diese die typische Sulfonamidstruktur. Der Prototyp für diese Substanzgruppe ist das Chlorothiazid, das heute aber nicht mehr eingesetzt wird. Von diesem klassischen Thiazid wurden diverse Abkömmlinge entwickelt, wobei zur Wirksteigerung häufig eine zweite Sulfonamidgruppe eingebaut wurde, so dass die Thiazide chemisch heterozyklische Sulfonamidderivate darstellen. Zu diesen als Benzothiadiazine bezeichneten Pharmaka gehören Bemetizid, Bendroflumethiazid und Hydrochlorothiazid.

Weitere Substanzen, die ein ähnliches Wirkprofil wie die Thiazide zeigen, aber eine andere chemische Grundstruktur aufweisen, werden als Thiazid-Analoga oder Thiazid-ähnliche Diuretika bezeichnet [16]. Zu diesen zählen Chlortalidon, Clopamid, Indapamid, Mefrusid, Metolazon und Xipamid.

Die wesentlichen Unterschiede zwischen den Thiaziden und den Thiazid-Analoga betreffen die Wirkdauer und die wirksamen Dosen.

Hydrochlorothiazid

Hydrochlorothiazid wird nach oraler Gabe zu 60–75 % aus dem Gastrointestinaltrakt resorbiert. Die diuretische Wirkung tritt innerhalb von 1–2 h ein und hält etwa 10–12 h an. Die Halbwertszeit beträgt 2,5 h, kann sich aber bei terminaler Niereninsuffizienz auf bis zu 20 h erhöhen, da die Ausscheidung zu über 95 % unverändert renal erfolgt.

Chlortalidon

Die Bioverfügbarkeit einer oralen Dosis von Chlortalidon beträgt ca. 65 %. Durch starke Bindung an die Carboanhydrase der Erythrozyten und die Plasmaproteinbindung von etwa 75 % liegt lediglich ein kleiner Teil von Chlortalidon frei vor. Die diuretische Wirkung tritt nach 2 h ein und kann 2–3 Tage anhalten. Die Halbwertszeit beträgt ca. 45 h. Chlortalidon wird zu 50 % renal ausgeschieden.

Indapamid

Die diuretische Wirkung von Indapamid tritt nach 1–2 h ein und hält bis zu 36 h an. Es wird bis zu 80 % an Plasmaproteine gebunden und zeigt eine starke Affinität zum Elastin der glatten Gefäßmuskulatur. Die Halbwertszeit beträgt 20 h. Indapamid wird zu 90 % in der Leber metabolisiert. Die Elimination der Metabolite erfolgt zu 70 % renal.

Tab. 1.2: Pharmakologie der Thiazide und Thiazid-Analoga.

Substanz	Diuretische Wirkung								
	Bioverfügbarkeit [%]	Max. Konzentration [h]	HWZ [h]	Plasma-Proteinbindung [%]	Beginn [min]	Maximum [h]	Dauer [h]	Metabolisierung Leber	Anteil der renalen Ausscheidung [%]
Bemetizid	70	3	8		30-180	6–8	24	ja	20
Bendroflumethiazid	100	2,5	2–5	95	60	4–8	12–24	ja	30
Hydrochlorothiazid	60–75	2–5	6–8	65	120	3–6	6–12	nein	95
Chlortalidon	65	3–6	44	75	120	4–24	24–72	ja	50
Clopamid	90	1,4	6–7	45	60	2–6	12–24	ja	40
Indapamid	90	1–2	15–18	75–80	60–120		34–36	ja	10
Mefrusid	100	2–3	7	65	120	4–12	20–24	ja	70
Metolazon	40–60	4–10	8–10	95	60	2	12–24	gering	80–95
Xipamid	75	2	7	99	45–120	3–4,5	12–24	ja	30–40

Xipamid

Xipamid wird fast vollständig resorbiert, die diuretische Wirkung tritt nach 1 h ein und hält für 12–24 h an. Die Halbwertszeit beträgt 7 h. Die Substanz wird zu 45 % renal eliminiert, wobei ca. 30–40 % unverändert ausgeschieden werden und der Rest nach Glukuronidierung als inaktiver Metabolit renal eliminiert wird.

Pharmakokinetische Daten zu weiteren Thiaziddiuretika und Thiazid-Analoga finden sich in Tabelle 1.2.

1.2.3 Kaliumsparende Diuretika

Zu den kaliumsparenden Diuretika gehören die Cycloamidin-Derivate Amilorid und Triamteren (Tab. 1.3) sowie die kompetitiven Aldosteronantagonisten Spironolacton und Eplerenon.

Tab. 1.3: Pharmakologie der kaliumsparenden Diuretika.

Substanz	Diuretische Wirkung								
	Bioverfügbarkeit [%]	Max. Konzentration [h]	HWZ [h]	Plasma-Proteinbindung [%]	Beginn [min]	Maximum [h]	Dauer [h]	Metabolisierung Leber	Anteil der renalen Ausscheidung [%]
Amilorid	50	3–4	6–9	40	120	6–10	24	nein	75
Triamteren	30–70	1,5–3	4–7	40–55	120–240	4–6	7–9	ja	20

Amilorid

Die orale Bioverfügbarkeit von Amilorid beträgt ca. 50 %. Die Wirkung setzt nach 2 h ein und hält bis zu 24 h an. Die Plasmaproteinbindung beträgt etwa 40 %, die Halbwertszeit liegt bei 6–9 h. Die renale Elimination der Substanz beträgt 75 %.

Triamteren

Die orale Bioverfügbarkeit von Triamteren liegt bei 50 %. Die Wirkung setzt nach 2–4 h ein und hält 7–9 h an, kann sich bei Leberzirrhose jedoch auf 2 Tage verlängern. Triamteren unterliegt einer komplexen Metabolisierung in der Leber, in der auch ein aktiver Hauptmetabolit gebildet wird. Dieser gelangt ebenfalls über die tubuläre Sekretion an seinen Wirkort im distalen Tubulus.

Spironolacton

Spironolacton wird nach oraler Gabe zu etwa 70 % resorbiert. Die Plasmaproteinbindung beträgt 98 %. Spironolacton wird zu 80 % in der Leber metabolisiert. Hierbei werden die Metabolite 7α-Thiomethylspironolacton (aktiver Hauptmetabolit), 6β-Hydroxy-7α-thiomethylspironolacton und weitere sulfoxidierte Metabolite gebildet. Der aktive Metabolit Canrenon entsteht zu 20 %. Die Elimination erfolgt zu ca. 50–60 % renal. Die Halbwertszeit von Spironolacton beträgt 1–2 h, die Halbwertszeit der teilweise aktiven Metabolite liegt zwischen 14 und 17 h. Maximale Plasmaspiegel werden nach 1–2 h erreicht. Die funktionelle Wirkung am Mineralokortikoidrezeptor tritt nach 2–4 h ein, erreicht nach 6–8 h ein Maximum und hält für 16–24 h an. Der klinische Wirkeintritt erfolgt bei kontinuierlicher Gabe nach 2–3 Tagen, kann aber auch erst nach 14 Tagen auftreten. Nach Absetzen von Spironolacton hält die Wirkung noch bis zu 72 h an.

Eplerenon

Die Bioverfügbarkeit von Eplerenon ist nicht bekannt. Die Plasmaproteinbindung beträgt etwa 50 % und die Halbwertszeit 3–5 h. Die Substanz wird über CYP3A4 in der Leber ohne die Bildung von aktiven Metaboliten verstoffwechselt. Die Elimination der Substanz einschließlich der Metaboliten erfolgt zu 65 % über die Niere.

1.3 Wirkungsmechanismen

1.3.1 Schleifendiuretika

Die Schleifendiuretika hemmen reversibel den Na^+-K^+-$2Cl^-$-Cotransporter (NKCC2) im dicken aufsteigenden Ast der Henleschen Schleife (s. Abb. 1.1). Über diesen Transporter werden unter physiologischen Bedingungen ca. 20–25 % des filtrierten Natriums rückresorbiert. Alle Schleifendiuretika sind aufgrund des gemeinsamen Wirkprinzips stark wirksame Diuretika (Abb. 1.2). Neben der Natriurese resultiert

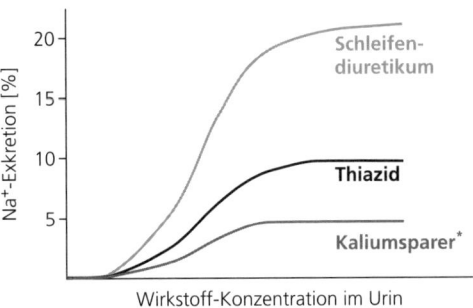

Abb. 1.2: Schematische Darstellung der Auswirkungen der Diuretika auf die Zunahme der Na⁺-Exkretion in Prozent des glomerulär filtrierten Na⁺. Die Na⁺-Ausscheidung ist dabei in Abhängigkeit von der Wirkstoffkonzentration des Diuretikums im Urin dargestellt.
*: Gilt nur für Amilorid und Triamteren und nicht für die Aldosteronantagonisten.

eine deutliche Zunahme der renalen Ausscheidung von K^+, Cl^-, Ca^{2+} und Mg^{2+}. In jedem Nephron wird die glomeruläre Filtrationsrate (GFR) an die Natriumkonzentration in der frühdistalen Tubulusflüssigkeit angepasst. Dieser als tubuloglomeruläres Feedback (TGF) bezeichnete Mechanismus wird durch die konzentrationsabhängige Natriumaufnahme in die Zellen der Macula densa über den NKCC2 vermittelt [23]. Eine erhöhte Natriumkonzentration im distalen Tubulus bewirkt normalerweise über die Aktivierung des TGF eine Abnahme der GFR und damit eine „Selbstlimitierung" der Natriumausscheidung [12]. Die gleichzeitige Hemmung des NKCC2 in der Macula densa unter Schleifendiuretika führt hingegen zur Deaktivierung des TGF, so dass trotz starker Zunahme der Natriurese und Natriumkonzentration im distalen Tubulus die GFR nicht vermindert wird [23]. Schleifendiuretika zeigen daher über einen relativ großen Dosis-Wirkungs-Bereich eine lineare Dosis-Wirkungs-Beziehung (s. Abb. 1.2) [12].

1.3.2 Thiazide und Thiazid-Analoga

Alle Thiaziddiuretika bzw. Thiazid-Analoga hemmen den NaCl-Cotransport (NCC) im frühdistalen Tubulus (s. Abb. 1.1). Über diesen Transporter werden unter physiologischen Bedingungen etwa 5–7 % des filtrierten Natriums rückresorbiert. Im Vergleich zu den Schleifendiuretika ist der diuretische Effekt aller Thiazide wesentlich schwächer, zudem setzt er später und langsamer ein (s. Abb. 1.2). Neben der Natriurese resultiert eine Zunahme der renalen Ausscheidung von K^+, Cl^- und Mg^{2+}. Im Gegensatz zu Schleifendiuretika sind Thiazide hypokalziurisch. Die Bedeutung des thiazidsensitiven NCC für die renale Elektrolytausscheidung wurde eindrucksvoll durch die molekulargenetische Aufklärung des Gitelman-Syndroms dokumentiert [14]. Dieses autosomal-rezessiv vererbte Syndrom wird durch Mutationen im NCC hervorgerufen und geht mit Hypokaliämie, metabolischer Alkalose, Hypomagnesiämie und Hypokalziurie einher. Die genannten Veränderungen entsprechen dem Muster, das unter chronischer Thiazidtherapie beobachtet wird. Die physiologischen Grundlagen der Hypokalziurie und der gesteigerten Magnesiumexkretion als Folge der genetischen NCC-Inaktivierung bzw. pharmakologischen Hemmung durch Thiazide sind bislang nicht vollständig aufgeklärt. Neuere Untersuchungen deuten darauf hin, dass die Hypokalziurie durch eine kompensatorisch gesteigerte passive Calciumresorption im proximalen Tubulus vermittelt wird [15]. Im Gegensatz dazu kann der gesteigerte renale Magnesiumverlust über eine verminderte Expression des epithelialen Magnesiumkanals Trpm6 im distalen Tubulus während chronischer Inhibition des NCC erklärt werden [15].

Die Thiazide bewirken aufgrund ihrer strukturellen Verwandtschaft zu den Carboanhydrase-Hemmern als Nebenwirkung eine zusätzliche Hemmung der Carboanhydrase im proximalen Tubulus [12]. Die damit verbundene proximale Hemmung der Natriumrückresorption wird für die Aktivierung des TGF im distalen Tubulus verantwortlich gemacht. Dadurch kommt es unter kurzfristiger Anwendung von Thiaziden zu einer Zunahme der Natriumkonzentration schon im frühdistalen Tubulus, welche dann über die Macula densa einen Abfall der GFR induziert. Im Gegensatz dazu kann die Hauptwirkung der Thiazide auf die Natriumrückresorption über die Hemmung des NCC im distalen Tubulus nicht für eine Aktivierung des TGF verantwortlich sein, da dieser Wirkort distal der Macula densa – weiter „stromabwärts" – im Nephron liegt [12, 23].

In der Vergangenheit wurden für verschiedene Thiazide pharmakologische Besonderheiten und zusätzliche Wirkungsmechanismen diskutiert, die sie von den beschriebenen klassischen Wirkungen der Substanzklasse abgrenzen sollten. So wurde für Xipamid und einige andere Thiazide postuliert, dass sie die GFR nicht beeinträchtigen und noch bis zur fortgeschrittenen Niereninsuffizienz wirksam sind. In neueren Untersuchungen konnte jedoch gezeigt werden, dass Xipamid ebenfalls passager die GFR senkt, wie es für alle Thiazide typisch ist [12]. Auch die Annahme, dass Xipamid seinen Wirkort von der Blutseite erreiche und damit in seiner Effektivität von der GFR des Patienten unabhängig sei, wurde durch aktuelle Untersuchungen widerlegt [12]. Vor diesem Hintergrund kann davon ausgegangen werden, dass sich Thiazide in ihrer Hauptwirkung am Nephron nicht wesentlich voneinander unterscheiden und dass die Unterschiede in erster Linie pharmakokinetische Parameter betreffen. Die Thiazide können daher nach ihrer Wirkdauer auch in kurz, mittel und lang wirksame Diuretika eingeteilt werden.

1.3.3 Kaliumsparende Diuretika

Schleifendiuretika und Thiazide führen zu einer gesteigerten Exkretion von Na^+, K^+ und Cl^-. Diuretika, die neben der vermehrten Exkretion von NaCl die K^+-Ausscheidung vermindern, werden als kaliumsparende Diuretika bezeichnet. Die Zielstruktur der kaliumsparenden Diuretika ist der Amilorid-sensitive epitheliale Natriumkanal (ENaC) im spätdistalen Tubulus (am Verbindungstubulus) und im Anfangsteil des Sammelrohrs im Nierenkortex (s. Abb. 1.1) [16]. Über diesen Kanal werden unter physiologischen Bedingungen nur noch 3–5 % des filtrierten Natriums rückresorbiert. Im Vergleich zu den Schleifendiuretika und Thiaziden haben die kaliumsparenden Diuretika daher eine geringe Potenz (s. Abb. 1.2). Im Unterschied zu NKCC2 und NCC an der Henleschen Schleife bzw. im distalen Tubulus induziert ENaC eine elektrogene Na^+-Aufnahme vom Lumen in die Zelle (s. Abb. 1.1). Die resultierende Lumen-negative Potenzialdifferenz führt zur luminalen Kaliumsekretion über Kaliumkanäle. Die treibende Kraft für diesen Mechanismus liefert die an der basolateralen Seite lokalisierte Na^+-K^+-ATPase [16]. Aus der Hemmung der ENaC-vermittelten Natriumresorption mit kaliumsparenden Diuretika resultiert somit zusätzlich eine verminderte Kaliumausscheidung. Die Anpassung der Kaliumsekretion in diesem Abschnitt des Nephrons spielt eine entscheidende Rolle für die Regulation des Gesamtkörperkaliums und der Kaliumkonzentration im Plasma. Amilorid und Triamteren vermitteln eine direkte Hemmung des ENaC an der luminalen Seite. Die Aktivität und Expression des Kanals wird wesentlich durch das Mineralokortikoid Aldosteron stimuliert, welches von der Blutseite in die Zelle aufgenommen wird. Aldosteron-Rezeptorantagonisten hemmen kompetitiv die Bindung von Aldosteron an seinen zytoplasmatischen Rezeptor und vermindern dadurch indirekt die Natriumresorption und Kaliumsekretion. In Analogie zum Aldosteron wirken die Aldosteronantagonisten ebenfalls von der Blutseite.

1.4 Wirkungen und Nebenwirkungen

1.4.1 Schleifendiuretika und Thiazide

Nach Verabreichung einer Einzeldosis eines Schleifendiuretikums setzt der diuretische Effekt schnell ein, hält jedoch nur relativ kurz an (Abb. 1.3). Nach Abklingen der diuretischen Wirkung fällt die Natrium- und Harnausscheidung unter den Kontrollwert, was als postdiuretische Retention bezeichnet wird (Rebound-Phänomen) und auf die Aktivierung von Gegenregulationsmechanismen mit verstärkter Natriumrückresorption im proximalen Tubulus zurückzuführen ist. Obwohl man davon ausgeht, dass das Rebound-Phänomen u.a. durch Aktivierung des Sympathikus und des Renin-Angiotensin-Aldosteron-Systems (RAAS) induziert wird, kann eine pharmakologische Inhibition dieser neurohumoralen Aktivierung mit Alpha-Blockern und/oder ACE-Hemmern das Rebound-Phänomen nicht verhindern [2]. Das Ausmaß der Anti-

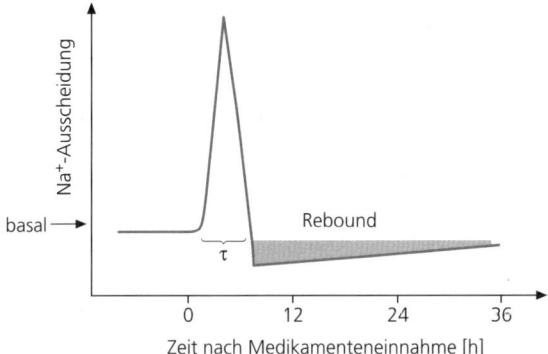

Abb. 1.3: Rebound-Effekt eines Schleifendiuretikums. Im Anschluss an die therapeutisch erwünschte gesteigerte Na^+-Ausscheidung während der Wirkdauer des Medikaments (τ) kommt es aufgrund von Gegenregulationsmechanismen zu einem vorübergehenden Abfall der Na^+- und Harnausscheidung unter die Werte vor der Medikation.

natriurese wird in erster Linie durch die Wirkdauer des Diuretikums, die Nierenfunktion und die Kochsalzaufnahme beeinflusst. Aufgrund der wesentlich längeren Wirkdauer ist das Rebound-Phänomen bei den Thiaziddiuretika von geringerer Bedeutung. Die GFR kann bei kurzfristiger Anwendung aller Thiazide typischerweise abnehmen. Dieser Abfall ist jedoch in der Langzeittherapie wieder rückläufig, da es aufgrund einer Umverteilung der Natriumrückresorption im Nephron zugunsten einer gesteigerten Resorption im proximalen Tubulus wieder zu einer Abnahme des Na^+-Angebots an der Macula densa kommt. Damit bleibt der Stimulus für die Aktivierung des TGF aus [12].

Die häufigsten *unerwünschten Wirkungen* der Schleifen- und Thiaziddiuretika ergeben sich aus ihren pharmakodynamischen Wirkungen auf den Volumen- und Elektrolythaushalt und sind dosisabhängig [6]. Typische und häufige Diuretika-induzierte Nebenwirkungen sind Mundtrockenheit und Wadenkrämpfe (Hypomagnesiämie). Gefährlich ist die Hypokaliämie aufgrund der Gefahr von Herzrhythmusstörungen (Cave: Digitalistherapie). Insbesondere bei älteren Menschen kann es unter einer hoch dosierten Langzeittherapie zu Hyponatriämie, Hypovolämie, Orthostasesymptomen bis hin zu Kreislaufkollaps und akutem Nierenversagen kommen. Thromboembolische Ereignisse auf dem Boden einer Hämokonzentration stellen weitere Komplikationen dar.

Eine wichtige unerwünschte metabolische Nebenwirkung betrifft die Einschränkung der Glucosetoleranz bzw. die diabetogene Wirkung, die mit der Hypokaliämie assoziiert ist, sowie Störungen im Lipidstoffwechsel. Häufig kommt es zu einem Anstieg der Harnsäure durch Kompetition um den Transporter am proximalen Tubulus, was die Auslösung eines Gichtanfalls bei prädisponierten Patienten bewirken kann. Potenzstörungen beim Mann werden häufig berichtet und können die Compliance beeinträchtigen.

Ein wesentlicher Unterschied zwischen Schleifendiuretika und Thiaziden ergibt sich aus der differenziellen Regulation der Calciumausscheidung, welche durch Schleifendiuretika gesteigert und durch Thiazide reduziert wird (Tab. 1.4). Unter Thiaziddiuretika kann es somit zu einer Hyperkalzämie, unter Schleifendiuretika zu einer Hypokalzämie kommen. Überempfindlichkeitsreaktionen wie Juckreiz, Hautausschläge und Photosensibilisierung (Cave: Sonnenexposition) treten selten auf und betreffen in erster Linie die Schleifendiuretika und die Mehrzahl der Thiazide, die eine Sulfonamidstruktur aufweisen. Unter den Schleifendiuretika kann es zusätzlich bei der Gabe von besonders hohen Dosen zu einer meist reversiblen Hörschädigung kommen. Bei vorgeschädigtem Innenohr oder Koadministration anderer ototoxischer Substanzen (z. B. Aminoglykoside) und durch Akkumulation bei Niereninsuffizienz ist die Ototoxizität erhöht und es können irreversible Schäden eintreten.

Tab. 1.4: Nebenwirkungen und besondere Hinweise für die Diuretikatherapie.

Thiazide und Schleifendiuretika

- Hypovolämie (Orthostase, Thromboseneigung)
- Hypokaliämie (vermeidbar durch Kombination mit Kaliumsparern, Kaliumsubstitution oder salzarmer Diät)
- Hyponatriämie
- Hypomagnesiämie
- Hyperurikämie (therapiebedürftig nur bei manifester Gicht)
- Bei Dosisüberschreitung verminderte Glucosetoleranz und Anstieg der Serumlipide
- Obligate Reninstimulation, wird neutralisiert durch Kombination mit ACE-Hemmern, AT_1-Antagonisten oder Betablockern
- Impotenz
- Allergische Reaktionen v. a. bei den Substanzen mit Sulfonamidgruppe
- Eine kochsalzarme Diät kann die Diuretikatherapie ersetzen oder eine Dosisreduktion ermöglichen
- Ein erhöhtes Nierenzellkarzinomrisiko nach langer Anwendung v. a. bei Frauen wird kontrovers diskutiert

Allgemeine Gegenanzeigen

- Schwangerschaft, Stillzeit
- Alle Diuretika sollten bei Patienten unter Lithiumtherapie vermieden werden
- Salzverlustsyndrome
- Starke Interferenz mit nichtsteroidalen Antirheumatika (NSAR): Reduktion des antihypertensiven Effekts

Thiazide und Thiazid-Analoga

- Hyperkalzämie, Hypokalziurie (indiziert bei calciumhaltigen Nierensteinen)
- Xipamid: ausgeprägte Elektrolytstörungen, Hyponatriämie bei älteren Patienten in Kombination mit Schleifendiuretika

Schleifendiuretika

- Im Gegensatz zu Thiaziddiuretika kommt es zum Calciumverlust
- Ototoxizität in hoher Dosis und Kombination mit anderen ototoxischen Substanzen

Kaliumsparende Diuretika
Triamteren/Amilorid

Gefahr der Hyperkaliämie bei:
- Niereninsuffizienz, Serumkreatinin > 1,5 mg/dl (133 µmol/l)
- älteren Patienten
- Kombination mit ACE-Hemmer oder AT_1-Antagonist
- metabolischer Azidose

Amilorid in Kombination mit Thiazid:
- Ausgeprägte Hyponatriämie bei älteren Patienten beschrieben

Triamteren:
- In Kombination mit Indometacin kann es zu einem akuten Nierenversagen kommen
- Kontraindiziert bei Patienten mit Urolithiasis
- Blutbildveränderungen bis zur Panzytopenie, komplexe Metabolisierung in der Leber

Aldosteronantagonisten

Spironolacton dosisabhängig (v. a. > 100 mg/d):
- Stimmveränderungen
- Bei Männern: Gynäkomastie, Potenzstörungen
- Bei Frauen: Regelstörungen

Eplerenon ist besser verträglich.

1.4.2 Kaliumsparende Diuretika

Die wesentliche Wirkung der kaliumsparenden Diuretika bei der Therapie der Hypertonie ist die Vermeidung einer Hypokaliämie unter der Therapie mit Thiaziden [6]. Die Substanzen werden infolgedessen in Kombination mit Thiaziddiuretika eingesetzt.

Die wichtigste *unerwünschte Wirkung* ist die Hyperkaliämie, die in der Regel nur bei Niereninsuffizienz auftritt. Da die Gefahr einer Hyperkaliämie bei eingeschränkter Nierenfunktion steigt, sollten kaliumsparende Diuretika in der Regel nur bis zu einer Serumkreatininkonzentration von 1,5 mg/dl (GFR > 50 ml/min) eingesetzt werden. Die Kombination von kaliumsparenden Diuretika mit Schleifendiuretika ist bei der Behandlung der arteriellen Hypertonie vor diesem Hintergrund von geringer praktischer Bedeutung, da Schleifendiuretika erst bei eingeschränkter Nierenfunktion ab einer Serumkreatininkonzentration von 2 mg/dl zum Einsatz kommen. Weiterhin gilt die Kombination zwischen kaliumsparenden Diuretika und ACE-Hemmern oder AT_1-Antagonisten wegen des erhöhten Hyperkaliämierisikos als kontraindiziert. Eine Ausnahme ergibt sich bei dem Einsatz der Aldosteronantagonisten Spironolacton und Eplerenon bei der Therapie der chronischen systolischen Herzinsuffizienz in niedriger Dosierung bis max. 50 mg [17, 18]. Hier können die Substanzen bis zu einer Serumkreatininkonzentration von 2,5 mg/dl und in Kombination mit ACE-Hemmern oder AT_1-Antagonisten eingesetzt werden, vorausgesetzt, die Serumkaliumkonzentration liegt unter 5,0 mmol/l vor Behandlungsbeginn. Triamteren kann bei bestehendem Folsäuremangel eine Megaloblastenanämie induzieren, außerdem sind Blutbildveränderungen bis hin zur Panzytopenie beschrieben. Die Nebenwirkungsrate unter Therapie mit Spironolacton ist mit 20 % hoch. Neben den Elektrolytstörungen kann Spironolacton dosisabhängig bei Männern eine z. T. irreversible Gynäkomastie und Impotenz verursachen. Bei Frauen treten Hirsutismus, Mastodynie, Amenorrhoe und Zwischenblutungen auf. Es können sich – teilweise irreversible – Stimmveränderungen entwickeln. Die Verträglichkeit der neueren Substanz Eplerenon, die bislang jedoch nur für die Behandlung der Herzinsuffizienz nach Myokardinfarkt zugelassen ist, ist wesentlich besser.

Die wichtigen unerwünschten Nebenwirkungen der Diuretika sind in Tabelle 1.4 zusammengefasst.

1.5 Einsatz bei arterieller Hypertonie

Die Diuretika gehören zu den fünf Substanzklassen, mit denen die Pharmakotherapie der arteriellen Hypertonie eingeleitet werden kann [5]. Die Niere spielt eine ganz wesentliche Rolle bei der Entwicklung und Aufrechterhaltung der arteriellen Hypertonie. So kommt es bei der etablierten Hypertonie zu einer Rechtsverschiebung der Druck-Natriurese-Beziehung zu höheren Drücken. Es müssen demnach höhere Drücke aufgewendet werden, um eine dem normotonen Zustand entsprechende Menge an Natrium auszuscheiden [13]. Jüngere molekulargenetische Untersuchungen bei familiären Hypertonieformen bestätigen zudem die herausragende Bedeutung

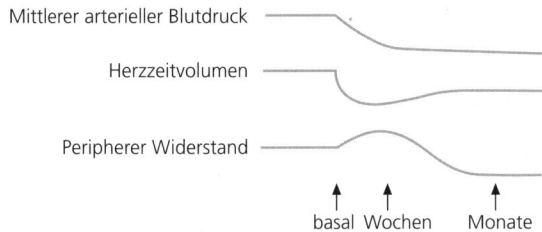

Mittlerer arterieller Blutdruck

Herzzeitvolumen

Peripherer Widerstand

basal Wochen   Monate

Abb. 1.4:   Effekte der antihypertensiven Therapie mit Diuretika auf den mittleren arteriellen Blutdruck, das Herzzeitvolumen und den peripheren Widerstand im Zeitverlauf.

der Niere für die Hypertonieentwicklung und lassen eine ähnliche Bedeutung der Niere bei der Entstehung der primären Hypertonie vermuten [14]. Außerdem kann eine angeborene reduzierte Nephronzahl, und damit eine Abnahme der gesamten glomerulären Filtrationsfläche, bei der Ätiopathogenese der primären Hypertonie beteiligt sein [11]. Bei der Therapie der unkomplizierten Hypertonie kommt es nicht darauf an, eine starke Diurese und Natriurese zu induzieren. Vielmehr ist es von Bedeutung, die diskrete Störung der Kochsalzhomöostase zu behandeln und langfristig den peripheren Widerstand und damit den Blutdruck zu senken (Abb. 1.4). Aus diesem Grund werden hypertensive Patienten mit normaler bis leicht eingeschränkter Nierenfunktion in erster Linie mit lang wirksamen Thiaziden behandelt [10].

Aufgrund ihrer kurzen Wirkdauer und des in Abbildung 1.3 dargestellten Wirkprofils mit Rebound-Phänomen sind die Schleifendiuretika, insbesondere die sehr kurz wirksamen Substanzen Furosemid und Bumetanid, zur Behandlung der Hypertonie bei Patienten mit normaler Nierenfunktion nicht geeignet. Hinzu kommt, dass Furosemid aufgrund seiner variablen Bioverfügbarkeit [2] keine gezielte niedrig dosierte Therapie erlaubt, wie es bei der Therapie der Hypertonie bei Patienten mit normaler Nierenfunktion notwendig wäre.

Bei der Behandlung der Hypertonie mit Thiaziden kommt es nur initial zu einer Abnahme des Herzzeitvolumens. Der periphere Widerstand kann aufgrund der Gegenregulation mit Aktivierung des Sympathikus und des RAAS vorübergehend ansteigen. Unter Langzeittherapie kommt es dann aber zu der erwünschten Abnahme des peripheren Widerstands (s. Abb. 1.4). Als Ursache für die Vasodilatation bzw. die Abnahme des peripheren Widerstands unter chronischer Diuretikatherapie wird u. a. eine reduzierte Ansprechbarkeit der glatten Gefäßmuskelzellen auf Vasokonstriktoren (z. B. Noradrenalin, Angiotensin II) diskutiert [2].

Obwohl ein über 24 Stunden wirksames Schleifendiuretikum nicht zur Verfügung steht [2], haben kontrollierte Studien ergeben, dass mit den Schleifendiuretika Torasemid und Piretanid die arterielle Hypertonie auch bei Patienten mit normaler oder leicht eingeschränkter Nierenfunktion behandelt werden kann [1, 22]. Dies wird dadurch ermöglicht, dass die hohe und konstante Bioverfügbarkeit der Substanzen eine niedrig dosierte Therapie erlaubt, die vermutlich eine aus hämodynamischer Sicht den Thiaziden vergleichbare Wirkung erzielt. Außerdem gibt es Hinweise dafür, dass Torasemid und Piretanid die Funktion der glatten Muskelzellen in der Gefäßwand beeinflussen und dadurch direkte vasodilatierende Effekte im Gefäßbett induzieren können. Für das Thiazid-Analogon Indapamid wird ebenfalls ein direkter vasodilatierender Effekt bei niedriger Dosis angenommen [16]. Ob diese vaskulären Mechanismen in entscheidender Weise und unabhängig von der renalen Wirkung zur Blutdrucksenkung beitragen, ist bislang nicht geklärt.

Neben diesen pathophysiologischen und pharmakologischen Überlegungen ist der Einsatz der Thiaziddiuretika bei der Therapie der Hypertonie durch zahlreiche Interventionsstudien als sinnvoll im Sinne einer Prognoseverbesserung gesichert (Evidenzgrad A) [3, 5, 9, 20]. Die Therapie mit niedrig dosierten Thiaziddiuretika führte bei Patienten mit Bluthochdruck zu einer signifikanten Abnahme der kardio- und zerebrovaskulären Morbidität und Mortalität. Nebenwirkungen wie z. B. verminderte Glucosetoleranz spielen mit den heute verwendeten niedrigen Tagesdosen (12,5– 25 mg Hydrochlorothiazid) eine geringe Rolle. In der Monotherapie sind Thiazide in niedriger Dosierung insbesondere bei älteren Patienten, bei denen eher eine salzsensitive Hypertonie vorliegt, gut wirksam. Darüber hinaus haben Diuretika eine überragende Bedeutung bei der Kombinationstherapie der arteriellen Hypertonie.

Zwingende Kontraindikationen gegen Diuretika sind ausgesprochen selten. Eine symptomatische Gicht kann zwar bei Diuretikatherapie und Harnsäureanstieg exazerbieren. Diese Patienten erhalten jedoch in der Regel ohnehin eine harnsäuresenkende Therapie. Ein Diuretikum ist dann bei gegebener Indikation keineswegs kontraindiziert. Ein erhöhtes Nierenzellkarzinomrisiko (v. a. bei Frauen) wird kontrovers diskutiert.

Die *Kombinationstherapie* mit zwei oder mehreren Antihypertensiva ist generell indiziert, wenn mit einer Monotherapie der Zielblutdruck (< 140/90 bzw. 130/80 mmHg bei Hochrisikopatienten) nicht eingestellt werden kann. Bei Patienten mit schwerer Hypertonie (Schweregrad 2–3) und/oder Endorganschäden ist in der Regel eine Kombinationstherapie aus drei oder mehr Medikamenten nötig, um eine zufrieden stellende Blutdruckeinstellung zu erreichen. Diese Befunde berücksichtigen auch die aktuellen Leitlinien zur Hypertoniebehandlung durch die Empfehlung einer initialen Kombinationstherapie unter Beteiligung eines Diuretikums [5]. Hinsichtlich der initialen niedrig dosierten Kombinationstherapie liegen evidenzbasierte Daten für die Kombination eines Thiaziddiuretikums plus ACE-Hemmer bzw. plus Betablocker vor. Aufgrund der Gefahr einer orthostatischen Hypotonie ist jedoch bei Behandlungsbeginn mit einer Kombinationstherapie vor allem bei älteren Patienten, autonomer Dysfunktion und Diabetikern besondere Vorsicht geboten.

Bei Patienten ohne höhergradige Einschränkung der Nierenfunktion sollte ein Thiaziddiuretikum in niedriger Dosierung aus folgenden Gründen als Kombinationspartner bevorzugt werden:

- Für Diuretika liegen überzeugende Daten hinsichtlich der Mortalitätsreduktion aus Interventionsstudien vor.
- Diuretika haben in Kombination mit fast allen Substanzklassen einen synergistischen antihypertensiven Effekt (nur für die Kombination mit einem Calciumantagonisten ist dieser Effekt weniger ausgeprägt, so dass Calciumantagonisten aus diesem Grund primär mit einem ACE-Hemmer oder Betablocker kombiniert werden sollen).

- Dieser Effekt ist schon bei niedriger Dosis nachweisbar (z. B. 12,5–25 mg Hydrochlorothiazid bzw. eine entsprechende Äquivalenzdosis einer anderen Substanz).
- In der niedrigen Dosierung von 12,5–25 mg Hydrochlorothiazid kommt es in Kombination mit einem ACE-Hemmer oder AT_1-Antagonisten bei insgesamt guter Verträglichkeit zu keinen signifikanten Veränderungen im Glucosestoffwechsel.
- Die potenziell unerwünschten Effekte der diuretikainduzierten Reninstimulation können durch Kombination mit einem ACE-Hemmer bzw. AT_1-Antagonisten oder Betablocker (Hemmung der Reninsekretion) ausgeglichen bzw. abgeschwächt werden (Abb. 1.5).
- Präparate mit entsprechenden Fixkombinationen sind verfügbar.
- Die Therapie ist kostengünstig.

Demnach haben Thiaziddiuretika in niedriger Dosierung in der Kombinationstherapie ein ideales Medikamentenprofil. Zahlreiche klinische Studien haben die besondere prognostische Bedeutung der Diuretika in niedriger Dosis bis zu einer maximalen Konzentration des Serumkreatinins von 2 mg/dl (180 µmol/l) bzw. einer GFR von mindestens 40 ml/min belegt. Bei Patienten mit höhergradiger Einschränkung der Nierenfunktion müssen aufgrund des Wirkverlusts der Thiazide Schleifendiuretika (am ehesten die relativ lang wirksamen Schleifendiuretika Piretanid oder Torasemid) eingesetzt werden. Wichtig ist, dass der Kaliumspiegel unter der Therapie nicht abfällt, damit das Arrhythmierisiko nicht erhöht wird [21]. Eine Hypokaliämie kann effektiv und kostengünstig durch eine Kombinationstherapie mit einem kaliumsparenden Diuretikum verhindert werden. Hier empfiehlt sich aufgrund des pharmakologischen Profils der Einsatz von Amilorid. Der Einsatz eines kaliumsparenden Diuretikums ist immer dann indiziert, wenn zu Beginn der Therapie die Ausgangskonzentration des Serumkaliums im niedrigen Normalbereich ($< 4,0$ mmol/l) liegt oder wenn sich eine Hypokaliämie unter der Therapie mit einem Thiazid entwickelt. Wegen der Gefahr der Hyperkaliämie sollen diese Diuretika nur bis zu einem Serumkreatinin von 1,5 mg/dl (133 µmol/l) verordnet und nicht mit ACE-Hemmern oder AT_1-Antagonisten kombiniert werden. Hiervon ausgenommen ist der Einsatz der

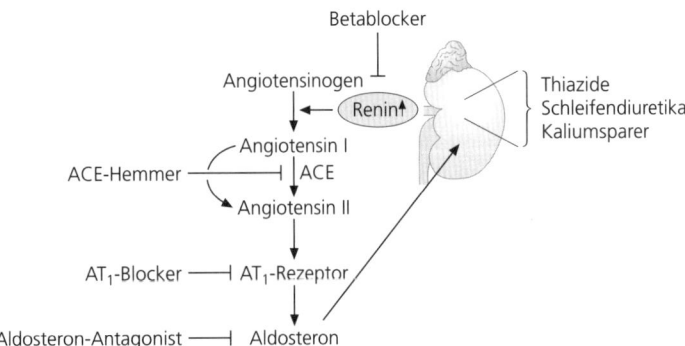

Abb. 1.5: Ausgleich der Diuretika-induzierten Reninstimulation und Aktivierung des Renin-Angiotensin-Aldosteron-Systems (RAAS) durch die Kombinationstherapie mit Antihypertensiva.

Tab.1.5: Therapie der arteriellen Hypertonie mit Diuretika – Substanzen und Dosierungen.

Substanz	Handelsnamen (Auswahl)	Dosierung Orale Gesamttagesdosis für die Dauertherapie (Anzahl der notwendigen Einzelgaben pro Tag)
Thiazide und Thiazid-Analoga		
Chlortalidon	Hygroton® u.a. Generika	12,5–25 mg (1)
Hydrochlorothiazid (HCT)	Esidrix®, Disalunil®, diu-melusin u.a. Generika	12,5–25 mg (1)
Indapamid	Natrilix® SR u.a. Generika	1,5–2,5 mg (1)
Metolazon*	Metolazon Galepharm®	2,5–5 mg (1)
Xipamid	Aquaphor® u.a. Generika	10–40 mg (1)
Schleifendiuretika		
Bumetanid	Burinex®	0,5–5 mg (2)
Furosemid	Lasix® u.a. Generika	20–80 mg (2)
Piretanid	Arelix®, Arelix® RR 6-Retard	3–12 mg (1)
Torasemid	Torem®, Unat® RR u.a. Generika	2,5–5 mg (1)
Aldosteronantagonisten		
Spironolacton	Aldactone® u.a. Generika	50–100 mg (1)
Eplerenon**	Inspra®	50–200 mg (1)
Kombinationspräparate u.a.		
Bemetizid + Triamteren	dehydro sanol tri®, diucomb®	5/10 mg + 10/20 mg
Bendroflumethiazid + Amilorid	Tensoflux®	2,5 mg + 5 mg
Furosemid + Amilorid	Diaphal®	40 mg + 5 mg
Furosemid + Triamteren	Hydrotrix®	15 mg ret. + 25 mg
Furosemid + Spironolacton	duraspiron®, Osyrol®, Furo Aldopur® u.a.	20 mg + 50/100 mg
HCT + Amilorid	Moduretik mite®, Amiloretik®,u.a.	25/50 mg + 2,5/5 mg
HCT + Triamteren	Dytide® H, Triampur® compositum®, Diuretikum Verla® u.a.	12,5/25 mg + 25/50 mg
HCT + Spironolacton	Spironothiazid®	50 mg + 50 mg
Xipamid + Triamteren	Neotri®	5/10 mg + 15/30 mg
Primäre Kombinationstherapie		
HCT + Bisoprolol	Concor®, Fondril®, Bisoplus STADA® u.a.	5/10 mg + 12,5/25 mg
Indapamid + Perindopril	COVERSUM® COMBI, Preterax®, BiPreterax®	0,625/1,25 mg + 2/4 mg

*: Nur in der Schweiz zugelassen.
**: Eplerenon: In Deutschland derzeit nur für die Therapie der Herzinsuffizienz zusätzlich zur Standardtherapie (+ Betablocker) bei Patienten nach Myokardinfarkt zugelassen.

Aldosteronantagonisten in Kombination mit diesen Substanzen bei schwerer systolischer Herzinsuffizienz bis zu einem Serumkreatinin von 2,5 mg/dl (220 µmol/l). Generell müssen vor der Auswahl der Diuretika und während der Therapie die Nierenfunktion und die Elektrolyte beurteilt bzw. überwacht werden. Eine fehlende oder gemessen an der Nierenfunktion unterdosierte Diuretikatherapie ist ein häufiger Grund für eine schlechte Blutdruckeinstellung. Wirkt eine antihypertensive Zweierkombination nicht ausreichend, können Dreifachkombinationen oder anschließend Vierfachkombinationen – immer unter Einsatz eines Diuretikums – angewandt werden.

Substanzbeispiele und gebräuchliche Diuretikadosierungen bei der Therapie der arteriellen Hypertonie sind in Tabelle 1.5 aufgeführt.

1.6 Besondere Patientengruppen

Diuretika werden als idealer Kombinationspartner bei fast allen Patienten eingesetzt, die mit einer Kombinationstherapie behandelt werden müssen. Aus pathophysiologischer Sicht sind Diuretika besonders geeignet bei Patienten mit salzsensitiver Hypertonie wie bei älteren Patienten und bei Diabetikern in Kombination mit ACE-Hemmern oder AT_1-Antagonisten, bei systolischer Herzinsuffizienz und Niereninsuffizienz (Schleifendiuretika). Bei Patienten mit einem Schlaganfall oder einer transitorisch ischämischen Attacke in der Vorgeschichte konnte die zerebrovaskuläre und kardiovaskuläre Morbidität und Mortalität durch Kombinationsbehandlung mit einem Thiaziddiuretikum (Indapamid) und dem ACE-Hemmer Perindopril signifikant reduziert werden [19]. Beim Hyperaldosteronismus als häufige Ursache einer endokrinen sekundären Hypertonie bietet sich eine kausale pharmakologische Behandlung mit Aldosteronantagonisten an. Hierbei wird in Zukunft der Einsatz von Eplerenon aufgrund der besseren Verträglichkeit gegenüber Spironolacton von Vorteil sein. Bei Patienten mit metabolischem Syndrom und Diabetes mellitus Typ 2 sollte beim Fehlen zwingender kardialer Indikationen die Kombination eines Diuretikums mit einem Betablocker wegen des ungünstigen metabolischen Profils dieser Kombination im Rahmen der Zweifachkombinationsbehandlung vermieden werden.

In der Schwangerschaft sollen Diuretika wegen der möglichen Beeinträchtigung der uteroplazentaren Perfusion durch zusätzliche Plasmavolumenreduktion nicht eingesetzt werden. Bei Frauen mit einer mittelschweren und schweren Hypertonie, die bereits eine ausreichende Zeit vor Eintritt einer Schwangerschaft (> 3 Monate) effektiv mit einem Thiaziddiuretikum eingestellt worden sind, kann eine Fortsetzung der Therapie erwogen werden. In der Stillzeit sollen Diuretika ebenfalls vermieden werden [5].

1.7 Interaktionen

Nach einer diuretischen Vorbehandlung kann es nach Hinzugabe eines ACE-Hemmers oder AT_1-Antagonisten zu einem überschießenden Blutdruckabfall bis hin zum Kreislaufversagen kommen. Die antihypertensive Wirkung der Diuretika wird durch nichtsteroidale Antirheumatika (einschließlich der Coxibe) abgeschwächt. Gleichzeitige Einnahme von Glukokortikoiden, Laxanzien oder Lakritze kann die Kaliumverluste erhöhen. Die Ototoxizität der Schleifendiuretika ist in Kombination mit Aminoglykosiden und Cisplatin erhöht. Ebenso verstärken Schleifendiuretika in hoher Dosierung die Nephrotoxizität von Aminoglykosiden, Cephalosporinen und Cisplatin. Die unerwünschten arrhythmogenen Nebenwirkungen von Digitalis können durch eine Diuretika-induzierte Hypokaliämie und/oder Hypomagnesiämie verstärkt sein. Diuretika können die renale Elimination von Lithium beeinträchtigen und die Steuerbarkeit einer Lithiumtherapie erheblich einschränken, so dass die Kombination von Lithium und Diuretika generell nicht empfohlen werden kann. Die Wirkungen von Antidiabetika können abgeschwächt werden. Die Gefahr einer Hyperkaliämie bei Einsatz der kaliumsparenden Diuretika steigt bei Komedikation mit NSAR, Kaliumsubstituenten, ACE-Hemmern oder AT_1-Antagonisten und bei Niereninsuffizienz.

Literatur

[1] Achhammer, I., Metz, P.: Low dose loop diuretics in essential hypertension. Experience with torasemide. Drugs **41**, 80–91 (1991)

[2] Brater, D.C.: Diuretic therapy. New Engl. J. Med. **339**, 387–395 (1998)

[3] Chobanian, A.V., Bakris, G.L., Black, H.R., Cushman, W.C., Green, L.A., Izzo, J.L. Jr., Jones, D.W., Materson, B.J., Oparil, S., Wright, J.T. Jr., Roccella, E.J.: Seventh report of the Joint National Committee on Prevention, Detection, Evaluation, and Treatment of High Blood Pressure. Hypertension **42**, 1206–1252 (2003)

[4] Dettli, L.: Pharmakokinetische Daten für die Dosisanpassung. In: Grundlagen der Arzneimitteltherapie., S. 13–21. Sektion Klinische Pharmakologie der Schweizerischen Gesellschaft für Pharmakologie und Toxikologie (Hrsg.). Documed, Basel 1996

[5] Deutsche Hochdruckliga e.V. DHL®, http://www.paritaet.org/hochdruckliga/

[6] Fliser, D., Haller, H.: Modern differential therapy with diuretics. Internist **45**, 598–605 (2004)

[7] Greger, R.: Ion transport mechanisms in thick ascending limb of Henle's loop of mammalian nephron. Physiol. Rev. **65**, 760–797 (1985)

[8] Greven, J.: Pharmaka mit Einfluß auf die Nieren, den Wasser-, Elektrolyt- und Säure-Basen-Haushalt. In: Pharmakologie und Toxikologie., S. 398–416. Estler, C.-J. (Hrsg.) Schattauer, Stuttgart, New York 2000

[9] Guidelines Committee: 2003 European Society of Hypertension – European Society of Cardiology guidelines for the management of arterial hypertension. J. Hypertension **21**, 1011–1053 (2003)

[10] Kaplan, N.M.: Clinical Hypertension. Pine, J.W. (Hrsg.). Williams & Wilkins, Baltimore 1998

[11] Keller, G., Zimmer, G., Mall, G., Ritz, E., Amann, K.: Nephron number in patients with primary hypertension. New Engl. J. Med. **348**, 101–108 (2003)

[12] Knauf, H., Mutschler, E.: Mechanism of action of xipamide and its classification as a "low ceiling diuretic". Pharmacodynamic-pharmacokinetic studies in healthy volunteers and in kidney and liver patients. Arzneimittelforschung **55**, 1–14 (2005)

[13] Kreutz, R., Paul, M., Ganten, D.: Hypertonie. In: Die Innere Medizin, S. 377–399. Gerok, W., Huber, C., Meinertz, T., Zeidler, H. (Hrsg.). Schattauer, Stuttgart, New York 2000

[14] Lifton, R.P., Gharavi, A.G., Geller, D.S.: Molecular mechanisms of human hypertension. Cell **104**, 545–556 (2001)

[15] Nijenhuis, T., Vallon, V., van der Kemp, A.W., Loffing, J., Hoenderop, J.G., Bindels, R.J.: Enhanced passive Ca(2+) reabsorption and reduced Mg(2+) channel abundance explains thiazide-induced hypocalciuria and hypomagnesemia. J. Clin. Invest. **115**, 1651–1658 (2005)

[16] Oßwald, H., Vallon, V., Luippold, G., Gleiter, C.H.: Diuretika: Physiologie, Pharmakologie und klinische Anwendungen. Ammon, H.P.T., Werning, C. (Hrsg.). Wissenschaftliche Verlagsgesellschaft mbH, Stuttgart 2004

[17] Pitt, B., Remme, W., Zannad, F., Neaton, J., Martinez, F., Roniker, B., Bittman, R., Hurley, S., Kleiman, J., Gatlin, M.: Eplerenone, a selective aldosterone blocker, in patients with left ventricular dysfunction after myocardial infarction. New Engl. J. Med. **348**, 1309–1321 (2003)

[18] Pitt, B., Zannad, F., Remme, W.J., Cody, R., Castaigne, A., Perez, A., Palensky, J., Wittes, J.: The effect of spironolactone on morbidity and mortality in patients with severe heart failure. Randomized Aldactone Evaluation Study Investigators. New Engl. J. Med. **341**, 709–717 (1999)

[19] PROGRESS Collaborative Group. Randomised trial of a perindopril-based blood-pressure-lowering regimen among 6,105 individuals with previous stroke or transient ischaemic attack. Lancet **358**, 1033–1041 (2001)

[20] Psaty, B.M., Smith, N.L., Siscovick, D.S., Koepsell, T.D., Weiss, N.S., Heckbert, S.R., Lemaitre, R.N., Wagner, E.H., Furberg; C.D.: Health outcomes associated with antihypertensive therapies used as first-line agents. A systematic review and meta-analysis. J. Am. Med. Ass. **277**, 739–745 (1997)

[21] Siscovick, D.S., Raghunathan, T.E., Psaty, B.M., Koepsell, T.D., Wicklund, K.G., Lin, X., Cobb, L., Rautaharju, P.M., Copass, M.K., Wagner, E.H.: Diuretic therapy for hypertension and the risk of primary cardiac arrest. New Engl. J. Med. **330**, 1852–1857 (1994)

[22] Thijs, L., Celis, H., Kiowski, W., Loffler, K., Middeke, M., Schulz, W., Staessen, J., Amery, A.: Double-blind comparison of antihypertensive treatment with ramipril and piretanide, given alone or in combination. J. Cardiovasc. Pharmacol. **26**, 33–38 (1995)

[23] Vallon, V.: Tubuloglomerular feedback and the control of glomerular filtration rate. News Physiol. Sci. **18**, 169–174 (2003)

2 β-Blocker

Michael Kindermann, Christoph Maack, Michael Böhm

2.1 Pharmakologie des β-Adrenozeptors

Der β-Adrenozeptor gehört zur Gruppe der siebenfach die Plasmamembran durch-spannenden Rezeptoren. Er vermittelt seine zellulären Effekte über heterotrimere G-Proteine. Der β_1-Adrenozeptor ist an das stimulierende (G_s), der β_2-Rezeptor kann sowohl mit dem stimulierenden als auch mit dem inhibierenden G-Protein (G_i) gekoppelt sein. Die Aktivierung von G_s bewirkt eine Stimulation, die Aktivie-rung von G_i eine Inhibition der Adenylatcyclase, welche die Synthese von zyklischem Adenosinmonophosphat (cAMP) aus Adenosintriphosphat (ATP) katalysiert. cAMP als „Second Messenger" bewirkt eine Phosphorylierung verschiedener Proteine und führt somit letztendlich zu einer Erhöhung der intrazellulären Calcium-Konzentrati-on. Hierdurch kommt es in Kardiomyozyten zu einer Steigerung der Kontraktions-kraft (positiv inotroper Effekt), in Schrittmacherzellen des Herzens zu einer Zunahme der Depolarisationsfrequenz (positiv chronotroper Effekt) und in glatten Muskelzel-len zu einer Relaxation.

Der β-Adrenozeptor befindet sich in einem Äquilibrium zwischen einer aktivierten (R*) und einer inaktivierten Konformation (R), wobei lediglich die aktivierte Kon-formation für eine Kopplung an das stimulierende G-Protein (G_s) und somit für eine Aktivierung der Adenylatcyclase sorgt (Abb. 2.1). Vor dem Hintergrund dieses Kon-zeptes einer Rezeptor-Isomerisation weist bereits der unbesetzte Rezeptor eine basale Aktivität auf, die die Fraktion der Rezeptoren im aktivierten Stadium (R*) widerspie-

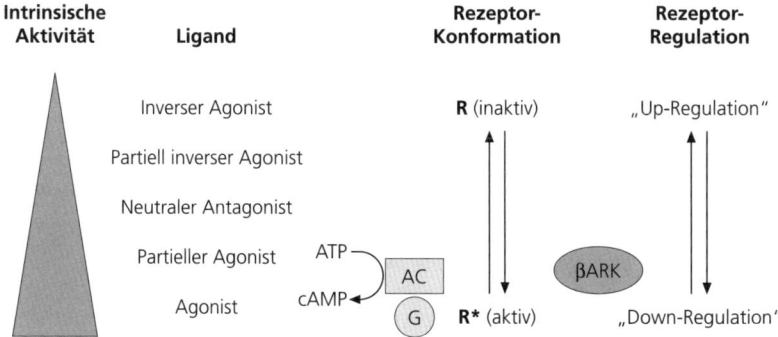

Abb. 2.1: Intrinsische Aktivität von β-Adrenozeptorliganden und ihre Bedeutung für die Rezeptorregulation. βARK: β-adrenerge Rezeptorkinase; AC: Adenylatcyclase; G: sti-mulierendes G-Protein.

gelt. Für die Beeinflussung des Rezeptoräquilibriums und somit den Grad der Aktivierung ist die Interaktion verschiedener Liganden mit dem Rezeptor von entscheidender Bedeutung. So induzieren *Agonisten* eine Konformationsänderung des Rezeptors, die ihn in das aktivierte Stadium (R*) überführt. Diese Fähigkeit eines Liganden, das aktivierte Stadium des Rezeptors herbeizuführen, bezeichnet man als *intrinsische (sympathomimetische) Aktivität* der jeweiligen Substanz. Ein *neutraler Antagonist* lässt das Rezeptoräquilibrium weitgehend unbeeinflusst. Einige Antagonisten verfügen über die Fähigkeit, den Rezeptor in seiner inaktivierten Konformation (R) zu stabilisieren, und führen somit zu einer Abnahme der basalen Aktivität des Rezeptors. Diese Antagonisten werden *inverse Agonisten* genannt, da sie über eine „negative" intrinsische Aktivität verfügen, indem sie, im Vergleich zu einem Agonisten, das Äquilibrium in die entgegengesetzte Richtung verschieben.

Im Hinblick auf die Expressionsregulation von β-Adrenozeptoren ist das Stadium der Rezeptoraktivierung von großer Bedeutung. Durch die Besetzung mit einem Ago-

Tab. 2.1: β-Adrenozeptor-vermittelte physiologische Effekte.

Herz	$\beta_1 \gg \beta_2$	Positive Inotropie, Chronotropie, Dromotropie, bei Herzinsuffizienz Rezeptor-Downregulation
	β_3	($\beta_1 \gg \beta_2$) NO-vermittelte negative Inotropie, wahrscheinlich positive Chronotropie, bei Herzinsuffizienz Rezeptor-Upregulation
Glatte Muskulatur	$\beta_2 > \beta_1$*	Arterieller Gefäßwiderstand ↓, Bronchialwiderstand ↓, Uterustonus ↓, Darmperistaltik ↓, Darmsphinktertonus ↓
	β_3	Arterieller Gefäßwiderstand ↓
Leber	$\beta_2 > \beta_1$	Glykogenolyse ↑, Glukoneogenese ↑
Skelettmuskulatur	$\beta_2 > \beta_1$	Glykogenolyse ↑, Kaliumeinstrom ↑, Tremoraktivität ↑
Niere	$\beta_1 \gg \beta_2$	Reninfreisetzung ↑
Fettgewebe	$\beta_1, \beta_3 > \beta_2$	Lipolyse ↑
	β_3	Thermogenese im braunen Fettgewebe ↑
Speicheldrüsen	β_1	Sekretion ↑
Pankreas	$\beta_2 > \beta_1$	Insulinfreisetzung ↑, Glucagonfreisetzung ↑
Schilddrüse	$\beta_2 > \beta_1$	$T_4 \rightarrow T_3$ Konversion ↑, Calcitoninfreisetzung ↓
Nebenschilddrüse	$\beta_2 > \beta_1$	Parathormonfreisetzung ↑
Mastzellen	$\beta_2 > \beta_1$	Hemmung der Degranulation

NO: Stickstoffmonoxid; ↑: Anstieg, ↓: Abfall
*: In der Gefäßmuskulatur peripherer Arterien ist der β_2-Rezeptor der dominante β-Rezeptor-Subtyp, in Koronar- und Zerebralarterien überwiegt der β_1-Rezeptor

nisten wird der aktivierte β-Adrenozeptor (R*) durch die β-adrenerge Rezeptorkinase (βARK) phosphoryliert [1]. Dadurch kann das zytosolische Protein β-Arrestin [21] an den Rezeptor binden und diesen von den G-Proteinen entkoppeln (homologe Desensibilisierung). Bei persistierender Rezeptorstimulation durch einen Agonisten wird der bereits entkoppelte Rezeptor internalisiert (Rezeptor-„Down-Regulation") [12]. Partielle oder volle Agonisten führen demnach zu einer Herabregulation, inverse Agonisten zu einer Heraufregulation der β-Adrenozeptorendichte.

> Bei kardiovaskulären Erkrankungen, beispielsweise der arteriellen Hypertonie oder der Herzinsuffizienz, führt die chronische Aktivierung des sympathischen Nervensystems mit erhöhten Konzentrationen endogener Katecholamine (Adrenalin, Noradrenalin) zu einer Desensibilisierung des β-adrenergen Systems.

Die β-Adrenozeptoren werden unterteilt in:
- $β_1$-Adrenozeptoren
- $β_2$-Adrenozeptoren und
- $β_3$-Adrenozeptoren

Am Herzen kommen überwiegend (ca. 80 %) $β_1$-, aber auch $β_2$-Adrenozeptoren (ca. 20 %) vor. Diese vermitteln positiv inotrope, chronotrope und dromotrope Effekte (Tab. 2.1). An den Nieren führt die Stimulation von $β_1$-Rezeptoren zu einer Freiset-

Tab. 2.2:   Übersicht über die am häufigsten verwendeten β-Adrenozeptorenblocker.

Internationaler Freiname	Handelsname (Auswahl)	Besonderheiten (Mechanismus)	Intrinsische Aktivität	$β_1$-Selektivität	Lipophilie	Elimination	HWZ/Wirkdauer (h)
Propranolol	Dociton®	β-unselektiv	– – –		+++	hep	2–5 / 8–15
Atenolol	Tenormin®	$β_1$-selektiv	–	+	0	ren	4–12 / 15–24
Metoprolol	Beloc®	"	– – –	++	+	hep	2–5 / 8–15
Bisoprolol	Concor®	"	– –	++	+	hep, ren	4–12 / 15–24
Esmolol	Brevibloc®	nur i.v. $β_1$-selektiv		+	+	Esterase-Hydrolyse	9 min / einige min
Carvedilol	Dilatrend®	vasodil. (α-AR)	–		++	hep, ren	4–12 / 15–24
Bucindolol	Bextra®*	" (?)	(+)		+		
Nebivolol	Nebilet®	" (NO)	– –	+(+)	++	hep, ren	10–24 / 20–40
Pindolol	Visken®	Partielle	+++		+	hep, ren	2–5 / 8–15
Oxprenolol	Trasicor®	Agonisten	++		++	hep	2–5 / 8–15
Acebutolol	Prent®		+	(+)	0	ren	4–12 / 15–24
Sotalol	Sotalex®	Antiarrhythmikum (Klasse 3)			0	ren	10–24 / 20–40

Intrinsische Aktivität: – : inverser Agonismus
+ : partieller Agonismus
α-AR: α-Adrenozeptor-Antagonismus, hep: hepatisch, NO: NO-freisetzender Mechanismus, ren: renal, vasodil.: vasodilatativ,
*: Nicht auf dem europäischen Markt erhältlich.

zung von Renin. β_2-Adrenozeptoren vermitteln an glatten Muskelzellen von Gefäßen und Bronchien jeweils eine Dilatation. Weiterhin führt eine Aktivierung von β_2-Adrenozeptoren insbesondere an Skelettmuskelzellen zu einer Stimulation der Glykogenolyse sowie zu einer Steigerung der Insulinsekretion am Pankreas. β_3-Adrenozeptoren vermitteln an Fettzellen gemeinsam mit β_1-Rezeptoren eine Lipolyse.

2.2 Pharmakologie der β-Blocker

In Deutschland sind zurzeit etwa 20 verschiedene β-Blocker erhältlich. Eine Übersicht über die am häufigsten verwendeten Substanzen gibt Tabelle 2.2.

Die Substanzen unterscheiden sich in erster Linie hinsichtlich der folgenden Eigenschaften:

- Affinität für β_1- und β_2-Adrenozeptoren (β_1-Selektivität)
- Intrinsische Aktivität (partieller Agonismus versus inverser Agonismus)
- Lipophilie
- Bei einigen Substanzen durch zusätzliche Eigenschaften wie vasodilatative oder antioxidative Effekte

2.2.1 β$_1$-Selektivität

Die 1964 ursprünglich als „erste Generation" von β-Blockern eingeführten Substanzen, beispielsweise Propranolol, waren unselektiv für β_1- und β_2-Rezeptoren. Die klinischen Effekte dieser Präparate sind neben der erwünschten Senkung des Herzzeitvolumens und des Blutdrucks jedoch auch eine Bronchokonstriktion und periphere Vasokonstriktion, welche durch die Blockade von β_2-Adrenozeptoren hervorgerufen wird. Die „zweite Generation" von β-Blockern wurde daher mit einer höheren Affinität für β_1- gegenüber β_2-Rezeptoren entwickelt, um die Wahrscheinlichkeit von β_2-Rezeptor-vermittelten unerwünschten Nebenwirkungen zu vermindern. Die heute gebräuchlichsten β_1-selektiven Substanzen sind *Bisoprolol, Metoprolol, Atenolol* und *Nebivolol*.

Prinzipiell bindet jedoch jeder β_1-selektive Blocker auch an β_2-Adrenozeptoren. Je höher demnach die erreichte Plasmakonzentration ist, desto höher ist auch die Wahrscheinlichkeit von β_2-Rezeptor-vermittelten Wirkungen.

Die Frage, ob β_1-selektive Blocker generell unselektiven Substanzen überlegen sind, kann zum jetzigen Zeitpunkt nicht mit letzter Sicherheit beantwortet werden. Metaanalysen von Studien mit β-Blockern bei Patienten nach einem Myokardinfarkt, aber auch bei Patienten mit arterieller Hypertonie, zeigten eine größere Risikoreduktion durch β_1-selektive im Vergleich zu unselektiven Präparaten [38]. β-Blocker der „ersten Generation", z. B. Propranolol oder Timolol, sind bei Vorliegen einer Herzinsuffizienz kontraindiziert, weil sie durch periphere β_2-Blockade und somit Vasokonstriktion die Nachlast steigern [2]. Zur Behandlung der Hypertonie und der koronaren Herzerkrankung werden diese Substanzen jedoch nach wie vor verwendet.

2.2.2 Intrinsische Aktivität

Noch zu Beginn der 1990er-Jahre unterteilte man β-Blocker in Substanzen *mit* und *ohne* intrinsische sympathomimetische Aktivität (ISA), entsprechend einem partiellen Agonismus. Diese Einteilung beruhte auf der Vorstellung, dass ein Rezeptorantagonist lediglich den Effekt eines Agonisten blockieren könne und somit keinen eigenen Einfluss auf die Rezeptoraktivität habe. Erst im Laufe der 1990er-Jahre wurde das oben beschriebene neuere Rezeptormodell etabliert, nach dem die als „Antagonisten" klassifizierten Substanzen ein unterschiedliches Ausmaß an inversem Agonismus aufweisen können.

Inverser Agonismus eines β-Blockers stellt sich nicht nur am unbesetzten Rezeptor dar. Gerade bei Patienten mit arterieller Hypertonie oder Herzinsuffizienz kommt es durch eine sympathische Aktivierung zu mehr oder weniger ausgeprägter β-adrenerger Stimulation durch endogene Katecholamine, so dass bei β-Blockern mit sowohl starkem als auch schwachem inversem Agonismus eine Antagonisierung der Katecholamin-vermittelten Rezeptoreffekte im Vordergrund steht. Das Ausmaß der Antagonisierung bzw. Rezeptordeaktivierung zeigt sich besonders in Situationen geringerer adrenerger Stimulation: So senken inverse Agonisten die Herzfrequenz während der Nacht stärker als neutrale oder partielle Agonisten.

Bei Patienten mit kardiovaskulären Erkrankungen stellt die *Senkung der Herzfrequenz* einen entscheidenden therapeutischen Mechanismus dar.

Die intrinsische Aktivität eines β-Adrenozeptorblockers ist weiterhin von Bedeutung für die Rezeptorregulation. Wie schon erläutert, werden aktivierte Rezeptoren (R*) phosphoryliert, von G_s entkoppelt und internalisiert. Im Gegensatz dazu werden deaktivierte Rezeptoren (R) (re-)sensitiviert bzw. heraufreguliert. Entsprechend wird bei herzinsuffizienten Patienten die ventrikuläre β-Adrenozeptordichte durch den starken inversen Agonisten Metoprolol heraufreguliert, jedoch nicht durch den schwachen inversen Agonisten Carvedilol [9].

2.2.3 Zusätzliche Eigenschaften

2.2.3.1 Vasodilatation

Als so genannte β-Blocker der „dritten Generation" werden Substanzen gehandelt, die neben ihrem β-Rezeptor-blockierenden Effekt noch eine Vasodilatation als blutdrucksenkenden Mechanismus aufweisen. Zu diesen Substanzen zählen Carvedilol, Bucindolol und Nebivolol. Während Carvedilol eine Vasodilatation durch α-Adrenozeptor-Antagonismus hervorruft, ist der Wirkungsmechechanismus für Bucindolol unabhängig von α-Adrenozeptor-antagonistischen Effekten und letztendlich nicht geklärt. Nebivolol bewirkt eine Vasodilatation durch die endotheliale Freisetzung von NO, die möglicherweise durch einen $β_3$-agonistischen Effekt vermittelt wird [5]. Die infolge der peripheren Vasodilatation erzielte Nachlastsenkung kann den durch β-Adrenozeptor-Blockade vermittelten Abfall des Herzzeitvolumens teilweise kompensieren, was insbesondere bei der Therapie-Initiierung von Bedeutung ist.

Es gibt jedoch Hinweise darauf, dass die durch α_1-Blockade vermittelte Vasodilatation unter einer Carvediloltherapie im Langzeitverlauf abnimmt [18].

2.2.3.2 Antioxidative Effekte

Unter physiologischen Bedingungen besteht insbesondere in vaskulären Gefäßmuskel- und Endothelzellen ein Gleichgewicht zwischen NO-Produktion (vasodilatativ) und Sauerstoffradikalproduktion (u.a. Superoxidradikale, O_2^-, vasokonstriktiv). NO und O_2^- reagieren miteinander zu $ONOO^-$ (Peroxinitrit).

Ein Ungleichgewicht von NO und O_2^- mit vermehrtem Auftreten von Sauerstoffradikalen und/oder verminderter Bioverfügbarkeit von NO kennzeichnet eine *endotheliale Dysfunktion*. Eine solche endotheliale Dysfunktion besteht häufig bei der arteriellen Hypertonie und ist ein wichtiger Risikofaktor für die Arteriosklerose.

Das vermehrte Auftreten freier Sauerstoffradikale ist mit einer Reihe kardiovaskulärer Erkrankungen assoziiert. Bei einer arteriellen Hypertonie korreliert das Ausmaß der Sauerstoffradikalproduktion mit der Höhe des Blutdrucks [19]. Neben der Hypertonie treten freie Radikale auch bei anderen Erkrankungen auf, die als Risikofaktor für die Arteriosklerose gelten (z. B. bei Diabetes mellitus, Hypercholesterinämie oder auch beim Zigarettenrauchen) [6].

Carvedilol besitzt als einzige der aufgeführten Substanzen antioxidative Eigenschaften, welche in zahlreichen In-vitro-Experimenten nachgewiesen werden konnten [51]. Carvedilol bewirkt eine Inhibition der Proliferation glatter Gefäßmuskulatur [31], bei der freie Radikale als Wachstumsfaktoren eine wichtige Rolle spielen. Nebivolol kann durch die endotheliale Freisetzung von NO ein Ungleichgewicht zwischen NO und O_2^- günstig beeinflussen. Bei Hypertonikern kann Nebivolol hierdurch eine endotheliale Dysfunktion revidieren und somit nicht nur antihypertensiv, sondern auch prophylaktisch im Sinne der Entstehung einer Atherosklerose wirken [44]. Endpunktstudien, die diese Hypothesen belegen, liegen allerdings bislang nicht vor.

2.2.4 Lipophilie

Ein weiteres Kriterium zur Differenzierung von β-Blockern stellt ihre Lipophilie dar. Sie hat Einfluss auf Pharmakodynamik und Pharmakokinetik der Substanzen. Lipophile Substanzen werden besser enteral resorbiert, unterliegen jedoch einem größeren „First-pass"-Effekt als hydrophile Substanzen. Dadurch ist die Bioverfügbarkeit von hydrophilen Substanzen oft größer als die von lipophilen. Weiterhin wird durch die Lipophilie das Verteilungsvolumen determiniert. Lipophile β-Blocker passieren eher die Blut-Hirn-Schranke, wodurch sich ihr Wirkungsbereich auf das zentrale Nervensystem ausweitet. Entsprechend können lipophile β-Blocker zusätzlich über zentralnervöse sympathikolytische und parasympathomimetische Effekte verfügen, scheinen jedoch auch mit einer erhöhten Rate zentralnervöser Nebenwirkungen assoziiert zu sein [43].

Lipophile β-Blocker werden in erster Linie hepatisch biotransformiert (Glukuronidierung) und mit den Fäzes und auch über den Harn ausgeschieden. Hydrophile Präparate werden überwiegend unverändert renal eliminiert. Demnach muss bei Niereninsuffizienz die Dosis hydrophiler β-Blocker, bei Leberinsuffizienz die Dosis lipophiler β-Blocker entsprechend einer verlängerten Halbwertszeit angepasst werden. Bei der Glukuronidierung lipophiler β-Blocker können aktive Metabolite entstehen, die die Wirkung der Muttersubstanz ergänzen. Durch Hämodialyse lassen sich nur die hydrophilen Moleküle, also primär hydrophile β-Blocker sowie glukuronidierte Metabolite von lipophilen Substanzen, eliminieren.

Von allen β-Blockern weist Carvedilol die stärkste Lipophilie auf. Dies scheint mit dafür verantwortlich zu sein, dass Carvedilol eine ausgeprägte Adhärenz zu Myokardzellmembranen aufweist und selbst nach kompletter Elimination aus dem Plasma der β-blockierende Effekt persistiert [18].

Atenolol und Sotalol sind ausgeprägt hydrophil, Metoprolol und Bisoprolol schwach lipophil, Carvedilol, Nebivolol und Propranolol deutlich lipophil. Bei der hepatischen Glukuronidierung der letztgenannten drei Substanzen entstehen wirksame Metabolite.

Eine Besonderheit stellt der β-Blocker Metoprolol dar. Seine Plasmahalbwertszeit beträgt in normaler Form etwa 3–4 Stunden. Eine für diese Substanz entwickelte retardierte Formulierung mit so genannter „ZOK = Zero Order Kinetic", also einer Kinetik nullter Ordnung, bewirkt eine verzögerte Wirkstofffreigabe bei der enteralen Passage. Hierdurch kommt es zu gleichmäßigen Plasmaspiegeln bei 24-stündlicher Gabe des retardierten Präparates, während nicht retardierte Formulierungen zwei- bis dreimal täglich verabreicht werden müssen.

Gleichmäßige Wirkstoffspiegel sind insbesondere bei $β_1$-selektiven Substanzen von Bedeutung. Für $β_1$-selektive β-Blocker ist eine Konzentration optimal, bei der noch überwiegend $β_1$-Adrenozeptoren besetzt werden. Je höher die Plasmaspiegel, desto höher ist die Wahrscheinlichkeit der $β_2$-Rezeptor-Besetzung. Im Falle von Metoprolol ist daher die Verwendung der retardierten Formulierung der unretardierten vorzuziehen.

Die prognostische Bedeutung der Lipophilie ist nicht vollständig geklärt. Eine Metaanalyse von 71 randomisierten, placebokontrollierten Studien an Patienten nach Myokardinfarkt ergab allerdings eine größere Risikoreduktion durch lipophile β-Blocker gegenüber hydrophilen β-Blockern [38]. Die Metaanalyse zeigte, dass die Gegenwart von $β_1$-Selektivität und Lipophilie und Abwesenheit von intrinsischer sympathomimetischer Aktivität (ISA) mit der größten Risikoreduktion assoziiert sind.

2.3 Wirkungsmechanismen

Die Inhibition des Sympathikus bewirkt durch negativ inotrope und chronotrope Effekte eine Verminderung des Schlagvolumens und der Herzfrequenz, wodurch das Herzzeitvolumen ebenfalls abnimmt (Abb. 2.2). Hierdurch werden Aortendruck sowie systemischer systolischer und diastolischer Blutdruck gesenkt. Auf der anderen Seite erzeugt die $β_2$-Blockade peripher vaskulärer Rezeptoren primär einen Anstieg des peripheren Gefäßwiderstands, wodurch es zu einem Anstieg des Aortendrucks kommt. An dieser Stelle wird besonders deutlich, dass β-Blocker mit vasodilatieren-

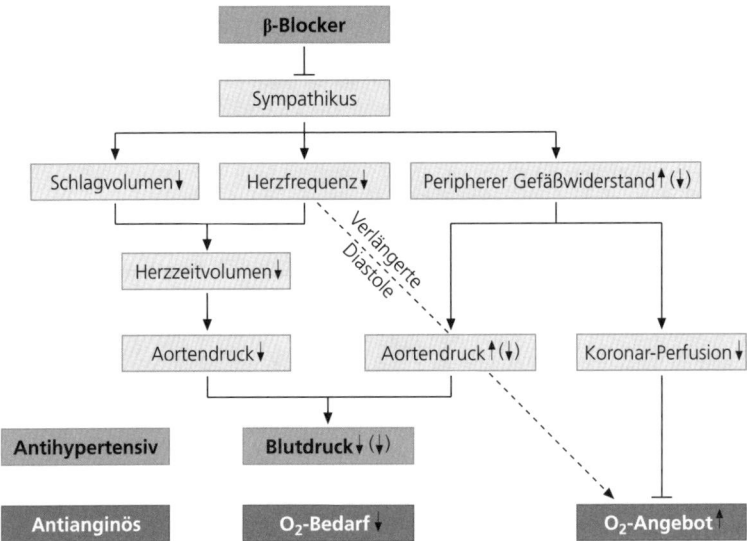

Abb. 2.2: Schematische Darstellung der Wirkungsmechanismen von β-Blockern. Die freien Pfeile stellen die akuten, die Pfeile in Klammern die langfristigen Effekte der Substanzen dar. Nähere Erläuterungen im Text (modif. nach [16a]).

den Effekten (Carvedilol, Nebivolol) durch Senkung des peripheren Gefäßwiderstands einen (myokardial und vaskulär) synergistischen Effekt auf den Aortendruck ausüben. Der periphere Gefäßwiderstand nimmt bei langfristiger Therapie jedoch auch mit β-Blockern der ersten oder zweiten Generation ab.

Die antianginösen Effekte von β-Blockern erklären sich zum einen durch einen verminderten Sauerstoffbedarf, der durch die verminderte Herzarbeit (negativ inotrope und chronotrope Effekte) hervorgerufen wird. Zum anderen wird durch eine Verlängerung der koronarwirksamen Diastole das Angebot von Sauerstoff an das Myokard erhöht. Durch diese Effekte wird die Wahrscheinlichkeit von Ischämien gesenkt.

Eine chronische Aktivierung des sympathischen Nervensystems, wie sie bei der arteriellen Hypertonie, aber auch bei der chronischen Herzinsuffizienz vorkommt, führt auf zellulärer Ebene zu einem myokardialen Umbauprozess, dem so genannten „Remodeling". Durch eine β-adrenerge Aktivierung werden Hypertrophie und Fibrose begünstigt, wodurch neben einer gestörten Relaxation (diastolische Dysfunktion) im Weiteren auch die systolische Funktion kompromittiert werden kann (Abb. 2.3). Auch der Untergang myokardialen Gewebes, in Form des programmierten Zelltodes (Apoptose) sowie der Nekrose, wird durch eine Aktivierung der β-adrenergen Signaltransduktion hervorgerufen. Wie schon erläutert, kommt es auch zu einer Desensibilisierung des β-adrenergen Systems. Diese Prozesse führen in der Summe zu einer Verschlechterung der myokardialen Funktion. Da sich schließlich bei Verminderung der peripheren Perfusion der Kreis durch eine kompensatorische Aktivierung des β-adrenergen (und auch des Renin-Angiotensin-Aldosteron-) Systems wieder schließt, ist im frühen Stadium von kardiovaskulären Erkrankungen, also z. B. bei Hypertonie und koronarer Herzerkrankung, eine β-Blockade wichtig zur Prävention einer kon-

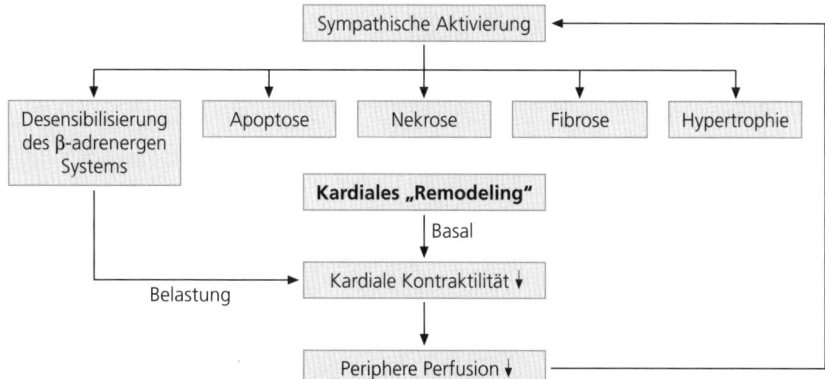

Abb. 2.3: Circulus vitiosus bei der Entstehung von kardiovaskulären Erkrankungen. Die Desensibilisierung des β-adrenergen Systems ist insbesondere unter Belastung, das Remodeling bereits unter Ruhebedingungen für die kardiale Dysfunktion verantwortlich.

traktilen Dysfunktion. Bei Vorliegen einer solchen bewirkt die β-Blockade die Unterbrechung des Circulus vitiosus und somit des Fortschritts der Herzinsuffizienz.

2.4 Indikationsgebiete

2.4.1 Arterielle Hypertonie

Bei der Therapie der arteriellen Hypertonie zählen β-Blocker neben Diuretika, ACE-Hemmern, AT_1-Antagonisten und Calciumantagonisten zu den Medikamenten der ersten Wahl im Rahmen einer Monotherapie. Gemäß dem Stufenschema kann ein β-Blocker bei der Zweier-Kombinationstherapie mit einem Diuretikum oder einem Calciumantagonisten vom Dihydropyridin-Typ kombiniert werden. Bei der Dreifachkombination sollte der eine Partner ein Diuretikum, der andere ein Vasodilatator (Calciumantagonist, ACE-Hemmer, AT_1-Antagonist, $α_1$-Adrenozeptorantagonist oder Dihydralazin) sein.

Prinzipiell ist die Kombination des β-Blockers mit einem Vasodilatator sinnvoll, da eine kompensatorische sympathische Aktivierung bei Vasodilatator-Einsatz durch den β-Blocker abgefangen wird. Es ergibt sich hierdurch ein synergistischer Effekt (s. a. Abb. 2.2). ACE-Hemmer und Diuretika stimulieren durch negatives Feedback die renale Reninsekretion. Patienten, die mit einem ACE-Hemmer und einem Diuretikum behandelt werden, haben durch eine verstärkte Plasma-Reninaktivität eine bis zu fünffach erhöhte Plasma-Angiotensin-I-Konzentration, so dass (bedingt durch alternative Konversionswege, z. B. Chymasen) die Plasma-Angiotensin-II- und Aldosteronspiegel eine Höhe des Wertes vor der Behandlung mit ACE-Hemmern erreichen können (so genanntes „Escape-Phänomen") [46]. Durch eine Inhibition der Renin-Freisetzung können β-Blocker bei Patienten mit Hypertonie [37] wie auch chronischer Herzinsuffizienz [14] effektiv die Plasma-Angiotensin-II- und Aldoste-

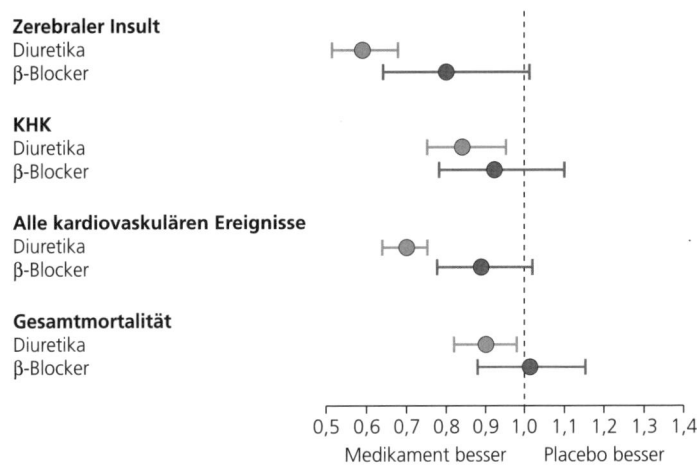

Abb. 2.4: Metaanalyse placebokontrollierter Diuretika- (n = 16) und β-Blocker-Studien (n = 2) zur antihypertensiven Ersttherapie. Relatives Risiko (und 95 %-Konfidenzintervall) für das Auftreten eines unerwünschten Ereignisses. KHK: koronare Herzkrankheit (nach [50]).

ronkonzentrationen reduzieren und somit die Effektivität einer antihypertensiven Therapie bzw. Herzinsuffizienztherapie steigern.

Obwohl β-Blocker seit etwa 40 Jahren zur Blutdrucksenkung eingesetzt werden, ist ihr Stellenwert zur Primärprävention hochdruckbedingter Komplikationen weniger gut gesichert als etwa bei den Thiaziddiuretika. Tatsächlich liegen nur zwei placebokontrollierte Studien zur antihypertensiven Primärtherapie mit β-Blockern vor (MRC-Studien von 1985 [27] und 1992 [28]). In einer Metaanalyse von Wright et al. [50] zur antihypertensiven Primärtherapie wurden 16 placebokontrollierten Thiaziddiuretika-Studien die zwei o. g. placebokontrollierten β-Blocker-Studien gegenübergestellt (Abb. 2.4). Dabei zeigte sich, dass die Thiazide jeden Endpunkt signifikant verbesserten, während β-Blocker keinen der Endpunkte beeinflussten. Hieraus kann jedoch nicht zwangsläufig auf eine Unterlegenheit der β-Blocker geschlossen werden, da es sich um einen indirekten Vergleich an verschiedenen Patientenpopulationen handelte und sich die Konfidenzintervalle für beide Therapien überlappten.

Dieselbe Arbeitsgruppe führte auch eine Metaanalyse von fünf direkten Vergleichsstudien zwischen Thiaziden und β-Blockern durch (Abb. 2.5). Diuretika zeigten sich signifikant besser verträglich als β-Blocker. Bezüglich der Hochdruckkomplikationen ergaben sich zwar keine signifikanten Unterschiede, bei der Gesamtzahl an kardiovaskulären Ereignissen verfehlte das im Trend bessere Ergebnis für die Thiazide jedoch nur knapp die Signifikanzgrenze. Zu beachten ist, dass in diesen Untersuchungen hauptsächlich Atenolol, Metoprolol und Propranolol eingesetzt wurden und Daten zur Primärprävention für β-Blocker der dritten Generation (Carvedilol, Nebivolol) nicht vorliegen.

In der IPPSH-Studie [42] wurde Oxprenolol gegen Placebo in Ergänzung zu einer antihypertensiven Standardtherapie (einschließlich Diuretika; 70 % in der Therapie-

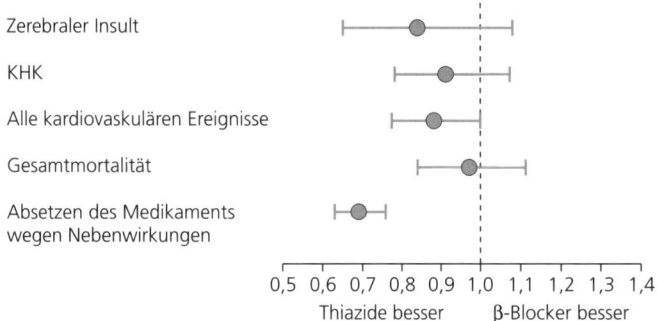

Abb. 2.5: Metaanalyse von fünf Studien zum direkten Vergleich von Thiaziddiuretika und β-Blockern in der antihypertensiven Ersttherapie. Relatives Risiko (und 95 %-Konfidenzintervall) unter Thiazidtherapie im Vergleich zur β-Blocker-Therapie. KHK: koronare Herzkrankheit (nach [50]).

gruppe und 85 % in der Placebogruppe) getestet. Obwohl in der β-Blocker-Gruppe der Blutdruck niedriger lag, wurde die Häufigkeit klinischer Ereignisse (plötzlicher Herztod, Myokardinfarkt, Schlaganfall) durch Oxprenolol nicht beeinflusst. Bei der MAPHY-Studie [48], die vordergründig eine Senkung der Gesamtmortalität um 48 % unter Metoprolol gegenüber Hydrochlorothiazid zeigte, handelte es sich um eine Subgruppenanalyse der HAPPHY-Studie [47]. Da Letztere bereits in der Metaanalyse von Wright et al. berücksichtigt ist (Abb. 2.5), würde der Einschluss der MAPHY-Studie in die Metaanalyse einer Doppelzählung gleichkommen. Im Übrigen ergab auch eine auf den β_1-selektiven Blocker Metoprolol fokussierte Metaanalyse keinen Mortalitätsvorteil gegenüber den Thiaziddiuretika [50].

In einer weiteren Metaanalyse von Messerli et al. [25] wurde die antihypertensive Primärtherapie mit Diuretika oder β-Blockern speziell bei älteren Patienten (≥ 60 Jahre) untersucht. Hier zeigte sich unter Diuretikatherapie eine konsistent über alle Endpunkte verringerte Ereignisrate, während β-Blocker signifikant nur zerebrovaskuläre Ereignisse reduzierten.

Bisher ist nicht abschließend geklärt, ob die im Vergleich zu Diuretika ungünstigeren Daten einer antihypertensiven Primärprävention mit β-Blockern nur auf das Patientenalter zurückzuführen sind, oder ob substanzspezifische Unterschiede zwischen den β-Blockern eine Rolle spielen. Zusammenfassend ergibt sich, dass β-Blocker für die Primärprävention kardiovaskulärer Ereignisse zumindest bei älteren Hypertonikern nicht die antihypertensive Therapie der ersten Wahl darstellen, sondern bei diesen Patienten als effektive Kombinationspartner innerhalb einer antihypertensiven Zwei- oder Dreifachtherapie betrachtet werden sollten.

2.4.2 Arterielle Hypertonie und Diabetes mellitus

Wie schon erläutert, besteht nicht selten eine Komorbidität von Hypertonie und Diabetes mellitus. 70 % der Patienten mit Hypertonie und Diabetes versterben vorzeitig an kardiovaskulären oder zerebrovaskulären Ereignissen [36]. Ausgerechnet bei diesen Patienten mit hohem vaskulärem Risiko werden β-Blocker zu selten eingesetzt [17]. Ursache hierfür ist, dass β-Blockern ungünstige Effekte hinsichtlich Glucosetoleranz, Hypoglykämieneigung und Fettstoffwechsel nachgesagt werden. Diese unerwünschten Nebenwirkungen sind vor allem auf eine Inhibition von β_2-Adrenozeptoren zurückzuführen und somit bei β_1-selektiven Substanzen deutlich geringer ausgeprägt [36]. Der Vorzug wird meist ACE-Hemmern und AT_1-Rezeptorantagonisten gegeben, da diese Substanzgruppen eher günstige Effekte auf die oben aufgeführten Surrogatparameter sowie die Reduktion der Entwicklung einer diabetischen Nephropathie ausüben.

In der Untergruppe der Patienten mit manifestem Diabetes mellitus (n = 572), die im Rahmen des Captopril Prevention Projekts (CAPPP-Studie) untersucht wurden, zeigte sich eine um 46 % verringerte Mortalität, wenn als Antihypertensivum Captopril statt einer Alternativtherapie aus β-Blocker und/oder Diuretikum verabreicht wurde. Auch war die De-novo-Manifestation eines Diabetes mellitus unter Captopril signifikant seltener als unter der konventionellen Therapie mit β-Blocker ± Diuretikum [30].

Eine Subgruppenanalyse von hypertensiven Diabetikern (n = 1195) aus der LIFE-Studie [4] zeigte unter dem AT_1-Blocker Losartan im Vergleich zum β-Blocker Atenolol eine um 39 % reduzierte Gesamtmortalität. Auch in der LIFE-Studie war die Neumanifestation eines Diabetes mellitus unter der AT_1-Antagonisten-Therapie signifikant seltener als unter β-Blocker.

Diese Subgruppenanalysen stehen im Gegensatz zur UKPDS-Studie, in der der β-Blocker Atenolol mit dem ACE-Hemmer Captopril prospektiv an 1148 Typ-2-Diabetikern mit Hypertonie verglichen wurde [45]. Dabei wurde eine Gruppe mit strikter Blutdruckeinstellung (RR < 150/85 mmHg) und eine Gruppe mit weniger strikter Einstellung (RR < 180/105 mmHg) gebildet. Die Ergebnisse zeigen, dass die strenge Blutdruckeinstellung an sich das Schlaganfallrisiko um 44 %, die Diabetes-bezogene Mortalität um 32 % und alle Diabetes-bezogenen Endpunkte um 24 % signifikant reduziert. Die Gesamtmortalität wurde um 18 %, die Myokardinfarktrate um 21 %, das Auftreten einer Herzinsuffizienz um 56 %, das Eintreten einer Niereninsuffizienz um

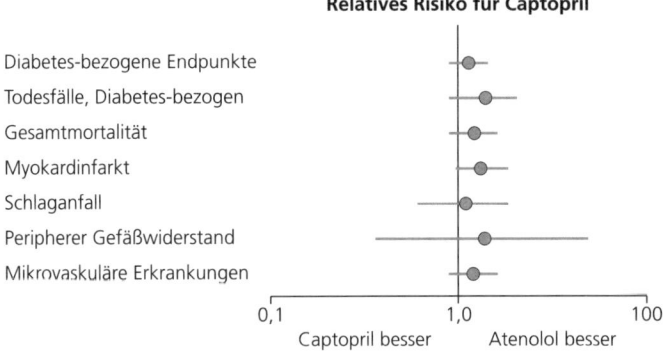

Relatives Risiko für Captopril

Abb. 2.6: UKPDS: Relatives Risiko von Captopril (n = 400) gegenüber Atenolol (n = 358) hinsichtlich verschiedener primärer und sekundärer Endpunkte bei Typ-II-Diabetikern mit arterieller Hypertonie (Beobachtungszeitraum 8,4 Jahre) (nach [45]).

42 % und das Auftreten einer peripheren arteriellen Verschlusskrankheit um 49 % reduziert, allerdings jeweils ohne statistische Signifikanz. Umso interessanter ist jedoch, dass der β-Blocker in sämtlichen Endpunkten tendenziell besser abschneidet als der ACE-Hemmer (Abb. 2.6). Hierbei sei insbesondere darauf hingewiesen, dass β-Blocker und ACE-Hemmer gleichen Einfluss auf die Änderung einer Albuminurie und des Serumkreatinins sowie die Häufigkeit von Hypoglykämien im gesamten Verlauf der Studie hatten. Die Amputationshäufigkeit sowie das Auftreten einer Herzinsuffizienz waren in der ACE-Hemmer-Gruppe sogar (nicht signifikant) erhöht und in der β-Blocker-Gruppe erniedrigt. In einer Kosten-Nutzen-Analyse dieser Studie war die Therapie mit Atenolol um 14 % billiger als die Therapie mit Captopril, was zum einen auf den geringeren Medikamentenpreis, zum anderen aber auch auf seltenere und kürzere Hospitalisierungen unter β-Blockade zurückzuführen ist [11].

Diese Daten verdeutlichen, dass bei Patienten mit Hypertonie und Diabetes der β-Blocker hinsichtlich des kardio- und zerebrovaskulären Risikos sowie dem Fortschritt einer diabetischen Nephropathie dem ACE-Hemmer wahrscheinlich nicht unterlegen ist. Eine Unterversorgung dieser Patienten mit β-Blockern ist aus heutiger Sicht demnach nicht mehr zu rechtfertigen.

2.4.3 Arterielle Hypertonie und koronare Herzkrankheit

Im Gegensatz zum Diabetes ist die koronare Herzkrankheit als Komorbidität der Hypertonie eine in der Praxis bereits besser etablierte Behandlungsindikation für β-Blocker. Bei der Therapie der koronaren Herzkrankheit mit einem β-Blocker kommt es zu einer Reduktion der Schmerzattacken, der ST-Streckensenkungen, der stummen ischämischen Episoden und des Nitroglycerinverbrauchs. Neben der antianginösen Effizienz senken β-Blocker bei instabiler Angina pectoris die kardiovaskuläre Ereignisrate. In der Sekundärprävention senken β-Blocker ohne intrinsische sympathomimetische Aktivität (ISA) bei Patienten nach einem Myokardinfarkt die Mortalität (TIMI II [35], ISIS-1 [15]). β-Blocker mit ISA hatten hingegen keinen prognoseverbessernden Effekt [40]. Eine Verbesserung der Prognose gelingt durch eine Reduktion der frühen (0.–7. Tag) wie auch der Spätmortalität sowie der Reinfarkthäufigkeit.

Eine Metaanalyse zur β-Blocker-Therapie nach Myokardinfarkt [8] belegt eindeutig den Nutzen einer längerfristigen Therapie (6–48 Monate, Mortalitätsreduktion 23 %), wohingegen eine Kurzzeittherapie (bis 6 Wochen nach dem Infarktereignis) nicht mit einer signifikanten Prognoseverbesserung einhergeht.

2.4.4 Arterielle Hypertonie und periphere arterielle Verschlusskrankheit

Die periphere arterielle Verschlusskrankheit (pAVK) ist eine häufige arteriosklerotische Komorbidität der Hypertonie. Nicht selten ergibt sich hieraus eine Indikation zur operativen Revaskularisierung. Diese Patienten haben durch eine häufig gleichzeitig vorliegende koronare Herzkrankheit ein deutlich erhöhtes perioperatives Risiko. Die β_1-selektiven Blocker Atenolol [23] und Bisoprolol [33] zeigten eine deutliche Senkung der perioperativen kardiovaskulären Ereignisrate sowie Gesamtmortalität bei Patienten, die sich einer Operation der großen Gefäße unterzogen. Die günstigen Effekte von β-Blockern sind hierbei auf eine Reduktion der ischämischen Ereignisse im perioperativen Verlauf zurückzuführen, die wiederum durch eine Senkung der Blutdruck- und Herzfrequenzspitzen bedingt ist.

2.4.5 Arterielle Hypertonie und chronische Herzinsuffizienz

Aus den Ergebnissen der Framingham-Studie [13] und anderen Untersuchungen [7] geht hervor, dass mehr als drei Viertel der Fälle einer Herzinsuffizienz auf arterieller Hypertonie und koronarer Herzerkrankung beruhen. Eine arterielle Hypertonie verdreifacht, eine koronare Herzerkrankung vervierfacht das Risiko einer Herzinsuffizienz. Es besteht eine enge Korrelation zwischen erhöhtem Blutdruck und linksventrikulärer Hypertrophie [16]. In den letzten Jahrzehnten konnte durch eine Zunahme antihypertensiver Therapiemaßnahmen eine Senkung der Prävalenz der Hypertonie erreicht werden. Parallel dazu kam es zu einer Abnahme der Prävalenz einer linksventrikulären Hypertrophie [26]. Das Auftreten elektrokardiographischer Zeichen einer ventrikulären Hypertrophie ist mit einem 17fach erhöhten Risiko verbunden, eine Herzinsuffizienz zu entwickeln [16]. Daher steigt die Inzidenz der Herzinsuffizienz bei höherem Blutdruck an. Diese Daten veranschaulichen den engen Zusammenhang zwischen Bluthochdruck, ventrikulärer Hypertrophie und Herzinsuffizienz.

Spätere epidemiologische Erhebungen als die der Framingham-Studie weisen jedoch darauf hin, dass in den letzten Jahren die Hypertonie als Ursache einer Herzinsuffizienz an quantitativer Bedeutung verloren hat [39]. Gleichzeitig beobachtet man eine relative Zunahme der ischämischen Herzerkrankung als Ursache einer Herzinsuffizienz. Man führt dies darauf zurück, dass durch eine konsequentere antihypertensive Therapie ein Rückgang der kardiovaskulären Morbidität und Mortalität erzielt werden konnte.

2.4.6 Chronische Herzinsuffizienz

Eine Vielzahl an Studien (CIBIS II [3], COMET [34], COPERNICUS [32], MERIT-HF [24]) in den 1980er- und 1990er-Jahren zeigte bei Patienten mit chronischer Herzinsuffizienz eine Verbesserung der linksventrikulären Funktion und der Symptomatik durch β-Blocker (insbesondere Metoprolol, Bisoprolol, Carvedilol, Bucindolol, Nebivolol). Bisher konnte jedoch lediglich für Carvedilol, Bisoprolol und Metoprolol eine Verlängerung der Überlebenszeit nachgewiesen werden.

Bucindolol hingegen führte zu keiner Verlängerung der Überlebenszeit im Vergleich zu Placebo (BEST [41]). Carvedilol führte bislang als einzige Substanz zu einer signifikanten Mortalitätsreduktion bei Patienten im NYHA-Stadium IV (COPERNICUS [32]).

Nicht ganz geklärt ist, ob es aufgrund der unterschiedlichen Wirkprofile innerhalb der Gruppe der β-Blocker Substanzen gibt, die den anderen hinsichtlich der Effekte auf Mortalität, ventrikuläre Funktion, Symptomatik oder Verträglichkeit bei Patienten mit Herzinsuffizienz überlegen sind. In Bezug auf harte Endpunkte ist die Datenlage für Carvedilol am günstigsten. Die COMET-Studie belegt, dass Carvedilol einer Therapie mit Metoprololtartrat bezüglich der Mortalitätssenkung überlegen ist. Ob daraus zwangsläufig auch auf eine Unterlegenheit des länger wirksamen Metoprololsuccinat geschlossen werden darf, ist umstritten.

2.5 Nebenwirkungen und Kontraindikationen

Die häufigsten Nebenwirkungen einer β-Blocker-Therapie sind in Tabelle 2.3 zusammengefasst; sie erklären sich meist durch die rezeptorspezifischen Effekte der Substanzen.

2.5.1 β₁-Adrenozeptor-vermittelte Nebenwirkungen

Durch negativ chronotrope Effekte können β-Blocker zu *Bradykardien* führen. Hierauf ist insbesondere bei begleitender Behandlung mit anderen negativ chronotropen Substanzen zu achten (z. B. Digitalis, Calciumantagonisten vom Verapamil- und Diltiazem-Typ). Die Kombinationstherapie eines β-Blockers mit einem Calciumantagonisten vom Diltiazem- oder Verapamil-Typ sowie mit zentral wirksamen Antihypertensiva wie Clonidin oder Moxonidin sollte vermieden werden.

Ein übermäßiger Abfall des Blutdrucks *(symptomatische Hypotonie)* kann bei Überdosierung vorkommen. Diese äußert sich (ähnlich wie eine Bradykardie) durch Schwindel, Müdigkeit und Schwäche. Insbesondere bei Patienten mit Herzinsuffizienz ist auf initiale Hypotonien zu achten. Um diese zu vermeiden, sollte die Therapie mit niedrigsten Dosen begonnen werden und zweiwöchentlich bzw. angepasst an den Blutdruck und die Symptome verdoppelt werden bis zur Zieldosis.

Negativ dromotrope Effekte von β-Blockern können zu *AV-Blockierungen* führen. Das Vorliegen eines AV-Blocks I. Grades ist keine Kontraindikation gegen eine Therapie, wohl aber ein AV-Block II. oder III. Grades. Ein AV-Block I. Grades kann jedoch in einen AV-Block II. oder III. Grades übergehen. In solchen Fällen ist die Dosis des β-Blockers zu reduzieren.

Tab. 2.3: Die häufigsten Nebenwirkungen einer β-Blocker-Therapie.

- Bradykardie, Hypotonie, AV-Überleitungsstörungen
- Leistungsabfall, Schwäche
- Kältegefühl in den Extremitäten, Verschlechterung einer peripheren arteriellen Verschlusskrankheit
- Obstruktive Ventilationsstörungen
- Hypoglykämie-Neigung, Verschlechterung einer diabetischen Stoffwechsellage
- Zentralnervöse Störungen (Müdigkeit, Kopfschmerzen, Schwitzen, Schlafstörungen, depressive Verstimmungen etc.)
- Potenzstörungen

Durch eine Inhibition von β_1- und β_3-Adrenozeptor vermittelter Lipolyse kann es zu einer *Erhöhung der plasmatischen Triglycerid- und Lipoproteinkonzentrationen* kommen. Dies erhöht das Arterioskleroserisiko. Bei relevanter Hypercholesterinämie wäre entsprechend ein Statin zur Cholesterinsenkung sinnvoll.

2.5.2 β_2-Adrenozeptor-vermittelte Nebenwirkungen

Durch β_2-Adrenozeptorblockade von glatter Muskulatur der Bronchien kann es zur *Bronchokonstriktion* und somit zur Verschlechterung eines Asthma bronchiale kommen. Bei Patienten mit chronisch obstruktiven Lungenerkrankungen (COPD) ist die bronchokonstriktorische Wirkung eines β-Blockers geringer ausgeprägt als bei Patienten mit Asthma bronchiale [49]. Dennoch sollte eine sorgfältige Prüfung der Behandlungsindikationen bei Patienten mit COPD vorgenommen werden. Unselektive β-Blocker sollten bei COPD oder Asthma nicht verwendet werden, während β_1-selektive Substanzen appliziert werden können. Die topische Gabe von β_2-Sympathomimetika kann die bronchokonstriktorischen Effekte eines β_1-selektiven Blockers, wenn notwendig, meist beseitigen.

Durch die bereits angesprochene periphere β_2-Adrenozeptorblockade kann es zum Auftreten von Kältegefühlen der Extremitäten kommen. Eine bestehende *periphere Durchblutungsstörung* kann bis hin zu einer Raynaud-Symptomatik verschlechtert werden. In solchen Fällen sollte am ehesten ein β-Blocker mit vasodilatativen Effekten gewählt werden (z. B. Carvedilol oder Nebivolol).

Die Antagonisierung von β_2-Rezeptoren an Skelettmuskulatur und anderen Organen führt zu einer Hemmung der Glykogenolyse und somit zu einer Hemmung der sympathotonen Gegenregulation bei Hypoglykämien bei Patienten mit Diabetes mellitus. Gleichzeitig werden Prodromi wie Tachykardie, Schwitzen und Tremor durch die β-Blockade maskiert. Hierdurch wird die *Hypotonieneigung* bei diesen Patienten erhöht. β_1-selektive Blocker verursachen diese Nebenwirkungen seltener [20]. Dennoch profitieren insbesondere Diabetiker nach einem Myokardinfarkt von einer β-Blocker-Therapie hinsichtlich Mortalität und Morbidität [22]. Auch zur Verhinderung bzw. Progressionsverlangsamung der diabetischen Nephropathie im Rahmen einer Primärprävention haben sich β-Blocker bewährt.

2.5.3 Das Rebound-Phänomen

Bei Auftreten von Nebenwirkungen sollte das abrupte Absetzen eines β-Blockers unter allen Umständen vermieden werden, um einem *Rebound-Phänomen* vorzubeugen. Dieses erklärt sich durch eine Sensitivierung des β-adrenergen Systems (insbesondere durch inverse Agonisten). Beim plötzlichen Absetzen des β-Blockers kann die vermehrte Stimulation des β-adrenergen Systems zu Tachykardien, Blutdruckanstieg, Unruhe, Schweißausbruch und Angina pectoris führen. Bei Auftreten solcher Symptome sollte eine erneute β-Blocker-Gabe erfolgen.

Literatur

[1] Benovic, J.L., Staniszewski, C., Mayor, F.J., Caron, M.G., Lefkowitz, R.J.: Beta-Adrenergic receptor kinase. Activity of partial agonists for stimulation of adenylate cyclase correlates with ability to promote receptor phosphorylation. Biol. Chem. **263**, 3893–3897 (1988)

[2] Bristow, M.R., Roden, R.L., Lowes, B.D., Gilbert, E.M., Eichhorn, E.J.: The role of third-generation beta-blocking agents in chronic heart failure. Clin. Cardiol. **21**, I3–I13 (1998)

[3] CIBIS II Investigators: The Cardiac Insufficiency Bisoprolol Study II (CIBIS-II): a randomised trial. Lancet **353**, 9–13 (1999)

[4] Dahlof, B., Devereux, R.B., Kjeldsen, S.E., Julius, S., Beevers, G., de Faire, U., Fyhrquist, F, Ibsen, H., Kristiansson, K., Lederballe-Pedersen, O., Lindholm, L.H., Nieminen, M.S., Omvik, P., Oparil, S., Wedel, H.: LIFE Study Group: Cardiovascular morbidity and mortality in the Losartan Intervention For Endpoint reduction in hypertension study (LIFE): a randomised trial against atenolol. Lancet **359**, 995–1003 (2002)

[5] De Groot, A.A., Mathy, M.-J., Van Zwieten, P.A., Peters, S.L.M.: Involvement of the β_3-adrenoceptor in nebivolol-induced vasorelaxation in the rat aorta. J. Cardiovasc. Pharmacol. **42**, 232–236 (2003)

[6] Diaz-Velez, C.R., Garcia-Castineiras, S., Mendoza-Ramos, E., Hernandez-Lopez, E.: Increased malondialdehyde in peripheral blood of patients with congestive heart failure. Am. Heart J. **131**, 146–152 (1996)

[7] Eriksson, H., Svärdsudd, K., Larsson, B. et al.: Risk factors for heart failure in the general population: The study of men born in 1913. Eur. Heart J. **10**, 647–656 (1989)

[8] Freemantle, N., Cleland, J., Young, P., Mason, J, Harrison, J.: β blockade after myocardial infarction: systematic review and meta regression analysis. Br. Med. J. **318**, 1730–1737 (1999)

[9] Gilbert, E.M., Olsen, S.L., Renlund, D.G., Bristow, M.R.: Beta-adrenergic receptor regulation and left ventricular function in idiopathic dilated cardiomyopathy. Am. J. Cardiol. **71**, 23C–29C (1993)

[10] Gillman, M.W., Kannel, W.B., Belanger, A., DÁgostino, R.B.: Influence of heart rate on mortality among persons with hypertension: the Framingham Study. Am. Heart J. **125**, 1148–1154 (1993)

[11] Gray, A., Clarke, P., Raikou, M. et al.: An economic evaluation of atenolol vs. captopril in patients with Type 2 diabetes (UKPDS 54). Diabet. Med. **18**,438–444 (2001)

[12] Hausdorff, W.P., Caron, M.G., Lefkowitz, R.J.: Turning off the signal: desensitization of beta-adrenergic receptor function. FASEB J. **4**, 2881–2889 (1990)

[13] Ho, K.K.L., Anderson, K.M., Kannel, W.B., Grossman, W., Levy, D.: Survival after the onset of congestive heart failure in Framingham Heart Study subjects. Circulation **88**, 107–115 (1993)

[14] Holmer, S.R., Hengstenberg, C., Mayer, B. et al.: Marked suppression of renin levels by beta-receptor blocker in patients treated with standard heart failure therapy: a potential mechanism of benefit from beta-blockade. J. Intern. Med. **249,** 167–172 (2001)

[15] ISIS-1 (First International Study of Infarct Survival) Collaborative Group: Mechanisms for the early mortality reduction produced by beta-blockade started early in acute myocardial infarction: ISIS-1. Lancet **23**, 921–923 (1988)

[16] Kannel, W.B., Levy, D., Cupples, L.A.: Left ventricular hypertrophy and risk of cardiac failure: Insights from the Framingham study. J. Cardiovasc. Pharmacol. **10** (Suppl. 6), S135–S140 (1987)

[16a]Karow und Lang: Allgemeine und spezielle Pharmakologie und Toxikologie. Thomas Karow Eigenverlag 2006 (s. Legende zu Abbildung. 2.2)

[17] Karlson, B.W., Herlitz, J., Hjalmarson, A.: Prognosis of acute myocardial infarction in diabetic and non-diabetic patients. Diabet. Med. **10**, 449–454 (1993)

[18] Kindermann, M., Maack, C., Schaller, S., Finkler, N., Schmidt, K.I., Laer, S., Wuttke, H., Schafers, H.J., Böhm, M.: Carvedilol but not metoprolol reduces beta-adrenergic responsiveness after complete elimination from plasma in vivo. Circulation **109**, 3182–3190 (2004)

[19] Lacy, F., O'Connor, D.T., Schmid-Schonbein, G.W.: Plasma hydrogen peroxide production in hypertensives and normotensive subjects at genetic risk of hypertension. J. Hypertens. **16**, 291–303 (1998)

[20] Lauridsen, U.B., Christensen, N.J., Lyngsoe, J.: Effects of nonselective and beta-1-selective blockade on glucose metabolism and hormone responses during insulin-induced hypoglycemia in normal man. J. Clin. Endocrinol. Metab. **56**, 876–882 (1983)

[21] Lohse, M.J., Benovic, J.L., Codina, J., Caron, M.G., Lefkowitz, R.J.: Beta-Arrestin: a protein that regulates beta-adrenergic receptor function. Science **248**, 1547–1550 (1990)

[22] Malmberg, K., Herlitz, J., Hjalmarson, A., Ryden, L.: Effects of metoprolol on mortality and late infarction in diabetics with suspected acute myocardial infarction: retrospective data from two large studies. Eur. Heart J. **10**, 423–428 (1989)

[23] Mangano, D.T., Layug, E.L., Wallace, A., Tateo, I.: Effect of atenolol on mortality and cardiovascular morbidity after noncardiac surgery. Multicenter Study of Perioperative Ischemia Research Group. New Engl. J. Med. **335**, 1713–1720 (1996)

[24] MERIT-HF Investigators: Effect of metoprolol CR/XL in chronic heart failure: Metoprolol CR/XL Randomised Intervention Trial in Congestive Heart Failure (MERIT-HF). Lancet **353**, 2001–2007 (1999)

[25] Messerli, H.F., Grossman, E., Goldbourt, U.: Are beta-blockers efficacious as first-line therapy for hypertension in the elderly? A systematic review. J. Am. Med. Ass. **279**, 1903–1907 (1998)

[26] Mosterd, A., D́Agostino, R.B., Silbershatz, H. et al.: Trends in the prevalence of hypertension, antihypertensive therapy, and left ventricular hypertrophy from 1950 to 1989. New Engl. J. Med. **340**, 1221–1227 (1999)

[27] MRC trial of treatment of mild hypertension: principal results. Medical Research Council Working Party. Br. Med. J. **291**, 97–104 (1985)

[28] MRC trial of treatment of hypertension in older adults: principal results. Medical Research Council Working Party. Br. Med. J. **304**, 405–412 (1992)

[29] Nicholas, G., Oakley, C., Pouleur, H., Rousseau, M.F., Rydén, L.E., Wellens, H., for The Xamoterol In Heart Failure Study Group: Xamoterol in severe heart failure. Lancet **336**, 1–6 (1990)

[30] Niklason, A., Hedner, T., Niskanen, L., Lanke, J.: Captopril Prevention Project Study Group. Development of diabetes is retarded by ACE inhibition in hypertensive patients – a subanalysis of the Captopril Prevention Project (CAPPP). J. Hypertens. **22**, 645–652 (2004).

[31] Ohlstein, E.H., Douglas, S.A., Sung, C.-P. et al.: Carvedilol, a cardiovascular drug, prevents vascular smooth muscle cell proliferation, migration and neointimal formation following vascular injury. Proc. Natl. Acad. Sci. USA **90**, 6189–6193

[32] Packer, M., Coats, A.J., Fowler, M.B., Katus, H.A., Krum, H., Mohacsi, P., Rouleau, J.L., Tendera, M., Castaigne, A., Roecker, E.B., Schultz, M.K., DeMets, D.L.: Carvedilol Prospective Randomized Cumulative Survival Study Group. Effect of carvedilol on survival in severe chronic heart failure. New Engl. J. Med. **344**, 1651–1658 (2001)

[33] Poldermans, D., Boersma, E., Bax, J.J. et al.: The effect of bisoprolol on perioperative mortality and myocardial infarction in high-risk patients undergoing vascular surgery. Dutch Echocardiographic Cardiac Risk Evaluation Applying Stress Echocardiography Study Group. New Engl. J. Med. **341**, 1789–1794 (1999)

[34] Poole-Wilson, P.A., Swedberg, K., Cleland, J.G., Di Lenarda, A., Hanrath, P., Komajda, M., Lubsen, J., Lutiger, B., Metra, M., Remme, W.J., Torp-Pedersen, C., Scherhag, A., Skene, A.: Carvedilol Or Metoprolol European Trial Investigators. Comparison of carvedilol and metoprolol on clinical outcomes in patients with chronic heart failure in the Carvedilol Or Metoprolol European Trial (COMET): randomised controlled trial. Lancet **362**, 7–13 (2003)

[35] Roberts, R., Rogers, W.J., Mueller, H.S. et al.: Immediate versus deferred beta-blockade following thrombolytic therapy in patients with acute myocardial infarction. Results of the Thrombolysis in Myocardial Infarction (TIMI) II-B Study. Circulation **83**, 422–437 (1991)

[36] Sawicki, P.T., Siebenhofer, A.: Betablocker treatment in diabetes mellitus. J. Intern. Med. **250**, 11–17 (2001)

[37] Schunkert, H., Hense, H.W., Brockel, U. et al.: Differential effects of antihypertensive drugs on neurohormonal activation: insights from a population-based sample. J. Intern. Med. **244**, 109–119 (1998)

[38] Soriano, J.B., Hoes, A.W., Meems, L., Grobbee, D.E.: Increased survival with beta-blockers: importance of ancillary properties. Prog. Cardiovasc. Dis. **39**, 445–456 (1997)

[39] Teerlink, J.R., Goldhaber, S.Z., Pfeffer, M.A.: An overview of contemporary etiologies of congestive heart failure. Am. Heart. J. **121**, 1852–1853 (1991)

[40] The Australian and Swedish Pindolol Study Group: The effect of pindolol on the two years mortality after complicated myocardial infarction. Eur. Heart J. **4**, 367–375 (1983)

[41] The Beta-Blocker Evaluation of Survival Trial Investigators: A trial of the beta-blocker bucindolol in patients with advanced chronic heart failure. New Engl. J. Med. **344**, 1659–1667 (2001)

[42] The IPPPSH Collaborative Group: Cardiovascular risk and risk factors in a randomized trial of treatment based on the beta–blocker oxprenolol: the International Prospective Primary Prevention Study in Hypertension (IPPPSH). J. Hypertens. **3**, 379–392 (1985)

[43] Theodoresen, L., Brors, O.: The importance of lipid solubility and receptor selectivity of beta-adrenoceptor blocking drugs for the occurrence of symptoms and side-effects in out-patients. J. Intern. Med. **226**, 17–23 (1989)

[44] Tzemos, N., Lim, P.O., MacDonald, T.M.: Nebivolol reverses endothelial dysfunction in essential hypertension: a randomized, double-blind, crossover study. Circulation **104**, 511–514 (2001)

[45] UK Prospective Diabetes Study Group: Efficacy of atenolol and captopril in reducing risk of macrovascular and microvascular complications in type 2 diabetes: UKPDS 39. Br. Med. J. **317**, 713–720 (1998)

[46] van den Meiracker, A.H., Man in 't Veld, A.J., Admiraal, P.J. et al.: Partial escape of angiotensin converting enzyme (ACE) inhibition during prolonged ACE inhibitor treatment: does it exist and does it affect the antihypertensive response? J. Hypertens. **10**, 803–812 (1992)

[47] Wilhelmsen, L., Berglund, G., Elmfeldt, D., Tibblin, G., Wedel, H., Pennert, K., Vedin, A., Wilhelmsson, C., Werko, L.: The multifactor primary prevention trial in Goteborg, Sweden. Eur. Heart J. **7**, 279–288 (1986)

[48] Wikstrand, J., Warnold, I., Olsson, G., Tuomilehto, J., Elmfeldt, D., Berglund, G.: Primary prevention with metoprolol in patients with hypertension. Mortality results from the MAPHY study. J. Am. Med. Ass. **259**, 1976–1982 (1988)

[49] Woolcock, A.J., Anderson, S.D., Peat, J.K. et al.: Characteristics of bronchial hyperresponsiveness in chronic obstructive pulmonary disease and in asthma. Am. Rev. Respir. Dis. **143**, 1438–1443 (1991)

[50] Yue, T.L., Cheng, H.-J., Lysko, P.G., McKenna, P.J., Feuerstein, R., Gu, J.-L., Lysko, K.A., Davis, L.L., Feuerstein, G.: Carvedilol, a new vasodilator and beta-adrenoceptor antagonist, is an antioxidant and free radical scavenger. J. Pharmacol. Exp. Ther. **263**, 92–98 (1992)

3 Angiotensin-I-Konversionsenzym-Hemmer

Karl F. Hilgers

3.1 Struktur und Einteilung

In Deutschland sind derzeit 13 verschiedene Hemmstoffe des Angiotensin-I-Konver-sionsenzyms (ACE-Hemmer) zugelassen (s. Tab. 3.1). Die ersten ACE-hemmenden Substanzen waren Peptide aus dem Gift der Jararaca-Lanzenotter (Bothrops jararaca), welche die Wirkung des Bradykinins potenzierten [1] und experimentell eingesetzt wurden (zum Zusammenhang zwischen ACE-Hemmung und Potenzierung des Bra-dykinins s. Abschnitt 3.3).

Der erste oral aktive ACE-Hemmer, *Captopril*, wurde in den 1970er-Jahren von einer Arbeitsgruppe um Cushman und Ondetti synthetisiert [2]. Die Entwicklung von Captopril war ein frühes Beispiel des rationalen Designs eines Pharmakons aufgrund von Überlegungen zur Struktur des zu beeinflussenden Enzyms: Cushman und On-detti bauten auf Informationen zur Struktur der Carboxypeptidase A auf, die – wie das ACE – ein Zn^{2+} im aktiven Zentrum enthält [2, 3].

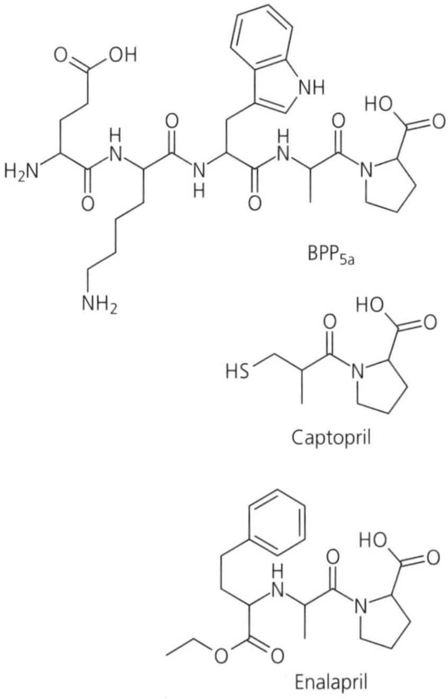

BPP$_{5a}$

Captopril

Enalapril

Abb. 3.1: Strukturformeln von Bradykin-potenzierendem Peptids BPP$_{5a}$, Captopril und Enalaprilat (aktiver Metabolit).

Tab. 3.1: Empfohlene Dosen der in Deutschland zugelassenen ACE-Hemmer (nach [17, 34]).

Substanz	Bereich der empfohlenen Gesamttages-dosis [mg]	Empfohlene Auf-teilung der Gesamt-tagesdosis	Maximaldosis bei Niereninsuffizienz Stadium $\geq$ IV (GFR $<$ 30 ml/min) [mg/d]
ACE-Hemmer mit Sulfhydrylgruppe			
Captopril	12,5–150	2–3 Einzeldosen	25
ACE-Hemmer mit Carboxylgruppe			
Benazepril	2,5–40	1–2 Einzeldosen	20
Cilazapril	0,5–5	1 Einzeldosis	2,5
Enalapril	2,5–40	1–2 Einzeldosen	20
Imidapril	5–20[L]	1 Einzeldosis	Nicht empfohlen
Lisinopril	5–40	1 Einzeldosis	20
Moexipril	3,75–30	1 Einzeldosis	Nicht empfohlen
Perindopril	2–8	1–2 Einzeldosen	2
Quinapril	10–40	1 Einzeldosis	5
Ramipril	1,25–10	1–2 Einzeldosen	5
Spirapril	3–6	1 Einzeldosis	6
Trandolapril	1–4[L]	1 Einzeldosis	Nicht empfohlen
ACE-Hemmer mit Phosphinylgruppe			
Fosinopril	10–40	1 Einzeldosis	40

[L]: Dosisreduktion schon bei geringer Störung der Leberfunktion empfohlen
GFR: Glomeruläre Filtrationsrate

Beim Captopril interagiert die Sulfhydrylgruppe mit dem Zn^{2+} im aktiven Zentrum des ACE. Die in den ersten klinischen Studien beobachteten Nebenwirkungen der Substanz wurden zum Teil der Sulfhydrylgruppe zugeschrieben [3]. Die Berechtigung zu dieser Annahme ist jedoch umstritten, da Captopril zum damaligen Zeitpunkt in sehr viel höheren Dosen eingesetzt wurde, als dies heute üblich ist. Dennoch wurde bei der Entwicklung weiterer Substanzen auf eine Vermeidung der Sulfhydrylgruppe geachtet. Dementsprechend können die ACE-Hemmer eingeteilt werden nach der funktionellen Gruppe, die mit dem Zn^{2+} im aktiven Zentrum des ACE interagiert (s. Tab. 3.1):

- eine Sulfhydrylgruppe,
- eine Phosphinylgruppe oder
- eine Carboxylgruppe

Die meisten neueren ACE-Hemmer enthalten keine Sulfhydrylgruppe. Zu den Sulfhydryl-enthaltenden Substanzen gehören außer Captopril noch die in Deutschland nicht zugelassenen Wirkstoffe Zofenopril und Alacepril.

Der zweite oral aktive ACE-Hemmer (und gleichzeitig der erste ohne Sulfhydrylgruppe) war Enalapril (Abb. 3.1). Anstelle der Sulfhydrylgruppe interagiert hier eine Carboxylgruppe mit dem Zn^{2+} im aktiven Zentrum des ACE. Enalapril wurde damit zum Prototyp der Carboxylgruppen-ACE-Hemmer (s. Tab. 3.1). Im Gegensatz zu Captopril ist Enalapril selbst nicht aktiv, sondern erst der Metabolit Enalaprilat, der durch Abspaltung einer Methylgruppe durch Esterasen in der Leber (oder im Magen-Darm-Trakt) entsteht. Damit ist Enalapril auch der Prototyp der so genannten „Prodrug"-ACE-Hemmer, die nicht selbst aktiv sind, sondern erst metabolisiert werden müssen. Außer Captopril und Lisinopril sind alle in Deutschland zugelassenen ACE-Hemmer „Prodrugs", die einer Umwandlung bedürfen. Dies gilt auch für Fosinopril, den bislang einzigen Vertreter der Phosphinylgruppen enthaltenden ACE-Hemmer.

3.2 Pharmakokinetik

Einen Überblick über die Pharmakokinetik der ACE-Hemmer gibt Tabelle 3.2.

Die verschiedenen Substanzen weisen zum Teil erhebliche Unterschiede bezüglich Absorption, Halbwertszeit, Verteilungsvolumen und Eliminationswegen auf. Daran gemessen sind die klinisch relevanten bzw. praktisch bei der Dosierung zu berücksichtigenden Unterschiede zwischen den Substanzen (vg. Tab. 3.1) eher wenig ausgeprägt.

Diese scheinbare Diskrepanz zwischen Pharmakokinetik und klinischer Anwendung lässt sich zu einem großen Teil durch den Wirkungsmechechanismus der ACE-Hemmer erklären (s. Abschnitt 3.3). Die Substanzen binden an ein membranständiges Enzym, das in vielen Zielgeweben weit verteilt ist; die Bildung von Angiotensin II (ANG II) aus Angiotensin I (ANG I) findet im Wesentlichen nicht im Plasma, sondern in den Geweben statt. Daher sind das Ausmaß der Bindung an das ACE in den Geweben und die Geschwindigkeit der Dissoziation vom Enzym entscheidend für die Dauer der Hemmung. Die Penetration der Substanzen ins Gewebe und die Affinität zu den beiden aktiven Zentren des membranständigen ACE spielen hier eine wesentliche Rolle. Die Plasmaspiegel der Pharmaka sind demgegenüber von untergeordneter Bedeutung.

Die Halbwertszeit der Dissoziation vom ACE liegt für die meisten neueren ACE-Hemmer bei 24 h oder darüber (z. B. Cilazapril 30–50 h, Lisinopril 41 h, Perindopril 25 h, Quinapril 26 h). Allerdings sind auch diese Daten schwierig zu vergleichen, da sic sich teilweise aus der langsamen Komponente der Elimination des aktiven Metaboliten ableiten und teilweise aus der Erfassung der Bindung der Substanzen an Plasma-ACE *in vitro*. Letzteres ist scheinbar der nächstliegende Ansatz, birgt jedoch auch erhebliche Probleme, da die Bindung an das Plasma-ACE – ein Spaltprodukt, das nur eines der beiden aktiven Zentren des membranständigen ACE aufweist – nicht unbedingt der Bindung an ACE in den Geweben *in vivo* entspricht.

Die geschilderte Problematik sei am Beispiel von *Ramipril* erläutert:
Die Halbwertszeit von Ramipril selbst (d. h. der noch nicht metabolisierten „Prodrug") im Plasma liegt bei unter 1 h. Der aktive Metabolit *Ramiprilat* dagegen weist eine komplexe Elimination auf: eine frühe Phase mit einer Plasma-Halbwertszeit von etwa 3 h, eine intermediäre Phase und eine terminale Phase mit einer Halbwertszeit von 4 bis 5 Tagen. Ramiprilat dissoziiert vom ACE *in vitro* zwar mit einer Halbwertszeit von 10,7 Stunden, dennoch entspricht die terminale Phase mit ihrer mehrtägigen Halbwertszeit höchstwahrscheinlich der Dissoziation des Ramiprilats vom ACE *in vivo* [4].

Aufgrund der dargestellten Überlegungen ist es nicht überraschend, dass die Pharmakokinetik der ACE-Hemmer wenig Anhaltspunkte zur konkreten Auswahl einer Substanz bietet. Dies gilt auch für die Eliminationswege. Die Substanzen lassen sich zwar einfach einteilen in solche, die nahezu ausschließlich über die Nieren ausgeschieden werden und solche, die nur zu einem gewissen Anteil renal eliminiert werden und zu einem erheblichen Anteil auch einer biliären Exkretion unterliegen (s. Tab. 3.2). Dies sollte jedoch keinesfalls zu dem Missverständnis Anlass geben, dass die letztgenannten Substanzen hinsichtlich ihrer renalen Nebenwirkungen (z. B. Nierenfunktionsver-

Tab. 3.2: Angaben zur Pharmakokinetik der in Deutschland zugelassenen ACE-Hemmer (nach [4, 17, 32, 33] sowie Fachinformationen zu den jeweiligen Substanzen).

Substanz	Prodrug	Orale Aufnahme [%]	t im Plasma* [h]	Eiweiß-bindung [%]	Verteilungs-volumen [l/kg]	Renale Elimination [%]
Captopril	nein	70	2	25–30	0,7	95
Benazepril	ja	37	10–11^m	95	k. A.	85
Cilazapril	ja	60–70	2^m	30^m	0,6^m	100
Enalapril	ja	60	11^m	60^m	k. A.	88
Imidapril	ja	70	7–9^m	53^m	k. A.	40
Lisinopril	nein	25	12	10	k. A.	70
Moexipril	ja	23	10^m	72	2,6^p	15
Perindopril	ja	65–70	1^p	30^m	0,2^m	100
Quinapril	ja	60	3^m	97	k. A.	60
Ramipril	ja	44–66^m	3^m	56^m	ca. 7	60
Spirapril	ja	45	2^m	90	0,35^p	50
Trandolapril	ja	40–60	< 1^p	80^m	k. A.	33
Fosinopril	ja	36	11,5^m	95^m	0,12^m	50

k. A.: Keine Angabe
^{m}: Angabe trifft nur für den aktiven Metaboliten zu
^{p}: Angabe trifft nur für die „Prodrug" zu
*: Zur Problematik der Halbwertszeit (t) im Plasma siehe Text

schlechterung) in der Praxis günstiger wären (s. Abschnitt 6.4). Für keinen der auch biliär ausgeschiedenen ACE-Hemmer ist gezeigt, dass renale Nebenwirkungen weniger häufig auftreten würden als bei Substanzen mit ausschließlich renaler Elimination. Dies ist wenig verwunderlich, wenn man berücksichtigt, dass der entscheidende Mechanismus der Nierenfunktionsverschlechterung unter ACE-Hemmung nicht in einer Kumulation der Substanzen besteht, sondern in der pathophysiologischen Situation einer ausgeprägten Abhängigkeit der glomerulären Filtration von einem aktivierten Renin-Angiotensin-System. In der Regel können auch die nur renal eliminierten ACE-Hemmer unter Berücksichtigung der angebrachten Vorsichtsmaßnahmen – Titration mit geringer Anfangsdosis, ggf. reduzierte Höchstdosis (s. Tab. 3.1), Vermeidung eines Volumendefizits, angemessene Laborkontrollen – bei Niereninsuffizienz sicher eingesetzt werden [5]. Die Empfehlung, dass nach den gegenwärtig gültigen Fachinformationen von einigen Substanzen bei höhergradiger Niereninsuffizienz komplett abgeraten wird, entspringt eher der fehlenden Erfahrung mit diesen Substanzen.

3.3 Wirkungsmechanismen

Der wesentliche molekulare Wirkungsmechechanismus ist die Hemmung des Angiotensin-I-Konversionsenzyms (ACE, Peptidyl-Dipeptidase A, Kininase II, EC 3.4.15.1). Dieses Enzym spaltet Dipeptide vom carboxyterminalen Ende von Peptiden ab, so beispielsweise das His-Leu-Dipeptid vom Dekapeptid ANG I, worauf das eigentlich aktive Oktapeptid ANG II entsteht (Abb. 3.2). Die dreidimensionale Struktur des Enzyms und auch die Interaktion bestimmter Domänen mit den Substraten bzw. Inhibitoren sind weitgehend aufgeklärt [6]. Das aktive Zentrum mit dem Zn^{2+} liegt tief in einer „Grube" des Proteins. Die ACE-Hemmer binden am Zn^{2+} und an weiteren Domänen in dieser Grube, an denen im Falle des ANG I das abzuspaltende Dipeptid bindet. Dies wurde kristallographisch bisher zumindest für das testikuläre ACE gezeigt, welches nur ein aktives Zentrum besitzt. Das im Gefäßgewebe verbreitete somatische ACE verfügt dagegen über 2 aktive Zentren, die ANG I zu spalten vermögen: ein C-terminal und ein N-terminal gelegenes. Beide Zentren vermitteln dieselbe Peptidyl-Dipeptidase-Aktivität, unterscheiden sich aber in ihrer Affinität oder Spezifität für bestimmte Liganden [7]. Daher werden derzeit erste ACE-Hemmer entwickelt, die für das N- oder C-terminale Zentrum spezifisch sind. Ein detaillierter Vergleich der verschiedenen ACE-Hemmer bezüglich der Kinetik der Hemmung des Enzyms ist schwierig, da die verfügbaren Daten oft wenig vergleichbar sind. Die K_i-Werte liegen meist im nanomolaren Bereich, unterscheiden sich aber teilweise zwischen N- und C-terminaler Domäne, den verwendeten Enzympräparationen und den verwendeten Substraten [8].

Die Konsequenzen der Hemmung des ACE für das Renin-Angiotensin-System sind aus den Abbildungen 3.2 und 3.3 ersichtlich. ACE ist zwar nicht das einzige Enzym, das ANG I zu ANG II konvertiert, aber doch bei weitem das wichtigste. Insbesondere die noch vor einigen Jahren verbreitete Annahme einer wesentlichen Rolle

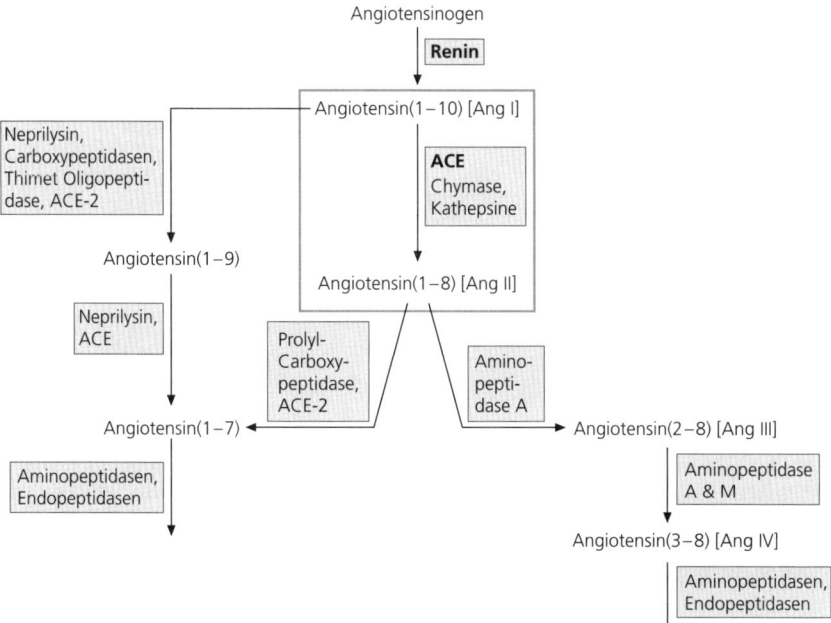

Abb. 3.2: Vereinfachte Darstellung der Stoffwechselwege des Renin-Angiotensin-Systems. Die beteiligten Enzyme sind grau unterlegt.

der Chymase für die Bildung des ANG II ist mittlerweile sehr kritisch zu sehen. In intaktem Gewebe *in vivo* scheint die Chymase nur in geringem Maße zur Konversion von ANG I beizutragen [5, 9]. Die verminderte Bildung von ANG II führt – teils über die Wegnahme einer direkten Rückkopplungshemmung, teils über indirekte Effekte wie Blutdrucksenkung – zu einem Anstieg des Renins (s. Abb. 3.3), dies wiederum zu einem Anstieg der ANG-I-Spiegel. Das vermehrt anfallende ANG I wird seinerseits über alternative Stoffwechselwege zu Angiotensin(1–9) und Angiotensin(1–7) metabolisiert. Einige Autoren postulieren einen direkten blutdrucksenkenden Effekt des Angiotensins(1–7) über einen eigenen Rezeptor (Übersicht bei [5, 9]), dessen Bedeutung für die Wirkung der ACE-Hemmer plausibel, aber bislang nicht definitiv nachgewiesen ist. Bei der Bildung von Angiotensin(1–9) und Angiotensin(1–7) spielt wahrscheinlich das ACE-2, eine kürzlich beschriebene Carboxypeptidase mit Sequenzhomologie zum ACE, eine gewisse Rolle [10, 11]. Dieses Enzym, das im Gegensatz zu ACE eher eine Monopeptidyl-Carboxypeptidase-Aktivität aufweist, und nicht zur ANG-II-Bildung beiträgt, wird, soweit bisher bekannt, nicht von ACE-Hemmern inhibiert [10, 11].

Die wohl wichtigste Wirkung der ACE-Hemmer, die *Verminderung der Bildung von ANG II,* kann über verschiedene Wege zur günstigen Beeinflussung der Hypertonie und ihrer Folgeschäden beitragen, da das Oktapeptid neben seinen Wirkungen auf den Blutdruck auch andere neurohumorale Faktoren moduliert sowie trophische und inflammatorische Mechanismen beeinflusst, die zu Endorganschäden beitragen (s. Tab. 3.3). Die Bildung von ANG II durch ACE findet im Gefäßgewebe im

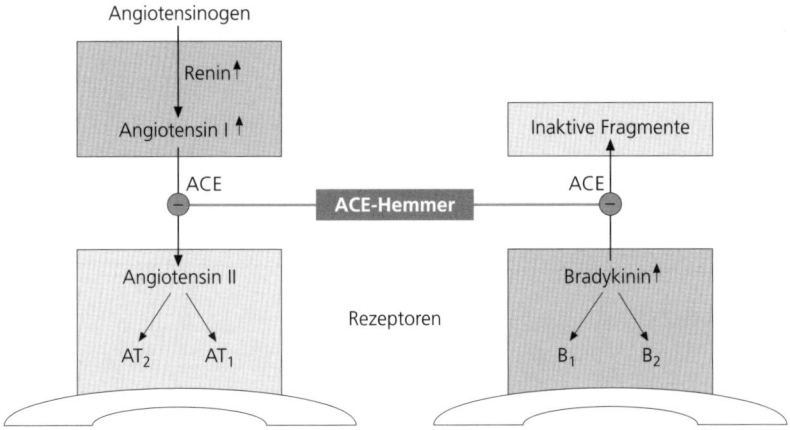

Abb. 3.3: ACE-Hemmer-induzierte Veränderungen im Renin-Angiotensin- und Bradykinin-System. Die Bildung von Angiotensin II, und damit die Stimulation der Oberflächenrezeptoren AT_1 und AT_2, wird vermindert, während Renin und Angiotensin I ansteigen. Bradykinin liegt dagegen aufgrund des gehemmten Abbaus vermehrt vor und kann seine Rezeptoren (B_1 und vor allem B_2) vermehrt binden.

Tab. 3.3: Günstige Wirkungen einer Reduktion von Angiotensin II.

Hämodynamik	▪ Senkung des peripheren Widerstands ▪ Senkung des systemischen Blutdrucks ▪ Verbesserung der endothelialen Vasodilatation ▪ Verbesserung der Relaxation des Myokards ▪ Senkung des glomerulären Filtrationsdrucks in der Niere
Neurohumoral	▪ Reduktion des Sympathikotonus ▪ Verminderung der synaptischen Katecholaminfreisetzung ▪ Verminderung der Aldosteronfreisetzung
Zellwachstum	▪ Vermindertes Wachstum (Proliferation oder Hypertrophie) von glomerulären Mesangiumzellen ▪ Verminderung der linksventrikulären Hypertrophie ▪ Vermindertes Wachstum von glatten Gefäßmuskelzellen ▪ Vermindertes Wachstum von Fibroblasten
Entzündung	▪ Verminderte Expression von Adhäsionsmolekülen und Chemokinen ▪ Verminderte Infiltration von Makrophagen und Lymphozyten ▪ Verminderung von oxidativem Stress
Vernarbung	▪ Verminderung fibrotischer Veränderungen des Myokards ▪ Verminderung der Glomerulosklerose und interstitiellen Fibrose in der Niere ▪ Verbesserung der Gefäßelastizität ▪ Verminderung des strukturellen Umbaus der Widerstandsgefäße im Sinne eines günstigeren Media-Lumen-Verhältnisses

gesamten Körper statt, nicht nur in der Lungenstrombahn, wie früher angenommen wurde [9]. Obwohl insbesondere lipophile ACE-Hemmer sicher auch tiefer ins Gewebe penetrieren, ist die Hemmung des ACE auf der Plasmamembran des Gefäßendothels von herausragender Bedeutung.

Das Enzym ACE spielt aber nicht nur im Renin-Angiotensin-System eine Rolle, sondern auch im Metabolismus anderer Peptidhormone. So gehört es zu denjenigen Enzymen, die das vasodilatorisch und inflammatorisch aktive Peptid Bradykinin abbauen (daher auch das Synonym Kininase II). Eine Hemmung des ACE kann so zu höheren Bradykininspiegeln führen (s. Abb. 3.3). Dieser Mechanismus trägt zur Blutdrucksenkung durch ACE-Hemmer bei [12, 13] und spielt eine Rolle beim Auftreten wichtiger Nebenwirkungen der ACE-Hemmer wie Husten, Angioödem und anaphylaktoiden Reaktionen (s. Abschnitt 3.4.2). Darüber hinaus ist ACE am Abbau weiterer Peptide wie Substanz P oder LH-releasing-Hormon beteiligt. Die N-terminale Domäne des ACE hydrolysiert ein Tetrapeptid, das die Proliferation hämatopoetischer Stammzellen hemmt. Der Anstieg dieses Tetrapeptids unter ACE-Hemmung könnte möglicherweise die hämatologischen Nebenwirkungen der ACE-Hemmer erklären [14]. Aufgrund dieser „promisken" Rolle des ACE im Metabolismus verschiedener Peptide ist damit zu rechnen, dass das Enzym auch bisher noch nicht identifizierte, weitere Hormonsysteme beeinflusst.

Eine neue Rolle des ACE als Signaltransduktionsmolekül im Sinne eines Zelloberflächen-Rezeptors wurde kürzlich beschrieben [15]. Membrangebundenes ACE verfügt neben seinen extrazellulären Domänen mit den beiden aktiven Zentren über eine intrazelluläre Domäne, deren Sequenz eine Interaktion mit zellulären Signaltransduktionskaskaden nahe legt. Ob und in welchem Maße diese neue Funktion durch die bisher bekannten ACE-Hemmer beeinflusst wird, und ob dies für die Wirkungen oder Nebenwirkungen dieser Substanzen eine Rolle spielt, ist derzeit noch nicht abzusehen.

Als zusätzlicher Wirkungsmechanismus derjenigen ACE-Hemmer, die eine Sulfhydrylgruppe enthalten, wurde eine direkte Bindung freier Sauerstoffradikale beschrieben, die zu einer Verbesserung der Endothelfunktion führt [16]. Untersucht wurde dies vor allem mit der in Deutschland nicht zugelassenen Substanz Zofenopril [16]. Die Bedeutung dieses Mechanismus für die klinisch relevanten Wirkungen der ACE-Hemmer ist derzeit noch nicht absehbar. Skeptisch stimmt, dass bisher eine diesbezügliche generelle Überlegenheit des Sulfhydryl enthaltenden Captoprils über andere ACE-Hemmer nicht aufgefallen ist.

3.4 Wirkungen und Nebenwirkungen

3.4.1 Wirkungen

Die wichtigste Wirkung der ACE-Hemmer ist die Senkung des Blutdrucks. Diesem Effekt liegt eine Senkung des peripheren Widerstands zugrunde, zu der neben den verminderten ANG-II-Spiegeln wahrscheinlich auch die günstige Beeinflussung anderer neurohumoraler Systeme beiträgt (s. Tab. 3.3). Letzteres erklärt ebenfalls, dass die Blutdrucksenkung in der Regel nicht mit einer kompensatorischen Erhöhung der Herzfrequenz einhergeht. Dementsprechend kommt es nicht zu einer Volumenretention, sondern es wird durch Wegnahme direkter ANG-II-Wirkungen und durch Verminderung des Aldosterons die Natriumexkretion begünstigt [17].

Die zugelassenen ACE-Hemmer unterscheiden sich nicht wesentlich in ihrer blutdrucksenkenden Wirkung. Diese beginnt bei den meisten Substanzen innerhalb einer Stunde nach oraler Zufuhr einer Einzeldosis, wobei das Ausmaß der Wirkung stark vom Aktivierungsgrad des Renin-Angiotensin-Systems abhängt. Aus diesem Grund ist in Situationen, in denen mit einer Aktivierung des Systems zu rechnen ist, grundsätzlich eine Titration der Dosis mit einer niedrigen Einzeldosis zu Beginn nötig. Zu diesen Situationen gehören z. B. Herzinsuffizienz mit deutlicher Einschränkung der systolischen Pumpfunktion, Therapie mit hohen Dosen von Diuretika oder intravasaler Volumenmangel [17]. Die Zeit bis zum Eintritt der maximalen Wirkung einer Einzeldosis und die Wirkdauer sind je nach Substanz und Aktivierungsgrad des Renin-Angiotensin-Systems verschieden. Dennoch ist bei den meisten ACE-Hemmern mit der Gabe einer Tagesdosis eine ausreichende Wirkung über den gesamten Tag zu erzielen; eine Ausnahme hiervon stellt das Captopril dar, das zwei- oder dreimal täglich gegeben werden muss. Im Einzelfall kann, abhängig vom individuellen Blutdruckprofil, auch bei anderen Substanzen (s. Tab. 3.1) eine Aufteilung in zwei Tagesdosen sinnvoll sein. Bei der oralen Dauertherapie mit einer konstanten Dosis tritt die maximale blutdrucksenkende Wirkung bei allen ACE-Hemmern erst nach einigen (meist 3–6) Wochen ein. Dies ist bei der Anpassung der Dosen zu berücksichtigen.

Am Herzen führt die Blutdrucksenkung zu einer Senkung der Nachlast. Zusätzlich induzieren ACE-Hemmer eine verbesserte Relaxation des Myokards und eine venöse Vasodilatation. Diese Effekte spielen eine wichtige Rolle für den Erfolg der ACE-Hemmer in der Therapie der Herzinsuffizienz [17]. In der Niere wird durch Dilatation der efferenten Arteriole des Glomerulus der glomeruläre Kapillardruck vermindert. Die Verminderung einer Proteinurie durch ACE-Hemmer und die Verlangsamung des Fortschreitens von chronischen Nierenerkrankungen durch diese Substanzen gehen zumindest teilweise auf die genannten hämodynamischen Veränderungen zurück [5]. Umstrittener ist die klinische Relevanz der nichthämodynamischen Wirkungen der ACE-Hemmer (s. Tab. 3.3). Diese sind in experimentellen Studien nachgewiesen und potenziell von erheblicher Bedeutung für die langfristig positiven Wirkungen bei Arteriosklerose [18], Herz- [17] und Niereninsuffizienz [5]. Diese Ansicht wird jedoch von manchen Autoren [19] bestritten, und in klinischen Studien am Patienten ist die Frage in der Regel nicht zu klären. (Für eine detailliertere Diskussion s. [3, 5, 17, 19].)

Eine unbestritten nichthämodynamische Wirkung der ACE-Hemmer ist die Verminderung der ANG-II-induzierten Freisetzung von Aldosteron, die über eine verminderte Kaliumausscheidung am distalen Nephron zur Erhöhung des Kaliumspiegels im Blut führt. Diese „Nebenwirkung" ist in der nicht seltenen Kombinationstherapie mit Diuretika durchaus erwünscht.

Eine weitere nichthämodynamische Besonderheit der ACE-Hemmer ist das Fehlen ungünstiger Auswirkungen auf Glucose- und Fettstoffwechsel. Dies scheint von erheblicher Relevanz zu sein, da unter Therapie mit ACE-Hemmern (und AT_1-Rezeptorantagonisten) – im Vergleich zu anderen Antihypertensiva – ein Diabetes mellitus vom Typ 2 offenbar seltener (oder zumindest verzögert) auftritt [20].

3.4.2 Nebenwirkungen

Zu den unerwünschten Wirkungen, die auf die verminderte Bildung von ANG II zurückgehen, gehört, wie bereits erwähnt, die *Hyperkaliämie*. Ausprägung und Häufigkeit hängen sehr von Komorbidität und Komedikation ab: Schwere Hyperkaliämien treten vor allem dann auf, wenn ACE-Hemmer bei Patienten mit Niereninsuffizienz zusammen mit anderen Medikamenten gegeben werden, die ebenfalls das Kalium erhöhen (s. Abschnitt 3.7). Davon abgesehen ist eine Hyperkaliämie, die eine Reduktion oder ein Absetzen des ACE-Hemmers erfordert, bei Patienten mit Hypertonie eher selten ($< 1\%$).

Ebenfalls Folge der verminderten Bildung von ANG II ist die *akute Verschlechterung der Nierenfunktion* unter ACE-Hemmung, die vor allem in solchen Situationen auftritt, in denen die glomeruläre Filtration von einer ausgeprägten efferenten Vasokonstriktion durch erhöhtes ANG II abhängt [5]. Dies ist z. B. der Fall bei einer vorgeschalteten Nierenarterienstenose (Einzelniere oder bilaterale Stenose), bei Volumenmangel (z. B. durch hohe Diuretika-Dosen oder Exsikkose), bei Herzinsuffizienz mit deutlich eingeschränkter Auswurfleistung des Herzens und bei gleichzeitiger Behandlung mit nichtsteroidalen Antirheumatika. In solchen Fällen ist ein Anstieg des Serumkreatinins häufig (bei Herzinsuffizienz z. B. transienter Anstieg um $> 0,3$ mg/dl in bis zu 30 % der Patienten, persistierend in bis zu 10 % [21]). Allerdings ist ein gewisser Anstieg des Serumkreatinins, nämlich um etwa 20 %, bei Beginn der Therapie mit ACE-Hemmern durchaus zu erwarten, da dies der Verminderung der pathologischen Hyperfiltration entspricht [5]. Bei einem Anstieg des Serum-Kreatinins um 20 bis 30 % sollte nach präzipitierenden Faktoren (wie den oben genannten) gesucht werden; erst ein Anstieg von mehr als 30–50 % gäbe Anlass, die Therapie mit ACE-Hemmern abzubrechen.

Ebenfalls Folge der Verminderung von ANG II sind *Störungen der Nierenentwicklung* bis hin zum tödlichen neonatalen Nierenversagen, die bei Neugeborenen auftreten, deren Mütter in der Spätschwangerschaft ACE-Hemmer einnehmen [22]. Frauen im gebärfähigen Alter sollten ACE-Hemmer daher nur einnehmen, wenn eine Kontrazeption durchgeführt wird. Auf jeden Fall sind die Substanzen im Falle des Eintritts einer Schwangerschaft *sofort abzusetzen*.

Eine weitere Gruppe von Nebenwirkungen wird dem vermehrten Anfall von Bradykinin zugeschrieben. Dazu gehört der sehr häufige *Reizhusten* (bei ca. 20 % der Patienten), der jedoch eher selten zu einem Absetzen der Medikamente zwingt, sowie im weitesten Sinne allergisch erscheinende, oft *urtikarielle Hautveränderungen* (Angaben von 1–10 % der Patienten). Schwerwiegend ist das *angioneurotische Ödem,* das, vor allem wenn es im Oropharynx und Larynx auftritt, lebensgefährlich sein kann [23]. Diese bedrohliche Nebenwirkung tritt bei 0,1–0,2 % der Patienten auf. Dies geschieht zwar meist innerhalb der ersten 2 Wochen nach Therapiebeginn, kann jedoch in Einzelfällen auch viele Monate später vorkommen. Wie das angio-neurotische Ödem werden auch *anaphylaktische Reaktionen auf bestimmte Dialyse-membranen* (AN69) dem vermehrten Anfall von Bradykinin zugeschrieben [5]. Bei den seltenen Störungen der Blutbildung ($< 1\%$) spielt möglicherweise die Hemmung des Abbaus eines die Proliferation von Stammzellen unterdrückenden Tetrapeptids eine Rolle [14].

Wie andere Antihypertensiva auch können ACE-Hemmer zu *starken Blutdruck-abfällen* und *orthostatischen Beschwerden* führen. Diese Nebenwirkungen sind nicht häufiger als bei anderen Antihypertensiva. Es wurde bereits darauf hingewiesen, welche Patienten mit einer Stimulation des Renin-Angiotensin-Systems hier besonders gefährdet sind. *Gastrointestinale Beschwerden* und *Störungen der Leberfunktion* sind selten. Generell sollten ACE-Hemmer bei Erkrankungen der Leber nicht oder nur unter großer Vorsicht und strenger Indikationsstellung eingesetzt werden.

Eine ganze Reihe weiterer Nebenwirkungen wurde beschrieben, diese sind aber meist selten; aus diesem Grund ist auch schwer zu beurteilen, ob sie möglicherweise substanzspezifisch sind. Für eine detailliertere Aufstellung sei auf die jeweiligen Fachinformationen verwiesen.

3.5 Einsatz bei arterieller Hypertonie

Zwar senken alle zugelassenen ACE-Hemmer den Blutdruck vergleichbar gut. Das eigentliche Ziel der Hochdruckbehandlung ist aber nicht nur die Senkung des Blutdrucks, sondern die Verhinderung von Endorganschäden. Um dies zu erfassen, sind im Sinne der evidenzbasierten Medizin groß angelegte, randomisierte Studien mit „harten" klinischen Endpunkten (Tod, Herzinfarkt, Schlaganfall etc.) nötig, bei denen ACE-Hemmer mit den älteren, bereits etablierten Antihypertensiva (Diuretika, β-Blocker) verglichen werden müssen. Fünf derartige Studien wurden an Patienten mit Hypertonie durchgeführt, die Ergebnisse sind in Tabelle 3.4 zusammengefasst. Neben diesen Studien sind noch zwei weitere erwähnenswert, bei denen ACE-Hemmer mit Placebo verglichen wurden, und zwar nicht bei Patienten mit Hypertonie, sondern mit hohem Risiko für bestimmte, auch bei Hypertonie häufigen Endorganschäden: In der PROGRESS-Studie wurde bei insgesamt 6105 Patienten, die bereits einen Schlaganfall erlitten hatten, gezeigt, dass Perindopril (in der Kombination mit einem Diuretikum) das erneute Auftreten von Schlaganfällen verhinderte. Die HOPE-Studie belegte bei insgesamt 9297 Patienten mit hohem Risiko für vaskuläre Ereignisse, dass Ramipril das Auftreten von Schlaganfällen, Herzinfarkten oder kardiovaskulären Todesfällen verhinderte (besonders effektiv bei Diabetes mellitus Typ 2). Ein guter Überblick über diese Studien findet sich bei Kjeldsen und Julius [24]. Darüber hinaus haben zahlreiche ähnlich groß angelegte Studien positive Effekte der ACE-Hemmer bei bestimmten Organschäden gezeigt. Die Substanzen vermindern die Mortalität und die Verschlechterung der Herzinsuffizienz bei Patienten mit Herzinfarkt oder bei schon bestehender Herzinsuffizienz (Übersicht bei [17]). Bei Diabetes mellitus (Typ 1 und 2) wirken sich ACE-Hemmer günstig auf die Entwick-

Tab. 3.4: Groß angelegte, randomisierte Studien mit klinischen Endpunkten bei Hypertonie (nach [24]).

Studie	Patienten/ Dauer	Intervention	Hauptergebnis
CAPPP Captopril Primary Prevention Project	n = 10 985, 25–66 Jahre alt, diast. RR ≥ 100 mmHg; 6 Jahre	**Captopril** *versus* Diuretikum oder β-Blocker	Kein Unterschied in primärem Endpunkt. Mit Captopril weniger kardiovaskuläre Todesfälle, aber mehr Schlaganfälle.
STOP-2 Swedish Trial in Old Patients with Hypertension	n = 6 614, 70–84 Jahre alt, syst. RR ≥ 180 oder diast. RR ≥ 105 mmHg; 4 Jahre	„Neue" (ACE-Hemmer [**Enalapril** oder **Lisinopril**] oder/und Ca-Antagonist) *versus* „Alte" (Diuretikum oder/und β-Blocker)	Kein Unterschied zwischen „Neuen" und „Alten" Antihypertensiva, bei den „Neuen" weniger kardiale Endpunkte mit ACE-Hemmern als mit Ca-Antagonisten
ALLHAT Antihypertensive and Lipid Lowering Treatment to Prevent Heart Attack Trial	n = 33 357, ≥ 55 Jahre alt, Hypertonie plus ≥ 1 weiterer Risikofaktor; 4,9 Jahre	**Lisinopril** *versus* Ca-Antagonist *versus* Diuretikum	Kein Unterschied im primären Endpunkt. Schlechtere RR-Einstellung mit Lisinopril. Schlaganfälle und Herzinsuffizienz häufiger mit Lisinopril als mit Diuretikum.
ANBP-2 2nd Australian National Blood Pressure Study	n = 6 083, 65–84 Jahre alt, syst. RR ≥ 160 oder diast. RR ≥ 90 mmHg; 4,1 Jahre	ACE-Hemmer (bevorzugt **Enalapril**, aber keine Festlegung) *versus* Diuretika	ACE-Hemmer besser in Reduktion des primären Endpunkts (definiert als kardiovaskuläres Ereignis oder Todesfall).
ASCOT Anglo-Scandinavian Cardiac Outcomes Trial [35]	n = 19 257, 40–79 Jahre alt, syst. RR ≥ 160 oder diast. RR ≥ 100 mmHg oder behandelt; 5,4 Jahre	„Neue" (Ca-Antagonist **plus Perindopril**, falls nötig) *versus* „Alte" (β-Blocker plus Diuretikum, falls nötig)	„Neues" Therapieschema reduziert Gesamtmortalität, Schlaganfälle und koronare Ereignisse bei allerdings besserer RR-Einstellung im Vergleich zum „alten" Schema

RR: Riva-Rocci-Blutdruck

lung und das Fortschreiten einer Niereninsuffizienz aus. Dies gilt auch bei chroni-scher Niereninsuffizienz anderer Genese (Übersicht bei [5]).

Diese Daten belegen einerseits eindrücklich das Potenzial der ACE-Hemmer, Endorganschäden des Herzens, der Niere, zerebraler und anderer Gefäße zu verhin-dern. Andererseits wurde aber bei den Studien zur Hypertonie (s. Tab. 3.4) keine klare Überlegenheit über die älteren Antihypertensiva, insbesondere über die Diuretika, nachgewiesen. In einigen Studien schnitten ACE-Hemmer sogar geringfügig schlech-ter ab. Insbesondere die oft überinterpretierte ALLHAT-Studie (s. Tab. 3.4) ist in diesem Zusammenhang besonders problematisch, da Lisinopril in einer wenig sinn-vollen Kombination mit einem β-Blocker eingesetzt wurde und außerdem zu einem erheblichen Anteil Amerikaner afrikanischer Herkunft eingeschlossen wurden, die eher weniger von ACE-Hemmern profitieren (s. Abschnitt 3.6). Letztlich war auch in dieser Arbeit der primäre Endpunkt mit Lisinopril nicht schlechter als mit dem Diuretikum, trotz einer schlechteren Blutdruckeinstellung.

Die unterschiedliche und zum Teil kontroverse Beurteilung der Datenlage spiegelt sich auch in den *Leitlinien zur Hypertoniebehandlung* wider. In der europäischen

Tab. 3.5: „Zwingende" Indikationen für ACE-Hemmer (nach[26, 27]).

Nach den Amerikanischen JNC-7 Leitlinien von 2003 [26]:	
ACE-Hemmer indiziert bei Patienten mit Hypertonie **und**:	
entweder	Herzinsuffizienz
oder	Zustand nach Herzinfarkt
oder	hohem Risiko, eine koronare Herzkrankheit zu entwickeln
oder	Diabetes mellitus
oder	chronischer Nierenerkrankung
oder	Zustand nach ischämischem Apoplex
Nach den Leitlinien der WHO und der ISH von 2003 [27]:	
ACE-Hemmer indiziert bei Patienten mit Hypertonie **und**:	
entweder	Nephropathie bei Diabetes Typ 1
oder	Nephropathie nichtdiabetischer Genese
oder	Zustand nach Herzinfarkt
oder	linksventrikulärer Dysfunktion
oder	zerebrovaskulärer Erkrankung (Kombination ACE-Hemmer + Diure-tikum)

JNC-7: 7. Bericht des Joint National Committee on Prevention, Detection, Evaluation and Treatment of High Blood Pressure
WHO: World Health Organisation
ISH: International Society of Hypertension

Leitlinie [25] werden ACE-Hemmer als Antihypertensiva der ersten Wahl angegeben (zusammen mit vier anderen Klassen), ebenso wie in den Empfehlungen der Deutschen Hochdruckliga. Die Leitlinien der amerikanischen [26] und der internationalen [27] Hypertonie-Gesellschaften empfehlen dagegen Diuretika als Medikamente der ersten Wahl bei unkomplizierter Hypertonie und ACE-Hemmer nur bei bestimmten „zwingenden" Indikationen, die noch dazu unterschiedlich weit gefasst sind (Tab. 3.5). Eine vorsichtige Zusammenfassung der Empfehlungen wäre, ACE-Hemmer generell bei hohem kardiovaskulärem Risiko, auf jeden Fall aber bei Vorliegen der in Tab. 3.5 genannten Indikationen, als die Antihypertensiva der ersten Wahl einzusetzen.

ACE-Hemmer können im Prinzip mit allen anderen Antihypertensiva kombiniert werden, auch mit AT_1-Rezeptorantagonisten. Besonders sinnvoll ist die Kombination mit Diuretika, da die Effekte sich addieren, die Nebenwirkungen sich aber zum Teil aufheben (z. B. Hypokaliämie bei Diuretika versus Hyperkaliämie bei ACE-Hemmern). Auch die Kombination mit Calciumantagonisten ist effektiv und gut belegt (s. Tab. 3.4). Schwieriger zu beantworten ist hingegen die Frage, *welcher* ACE-Hemmer eingesetzt werden soll. Eine kürzlich erschienene Arbeit legt nahe, dass zumindest bei Herzinsuffizienz die eingesetzten Substanzen in ihrer Auswirkung auf die Mortalität nicht voll gleichwertig sind [28]. Entsprechende Daten für die Indikation Hypertonie gibt es ebenso wenig wie ausreichend groß angelegte, direkte Vergleichsstudien zwischen verschiedenen ACE-Hemmern. Das sicherste Vorgehen ist hier die Auswahl einer der Substanzen, die in den großen Endpunktstudien mit gutem Erfolg eingesetzt wurden.

3.6 Besondere Patientengruppen

Wie in Abschnitt 3.5 diskutiert und aus Tabelle 3.5 ersichtlich, sind ACE-Hemmer bei bestimmten Patientengruppen von besonderem Nutzen, nämlich bei Hypertonie-Patienten mit *Diabetes mellitus, chronischer Niereninsuffizienz, Proteinurie oder Albuminurie, Herzinsuffizienz, Zustand nach Herzinfarkt oder Schlaganfall* und wahrscheinlich generell bei Patienten mit einem besonders hohen Risiko für kardiovaskuläre Ereignisse.

Bei *Schwangeren* dürfen ACE-Hemmer wegen der Gefahr der Schädigung des Fetus nicht verabreicht werden [22], ebenso wenig – wegen der Gefahr des Übertritts in die Milch und der Störung der kindlichen Nierenentwicklung – bei *stillenden Müttern*. Grundsätzlich sollten bei *Frauen im gebärfähigen Alter* ACE-Hemmer nur dann gegeben werden, wenn eine Kontrazeption sichergestellt ist. Im Zweifelsfall empfiehlt sich eher eine sehr enge Indikationsstellung. Aus dem gleichen Grund, nämlich um eine mögliche Störung der Entwicklung der kindlichen Niere zu vermeiden, sollten ACE-Hemmer bei *Neugeborenen* und *Säuglingen* nicht eingesetzt werden. Im höheren *Kindesalter* können ACE-Hemmer eingesetzt werde, auch bei Niereninsuffizienz. Der Einsatz sollte sich aber auf diejenigen Substanzen beschränken, mit denen bereits Erfahrungen vorliegen. Aktuelle Empfehlungen zur Auswahl von Substanzen und Dosen wurden kürzlich publiziert [29].

ACE-Hemmer sind für den Einsatz beim *älteren Menschen* gut geeignet, dies ist auch durch große Therapiestudien ausreichend belegt [24]. Eine spezielle Anpassung der Dosierung ist nicht erforderlich, jedoch ist besonderes Augenmerk auf eine Einschränkung der Nierenfunktion und eine dadurch eventuell erforderliche Dosisreduktion zu richten. Gerade beim älteren Menschen wird die Nierenfunktion oft überschätzt, wenn nur das Serumkreatinin gemessen wird. Die Verwendung einer Formel (Cockroft-Gault oder MDRD IV) zur Abschätzung der Kreatinin-Clearance wird daher in diesen Fällen dringend empfohlen.

Bei *Patienten afrikanischer Abstammung mit schwarzer Hautfarbe* ist die blutdrucksenkende Wirkung der ACE-Hemmer aus noch nicht verstandenen Gründen merklich geringer [30]. Andererseits scheinen diese Patienten ein höheres Risiko für das Auftreten angioneurotischer Ödeme unter ACE-Hemmung zu haben. Aus diesen Gründen ist das Nutzen/Risiko-Verhältnis für ACE-Hemmer bei Patienten afrikanischer Abstammung ungünstiger.

3.7 Interaktionen

Wie alle Antihypertensiva können ACE-Hemmer die blutdrucksenkende Wirkung anderer *Antihypertensiva* verstärken (besonders ausgeprägte Interaktion mit *Diuretika*), was freilich oft ein erwünschter Effekt ist [17]. Auch die durch *Narkosemittel* induzierte Blutdrucksenkung kann verstärkt werden. Die blutdruckerhöhende Wirkung von z. B. Katecholaminen wird dagegen abgeschwächt. Die Kombination mit *Spironolacton* und anderen *kaliumsparenden Diuretika* erhöht das Risiko einer Hyperkaliämie ebenso wie die Kombination mit anderen Hemmstoffen des Renin-Angiotensin-Systems, z. B. *AT$_1$-Rezeptorantagonisten* und *β-Blockern* (diese vermindern die Freisetzung von Renin). Bei Berücksichtigung der entsprechenden Vorsichtsmaßnahmen (Kaliumkontrollen, Beachtung der Nierenfunktion) können diese Kombinationen aber durchaus sinnvoll sein [17].

In Kombination mit *nichtsteroidalen Antirheumatika (NSAR)* wird das Risiko einer Verschlechterung der Nierenfunktion und einer Hyperkaliämie erhöht. Dies gilt sowohl für die älteren, nichtselektiven Substanzen als auch für die neuren Antiphlogistika, die selektiv die Cyclooxygenase 2 inhibieren [31]. Diese Kombination ist vor allem dann hoch problematisch, wenn bereits eine eingeschränkte Nierenfunktion vorliegt oder wenn die Aufrechterhaltung der Nierenfunktion von einem stimulierten Renin-Angiotensin-System abhängt (Volumendefizit, Herzinsuffizienz). Ganz besonders in dieser Situation sollte die Kombination von ACE-Hemmern und NSAR vermieden werden. Die antihypertensive Wirkung von ACE-Hemmern kann durch NSAR und Acetylsalicylsäure vermindert werden [17].

Die eigentlich positive Verbesserung der Insulinsensitivität kann bei Gabe von *Insulin* oder *oralen Antidiabetika* zu einer vermehrten Hypoglykämieneigung führen. Andere Interaktionen sind seltener. Ein Anstieg der Kaliumkonzentration wurde auch nach gleichzeitiger Gabe von *Heparin* beobachtet. Die Plasmaspiegel von *Lithium* werden von ACE-Hemmern erhöht. Die Kombination mit *Zytostatika, Immun-*

suppressiva oder *Allopurinol* scheint das Risiko hämatologischer Nebenwirkungen zu erhöhen. Einige ACE-Hemmer erhöhen die Spiegel von *Digoxin* [17]. Die Resorption einiger ACE-Hemmer, z. B. Fosinopril und Imidapril, kann durch *Antazida* und *Aluminium-enthaltende Phosphatbinder* vermindert werden, die Resorption von Quinapril durch *Tetrazykline*.

Für eine vollständige Auflistung der Interaktionen, die z. T. nur einzelne Substanzen betreffen, sei auf die betreffenden Fachinformationen verwiesen.

Literatur

[1] Ferreira, S.H., Greene, L.H., Alabaster, V.A., Bakhle, Y.S., Vane, J.R.: Activity of various fractions of bradykinin potentiating factor against angiotensin I converting enzyme. Nature **225**, 379–380 (1970)

[2] Cushman, D.W., Cheung, H.S., Sabo, E.F., Rubin, B., Ondetti, M.A.: Development of specific inhibitors of angiotensin I converting enzyme (kininase II). Fed. Proc. **38**, 2778–2782 (1979)

[3] Unger, T., Gohlke, P., Gruber, M.G.: Converting Enzyme Inhibitors. In: Pharmacology of Antihypertensive Therapeutics, vol. 93, pp. 377–481. Ganten, D., Mulrow, P.J. (eds.). Springer, Berlin, Heidelberg, New York 1990

[4] Meisel, S., Shamiss, A., Rosenthal, T.: Clinical pharmacokinetics of ramipril. Clin. Pharmacokinet. **26**, 7–15 (1994)

[5] Hilgers, K.F., Mann, J.F.: ACE inhibitors versus AT(1) receptor antagonists in patients with chronic renal disease. J. Am. Soc. Nephrol. **13**, 1100–1108 (2002)

[6] Natesh, R., Schwager, S.L., Sturrock, E.D., Acharya, K.R.: Crysta structure of the human angiotensin-converting enzyme-lisinopril complex. Nature 421, 551–554 (2003)

[7] Georgiadis, D., Beau, F., Czarny, B., Cotton, J., Yiotakis, A., Dive, V.: Roles of the two active sites of somatic angiotensin-converting enzyme in the cleavage of angiotensin I and bradykinin: insights from selective inhibitors. Circ. Res. 93, 148–154 (2003)

[8] Michaud, A., Williams, T.A., Chauvet, M.T., Corvol, P.: Substrate dependence of angiotensin I-converting enzyme inhibition: captopril displays a partial selectivity for inhibition of N-acetyl-seryl-aspartyl-lysyl-proline hydrolysis compared with that of angiotensin I. Mol. Pharmacol. 51, 1070–1076 (1997)

[9] Danser, A.H.: Local renin-angiotensin systems: the unanswered questions. Int. J. Biochem. Cell. Biol. 35, 759–768 (2003)

[10] Vickers, C., Hales, P., Kaushik, V., Dick, L., Gavin, J., Tang, J., Godbout, K., Parsons, T., Baronas, E., Hsieh, F., Acton, S., Patane, M., Nichols, A., Tummino, P.: Hydrolysis of biological peptides by human angiotensin-converting enzyme-related carboxypeptidase. J. Biol. Chem. 277, 14838–14843 (2002)

[11] Donoghue, M., Hsieh, F., Baronas, E., Godbout, K., Gosselin, M., Stagliano, N., Donovan, M., Woolf, B., Robison, K., Jeyaseelan, R., Breitbart, R.E., Acton, S.: A novel angiotensin-converting enzyme-related carboxypeptidase (ACE2) converts angiotensin I to angiotensin 1–9. Circ. Res. 87, E1–9 (2000)

[12] Gainer, J.V., Morrow, J.D., Loveland, A., King, D.J., Brown, N.J.: Effect of bradykinin-receptor blockade on the response to angiotensin-converting-enzyme inhibitor in normotensive and hypertensive subjects. New Engl. J. Med. 339, 1285–1292 (1998)

[13] Linz, W., Wiemer, G., Gohlke, P., Unger, T., Scholkens, B.A.: Contribution of kinins to the cardiovascular actions of angiotensin-converting enzyme inhibitors. Pharmacol. Rev. 47, 25–49 (1995)

[14] Azizi, M., Rousseau, A., Ezan, E., Guyene, T.T., Michelet, S., Grognet, J.M., Lenfant, M., Corvol, P., Menard, J.: Acute angiotensin-converting enzyme inhibition increases the plasma level of the natural stem cell regulator N-acetyl-seryl-aspartyl-lysyl-proline. J. Clin. Invest. 97, 839–844 (1996)

[15] Kohlstedt, K., Brandes, R.P., Muller-Esterl, W., Busse, R., Fleming, I.: Angiotensin-converting enzyme is involved in outside-in signaling in endothelial cells. Circ. Res. 94, 60–67 (2004)

[16] Buikema, H., Monnink, S.H., Tio, R.A., Crijns, H.J., de Zeeuw, D., van Gilst, W.H.: Comparison of zofenopril and lisinopril to study the role of the sulfhydryl-group in improvement of endothelial dysfunction with ACE-inhibitors in experimental heart failure. Br. J. Pharmacol. 130, 1999–2007 (2000)

[17] Lopez-Sendon, J., Swedberg, K., McMurray, J., Tamargo, J., Maggioni, A.P., Dargie, H., Tendera, M., Waagstein, F., Kjekshus, J., Lechat, P., Torp-Pedersen, C.: Expert consensus document on angiotensin converting enzyme inhibitors in cardiovascular disease. The Task Force on ACE-inhibitors of the European Society of Cardiology. Eur. Heart J. 25, 1454–1470 (2004)

[18] Investigators HOPE: Effects of ramipril on cardiovascular and microvascular outcomes in people with diabetes mellitus: results of the HOPE study and MICRO-HOPE substudy. Lancet 355, 253–259 (2000)

[19] Bidani, A.K., Griffin, K.A.: Pathophysiology of hypertensive renal damage: implications for therapy. Hypertension 44, 595–601 (2004)

[20] Messerli, F.H., Grossman, E., Leonetti, G.: Antihypertensive therapy and new onset diabetes. J. Hypertens. 22, 1845–1847 (2004)

[21] Pitt, B., Segal, R., Martinez, F.A., Meurers, G., Cowley, A.J., Thomas, I., Deedwania, P.C., Ney, D.E., Snavely, D.B., Chang, P.I.: Randomised trial of losartan versus captopril in patients over 65 with heart failure (Evaluation of Losartan in the Elderly Study, ELITE). Lancet 349, 747–752 (1997)

[22] Pryde, P.G., Sedman, A.B., Nugent, C.E., Barr, M. Jr.: Angiotensin-converting enzyme inhibitor fetopathy. J. Am. Soc. Nephrol. 3, 1575–1582 (1993)

[23] Israili, Z.H., Hall, W.D.: Cough and angioneurotic edema associated with angiotensin-converting enzyme inhibitor therapy. A review of the literature and pathophysiology. Ann. Intern. Med. 117, 234–242 (1992)

[24] Kjeldsen, S.E., Julius, S.: Hypertension mega-trials with cardiovascular end points: effect of angiotensin-converting enzyme inhibitors and angiotensin receptor blockers. Am. Heart. J. 148, 747–754 (2004)

[25] Cifkova, R., Erdine, S., Fagard, R., Farsang, C., Heagerty, A.M., Kiowski, W., Kjeldsen, S., Luscher, T., Mallion, J.M., Mancia, G., Poulter, N., Rahn, K.H., Rodicio, J.L., Ruilope, L.M., van Zwieten, P., Waeber, B., Williams, B., Zanchetti, A.: Practice guidelines for primary care physicians: 2003 ESH/ESC hypertension guidelines. J. Hypertens. 21, 1779–1786 (2003)

[26] Chobanian, A.V., Bakris, G.L., Black, H.R., Cushman, W.C., Green, L.A., Izzo, J.L. Jr., Jones, D.W., Materson, B.J., Oparil, S., Wright, J.T. Jr., Roccella, E.J.: The Seventh Report of the Joint National Committee on Prevention, Detection, Evaluation, and Treatment of High Blood Pressure: the JNC 7 report. J. Am. Med. Ass. 289, 2560–2572 (2003)

[27] Whitworth, J.A.: 2003 World Health Organization (WHO)/International Society of Hypertension (ISH) statement on management of hypertension. J. Hypertens. 21, 1983–1992 (2003)

[28] Pilote, L., Abrahamowicz, M., Rodrigues, E., Eisenberg, M.J., Rahme, E.: Mortality rates in elderly patients who take different angiotensin-converting enzyme inhibitors after acute myocardial infarction: a class effect? Ann. Intern. Med. 141, 102–112 (2004)

[29] Hilgers, K.F., Dotsch, J., Rascher, W., Mann, J.F.: Treatment strategies in patients with chronic renal disease: ACE inhibitors, angiotensin receptor antagonists, or both? Pediatr. Nephrol. 19, 956–961 (2004)

[30] Brewster, L.M., van Montfrans, G.A., Kleijnen, J.: Systematic review: antihypertensive drug therapy in black patients. Ann. Intern. Med. 141, 614–627 (2004)

[31] Loboz, K.K., Shenfield, G.M.: Drug combinations and impaired renal function – the 'triple whammy'. Br. J. Clin. Pharmacol. 59, 239-243 (2005)

[32] Wong, J., Patel, R.A., Kowey, P.R.: The clinical use of angiotensin-converting enzyme inhibitors. Prog. Cardiovasc. Dis. 47, 116–130 (2004)

[33] Chrysant, S.G., Chrysant, G.S.: Pharmacological and clinical profile of moexipril: a concise review. J. Clin. Pharmacol. 44, 827–836 (2004)

[34] Rote Liste® 2005. Editio Cantor Verlag, Aulendorf 2005

[35] Dahlof, B., Sever, P.S., Poulter, N.R., Wedel, H., Beevers, D.G., Caulfield, M., Collins, R., Kjeldsen, S.E., Kristinsson, A., Mc Innes, G.T., Mehlsen, J., Nieminen, M., O'Brien, E., Ostergren, J., ASCOT Investigators: Prevention of cardiovascular events with an antihypertensive regimen of amlodipine adding perindopril as required versus atenolol adding bendro flumethiazide as required, in the Anglo-Scandinavian Cardiac Outcomes Trial-Blood Pressure Lowering Arm (ASCOT-BPLA): a multicentre randomised controlled trial. Lancet 366, 895–906 (2005)

4 Calciumkanalblocker

Björn Lemmer

4.1 Struktur und Einteilung, Verordnungshäufigkeit

4.1.1 Struktur und Einteilung

Bei den Calciumkanalblockern (Calciumantagonisten) werden verschiedene Gruppen unterschieden (Tab. 4.1):

- Calciumkanalblocker vom Verapamil-Typ (Phenylalkylamine); Gallopamil ist das Methoxyderivat des Verapamils
- Calciumkanalblocker vom Diltiazem-Typ (Benzothiazepine)
- Calciumkanalblocker vom Nifedipin-Typ (Dihydropyridine)
- Calciumkanalblocker mit vorwiegender Wirkung am N- und T-Typ-Calciumkanal (Mibefradil)
- Nichtselektive Calciumkanalblocker mit zusätzlichen Wirkungen (diese Gruppe wird in dem vorliegenden Kapitel nicht weiter berücksichtigt).

Die anatomisch-therapeutisch-chemische Klassifikation *(ATC-Klassifikation)* der Calciumkanalblocker ist in Tabelle 4.1 wiedergegeben.

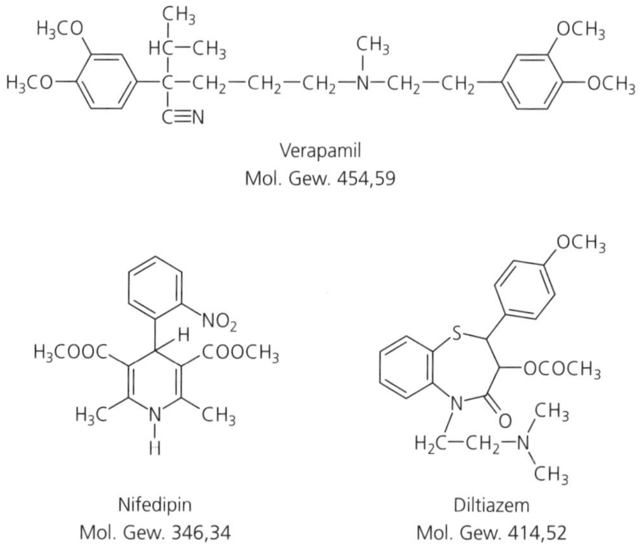

Verapamil
Mol. Gew. 454,59

Nifedipin
Mol. Gew. 346,34

Diltiazem
Mol. Gew. 414,52

Abb. 4.1: Struktur der Calciumkanalblocker der ersten Generation vom Phenylalkylamin-Typ (Verapamil), Benzothiazin-Typ (Diltiazem) und Dihydropyridin-Typ (Nifedipin).

Tab. 4.1: Anatomisch-therapeutisch-chemische Klassifikation (ATC-Klassifikation) der Calciumkanalblocker mit Angabe der Tagesdosen (DDD) (nach [16]).

C08	Calciumkanalblocker	DDD oral (= o), parenteral (= p)
C08C	**Selektive Calciumkanalblocker mit vorwiegender Gefäßwirkung**	
C08CA	**Dihydropyridin-Derivate**	
C08CA01	Amlodipin	5 mg (o)
C08CA02	Felodipin	5 mg (o)
C08CA03	Isradipin	5 mg (o), (p)
C08CA04	Nicardipin	90 mg (o), (p)
C08CA05	Nifedipin	30 mg (o), (p)
C08CA06	Nimodipin	0,3 g (o), 50 mg (p)
C08CA07	Nisoldipin	20 mg (o)
C08CA08	Nitrendipin	20 mg (o)
C08CA09	Lacidipin	4 mg (o)
C08CA10	Nilvadipin	8 mg (o)
C08CA11	Manidipin	10 mg (o)
C08CA12	Barnidipin	10 mg (o)
C08CA13	Lercanidipin	10 mg (o)
C08CA14	Cilnidipin	10 mg (o)
C08CA15	Benidipin	
C08CA55	Nifedipin, Kombinationen	
C08CX	Andere selektive Calciumkanalblocker mit vorwiegender Gefäßwirkung	
C08CX01	Mibefradil	75 mg (o)
C08D	**Selektive Calciumkanalblocker mit vorwiegender Herzwirkung**	
C08DA	**Phenylalkylamin-Derivate**	
C08DA01	Verapamil	0,24 g (o), (p)
C08DA02	Gallopamil	
C08DA51	Verapamil, Kombinationen	
C08DA81	Verapamil in Kombination mit Chinidin	

Fortsetzung Tab. 4.1

C08	Calciumkanalblocker	DDD oral (= o), parenteral (= p)
C08DB	**Benzothiazepin-Derivate**	
C08DB01	Diltiazem	0,24 g (o)
C08E	**Nichtselektive Calciumkanalblocker**	
C08EA	**Phenylalkylamin-Derivate**	
C08EA01	Fendilin	
C08EA02	Bepridil	0,3 g (o)
C08EX	**Andere nichtselektive Calciumkanalblocker**	
C08EX01	Lidoflazin	0,18 g (o)
C08EX02	Perhexilin	

Calciumkanalblocker der *ersten Generation* sind Verapamil, Nifedipin und Diltiazem (Abb. 4.1), die eine relativ kurze Halbwertszeit und eine geringere Gewebeselektivität haben. Die Entwicklung von Calciumkanalblockern der *zweiten Generation* zielte auf höher affine Substanzen mit größerer Gewebespezifität und die Etablierung von Langzeitpräparaten.

4.1.2 Verordnungshäufigkeit

Unter den 3000 verordnungshäufigsten Präparaten des Jahres 2004 befanden sich 110 Präparate mit Calciumkanalblockern [16]. Darunter waren:
- 22 Verapamil-Präparate; mittlere DDD-Kosten: 0,45 € (0,39–0,56 €)
- 8 Diltiazem-Präparate; mittlere DDD-Kosten: 0,6 € (0,59–0,67 €)
- 24 Nifedipin-Präparate; mittlere DDD-Kosten: 0,34 € (0,25–0,43 €)
- 19 Präparate, die Nitrendipin enthielten; mittlere DDD-Kosten: 0,21 € (0,18–0,69 €)
- 12 Präparate, die Felodipin enthielten; mittlere DDD-Kosten: 0,41 € (0,38–0,53 €)
- 22 Präparate, die Amlodipin, Lercanidipin, Nisoldipin, Nilvadipin, Lacidipin, Isradipin oder Gallopamil enthielten, sowie
- eine Nifedipin-Kombination.

Insgesamt wurden im Jahre 2004 182 Millionen DDD an Calciumkanalblockern vom Verapamil- und Diltiazem-Typ und 868 Millionen DDD an Dihydropyridinen verordnet.

4.2 Pharmakokinetik

Die verschiedenen Calciumkanalblocker unterscheiden sich wesentlich stärker in ihrer Pharmakokinetik als in ihrer Pharmakodynamik. Die Calciumkanalblocker haben eine hohe Serumeiweißbindung im Bereich von 80–90 % (Diltiazem, Verapamil, Gallopamil) bzw. im Bereich von 92–100 % (Dihydropyridine). Alle Calciumkanalblocker werden gut aus dem Magen resorbiert, unterliegen jedoch einem beträchtlichen First-pass-Metabolismus. Daher variiert die orale Bioverfügbarkeit der Calciumkanalblocker außerordentlich stark zwischen 7 und 65 % (Abb. 4.2) und weist zum Teil auch große interindividuelle Unterschiede auf (z. B. Nicardipin, Lacidipin, Nimodipin, Nifedipin), während sie bei anderen Verbindungen relativ konstant ist (z. B. Isradipin, Amlodipin, Felodipin, Nisoldipin).

Calciumkanalblocker werden vor allem über das intestinale und hepatische CYP3A4-Isoenzym metabolisiert, was zu Pharmakoninteraktionen führen kann. Verapamil hemmt darüber hinaus das enterale p-Glykoprotein (MDR1) und kann daher einen Anstieg in der Bioverfügbarkeit anderer Pharmaka bewirken (s. Abschnitt 4.4).

Die Calciumkanalblocker unterscheiden sich stark in ihrer Pharmakokinetik (Abb. 4.3). Die rasche Elimination der Calciumkanalblocker der ersten Generation macht eine mehrmals tägliche Applikation notwendig. Die neueren Vertreter der Dihydropyridine (z. B. Nitrendipin, Nisoldipin, Isradipin, Felodipin, Amlodipin) (Abb. 4.4) verfügen über eine längere Halbwertszeit, so dass sie nur zweimal bzw. einmal täglich gegeben werden müssen. Darüber hinaus erlaubt eine Retardierung bei anderen Calciumkanalblockern (z. B. Verapamil, Gallopamil, Nifedipin) ebenfalls eine ein- bis zweimal tägliche Gabe. Die lang wirkenden Calciumkanal-

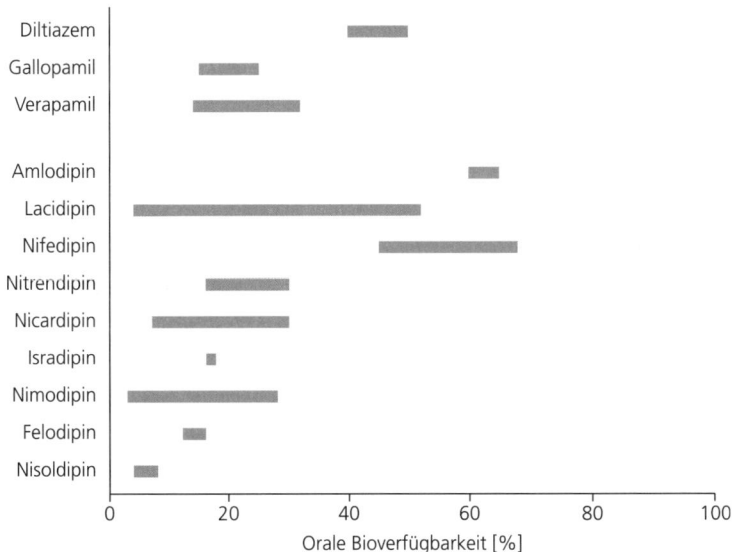

Abb. 4.2: Orale Bioverfügbarkeit von Calciumkanalblockern.

Diltiazem
Gallopamil
Verapamil
Amlodipin
Lacidipin
Felodipin
Nisoldipin
Nitrendipin
Isradipin
Nifedipin
Nicardipin
Nimodipin
0
12
24
36
48
Halbwertszeit [h]

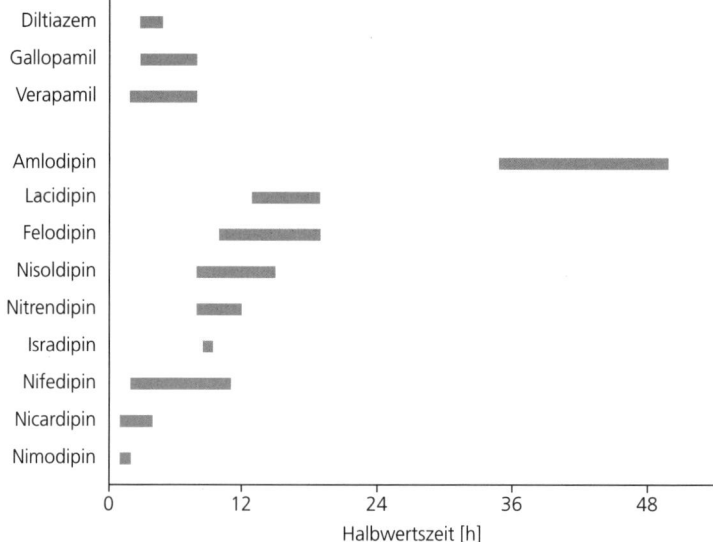

Abb. 4.3: Halbwertszeit von Calciumkanalblockern.

Nifedipin
Vd = 0,78
Nitrendipin
Vd = 3,8
Felodipin
Vd = 10,0
Amlodipin
Vd = 16,0

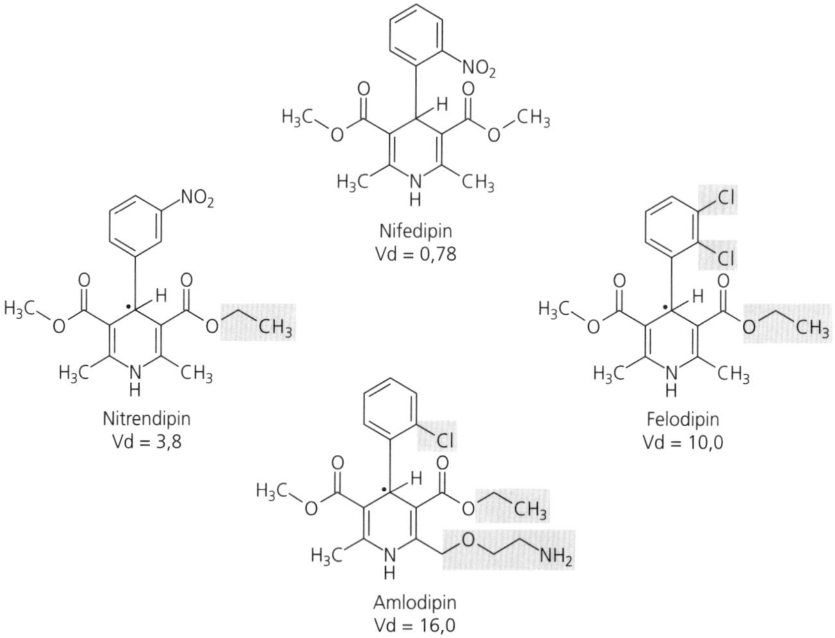

Abb. 4.4: Entwicklung von Calciumkanalblockern der zweiten Generation. Mit zunehmendem fiktivem Verteilungsvolumen (Vd), d. h. zunehmender Anreicherung in Organen, nimmt die Halbwertszeit zu (vgl. auch Abb. 4.3).

blocker (z. B. Felodipin, Lacidipin, Amlodipin) haben daneben einen langsameren Wirkungseintritt, weshalb sie nur in geringem Maße eine Reflextachykardie auslösen.

4.3 Wirkungsmechanismen

Im Jahre 1962 berichteten Hass und Hartfelder [16], dass Verapamil – ein möglicher Koronardilatator – negativ inotrope und chronotrope Wirkungen hatte, die bei anderen vasodilatierenden Pharmaka, z. B. Nitroglycerin, nicht beobachtet worden waren. 1967 vermuteten dann Fleckenstein und Mitarbeiter [8, 9], dass die negativ inotropen Wirkungen auf eine Hemmung der Exzitations-Kontraktionskopplung zurückzuführen seien und dass dieser Mechanismus eine Verminderung des Calciumeinstroms in Kardiomyozyten beinhalte. Als Wirkungsmechanismus dieser Calciumkanalblocker gilt, dass sie vornehmlich die langsamen, spannungsabhängigen Calciumkanäle vom L-Typ – vor allem im Herzen und in den Gefäßen (Tab. 4.2) – hemmen und damit den transmembranären Calciumeinstrom in die Zelle vermindern. L-Typ-Calciumkanäle sind heteromere Proteinkomplexe aus jeweils einer α_1, α_2/δ und einer β-Untereinheit, wobei die α_1-Untereinheit die Kanalpore bildet (Abb. 4.5, A). Dabei sind für die verschiedenen Klassen der Calciumkanalblocker spezifische Bindungsstellen an den transmembranären Domänen III und IV des L-Typ-Calciumkanals festgestellt worden, die sich teilweise überlappen (Abb. 4.5, B).

Im Herz ist der Einstrom von Calcium über den L-Typ-Kanal für die Plateauphase des Aktionspotenzials im Arbeitsmyokard mitverantwortlich. Dabei wird Calcium aus dem sarkoplasmatischen Retikulum freigesetzt, das über Bindung an Troponin C die Kontraktion der Myofilamente verursacht. Dieser Mechanismus wird als elek-

Tab. 4.2: Charakteristika der verschiedenen Typen von Calciumkanälen.

	L-Typ ("long-lasting")	T-Typ (transient)	N-Typ (neuronal)	P-Typ (Purkinje)
Vorkommen	ubiquitär, Herz, Gefäße, Muskel	ubiquitär, Schrittmacherzellen	Neuronen (Transmitterfreisetzung)	Neuronen, P-Zellen (Transmitterfreisetzung)
Aktivierung	−50 bis −30 mV	−80 bis −40 mV	−50 bis −30 mV	dazwischen
Inaktivierung	langsam	schnell	schnell bis mittelschnell	mittelschnell bis sehr langsam
Leitfähigkeit	hoch 25 pS	niedrig 8 pS	mittel 13 pS	mittel
Hemmstoffe	Dihydropyridine Phenylalkylamine Benzothiazepine	Mibefradil	ω-Conotoxin	ω-Agatoxin

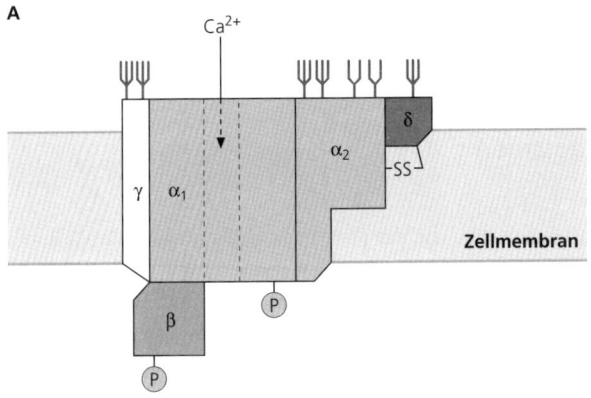

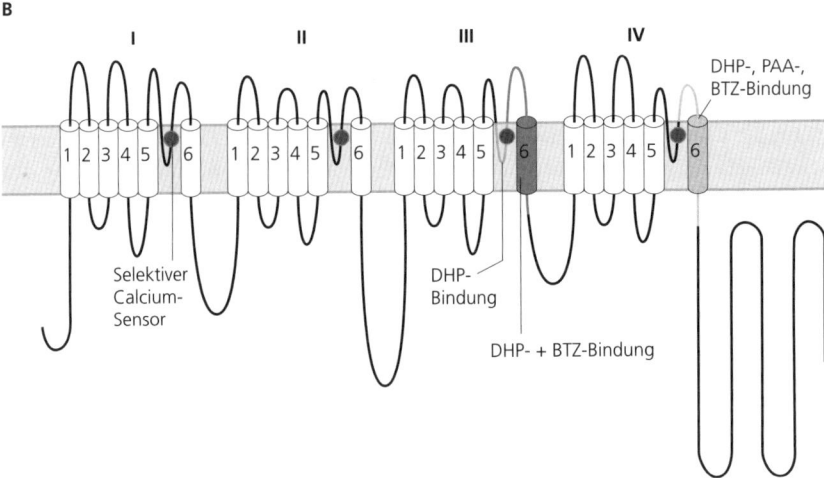

Abb. 4.5: Aufbau des L-Typ-Calciumkanals (A) und Bindungsstellen von Calciumkanal-blockern an die α_1-Untereinheit (B). I–IV: Transmembranäre Domänen, BTZ: Benzothia-zepine, DHP: Dihydropyridine, PAA: Phenylalkylamine.

tromechanische Kopplung bezeichnet. Im AV- und Sinusknoten trägt der Calcium-einwärtsstrom das langsame Aktionspotenzial, wodurch die Erregungsfortleitung bestimmt wird. Folgende Mechanismen scheinen für die Kontraktion der glatten Ge-fäßmuskulatur verantwortlich zu sein:

- Öffnung der spannungsabhängigen L-Typ-Calciumkanäle bei der Depolarisation
- Calcium wird aus dem sarkoplasmatischen Retikulum freigesetzt, wobei dieser Prozess über G-Protein-gekoppelte Rezeptoren und Inositoltriphosphat läuft
- Rezeptorgesteuerte Calciumkanäle erlauben den Einwärtsstrom von extrazellulä-rem Calcium
- Nach Bindung an Calmodulin aktiviert Calcium die Myosinleichtketten-Kinase, was über eine Phosphorylierung dieser Kette zur Kontraktion führt.

Die klassischen Calciumkanalblocker hemmen nur den L-Typ-Calciumkanal, während Mibefradil eine bevorzugte Wirkung auf den T-Kanal hat (s. Tab. 4.2) und daher negativ dromotrop und chronotrop wirkt.

4.4 Wirkungen und Nebenwirkungen

Die drei gebräuchlichsten Klassen von Calciumkanalblockern unterscheiden sich in ihren pharmakodynamischen Eigenschaften. Allen gemeinsam ist, dass sie durch Vasodilatation – besonders der arteriellen Gefäße – den peripheren Widerstand senken. Dies geht mit einer Senkung der Nachlast und des Blutdrucks einher, wodurch der myokardiale Sauerstoffverbrauch vermindert wird. Am Herzen führen sie zu einer Abnahme der Kontraktionskraft (negativ inotrope Wirkung) und zu einer Senkung der Herzfrequenz (negativ chronotrope Wirkung), was insbesondere bei Verapamil und Diltiazem ausgeprägt ist. Diese Effekte werden jedoch durch die adrenerge Gegenregulation auf die Vasodilatation kompensiert. Nifedipin und die neueren Dihydropyridine wirken wesentlich weniger kardiodepressiv. Unter kurz wirksamem Nifedipin kann es aufgrund der schnell einsetzenden Vasodilatation nicht selten sogar zu einer ausgeprägten reflektorischen Tachykardie kommen. Bei retardiertem Nifedipin ist diese deutlich geringer ausgeprägt, sie ist gering oder fehlt fast ganz bei den neueren Dihydropyridinderivaten wie Amlodipin. Bei allen Calciumkanalblockern tritt die Vasodilatation im Vergleich zur Kardiodepression bei niedrigeren Konzentrationen auf. Während bei Verapamil und Diltiazem der Abstand zwischen Vasodilatation und Kardiodepression 1- bis 3fach ist, liegt er bei Nifedipin und Amlodipin bei 3- bis 10fach und bei Dihydropyridinen wie Felodipin, Nisoldipin und Nitrendipin bei 10- bis 100fach. Im Gegensatz zu den Dihydropyridinen hemmen Verapamil und Diltiazem die atrioventrikuläre Überleitung.

Calciumkanalblocker sind gut verträglich, auch bei älteren Patienten. Sie sind stoffwechselneutral, d. h. sie beeinflussen nicht den Fett- und Kohlenhydratstoffwechsel. Auch die Nierenfunktion wird nicht beeinträchtigt, die Substanzen haben sogar eine geringe natriuretische Wirkung, die zur Blutdrucksenkung beitragen kann. Damit können Calciumkanalblocker auch eingesetzt werden, wenn β-Blocker und Diuretika als Antihypertensiva kontraindiziert sind.

Die *unerwünschten Wirkungen* der Calciumkanalblocker sind in der Regel Folgen der Hauptwirkungen an den Gefäßen und am Herzen. Allerdings ist das Nebenwirkungsprofil der verschiedenen Gruppen doch unterschiedlich. Bei den Calciumkanalblockern vom Verapamil- und Diltiazem-Typ sind Blockaden des AV- und Sinus-Knotens sowie verstärkte negativ inotrope Wirkungen zu beachten. Bei den Calciumkanalblockern vom Nifedipin-Typ stehen als unerwünschte Wirkungen Schwindel, Kopfschmerz, Gesichtsröte (Flush), Herzklopfen und prätibiale Ödeme im Vordergrund, die als Folge der Vasodilatation bei ca. 10 % der Patienten auftreten können. Die Knöchelödeme sind auf den erhöhten hydrostatischen Druck zurückzuführen, der infolge der Erweiterung der präkapillären Arteriolen und reflektorischer postkapillaren Konstriktion der Venen auftritt. Calciumkanalblocker vom Dihyrdopyridin-Typ sind bei instabiler Angina pectoris, unbehandelter Herzinsuffizienz und akutem Herzinfarkt kontraindiziert.

4.5 Therapeutischer Einsatz

4.5.1 Indikationen

Die wesentlichen Indikationen für Calciumkanalblocker sind die koronare Herzkrankheit und die arterielle Hypertonie. Calciumkanalblocker vom Verapamil- und Diltiazem-Typ werden darüber hinaus bei supraventrikulären Tachykardien eingesetzt. Calciumkanalblocker vom Dihydropyridin-Typ können wegen ihrer möglichen Reflextachykardie gut mit β-Blockern kombiniert werden, nicht jedoch Calciumkanalblocker vom Verapamil- oder Diltiazem-Typ, da dadurch die Hemmung der atrioventrikulären Überleitung und der Kontraktionskraft verstärkt würde. Die Wirkung auf die AV-Überleitung hat für die antihypertensive und antiischämische Wirkung der Calciumkanalblocker keine Bedeutung.

Calciumkanalblocker vom Verapamil- und Diltiazem-Typ sollten eher bei Patienten mit höherer Herzfrequenz, solche vom Dihydropyridin-Typ eher bei bradykarden Patienten eingesetzt werden. Die antiarrhythmisch wirkenden Calciumkanalblocker sind bei Präexzitationssyndromen, wie dem Wolff-Parkinson-White-(WPW-)Syndrom, wegen der Möglichkeit einer Reentry-Tachykardie kontraindiziert; für die Dihydropyridine gilt dies nicht.

4.5.2 Wirkung auf das 24-Stunden-Blutdruckprofil

Bei der Behandlung der Hypertonie ist zu bedenken, dass engmaschige Blutdruckkontrollen unter Alltagsbedingungen mittels ambulatorischer Blutdruckmessung (ABPM) ein genaueres Abbild der Blutdrucksituation des Patienten darstellen, als die bisher übliche, standardisierte „Gelegenheitsmessung" gemäß WHO-Kriterien. Auch zeigte sich, dass der 24-h-Blutdruck, als Ausdruck der Dauerbelastung hypertensiver Endorgane, eine zuverlässigere Prognose des Auftretens von Endorganschäden erlaubt. Neben der genaueren Erfassung des Blutdrucks im 24-h-Mittel erlaubt die ABPM-Messung auch eine Beurteilung der tageszeitlichen Schwankungen. So ist die inzwischen auch klinisch übliche Einteilung in „Dipper" (d. h. mit nächtlichem Blutdruckabfall) und „Non-Dipper" (fehlender/unzulänglicher nächtlicher Blutdruckabfall, systolisch weniger als 10 %) nur auf der Basis von Langzeitmessungen des Blutdrucks möglich. Die verschiedenen Antihypertensiva beeinflussen in unterschiedlichem Maße das 24-h-Blutdruckprofil. Mit Dihydropyridinen wurden in den letzten Jahren mehrere chronopharmakologische Studien durchgeführt, wobei in die Tabelle 4.3 nur die Cross-over-Studien (morgendliche versus abendliche Gabe) aufgenommen wurden. Sie zeigen übereinstimmend, dass retardierte Dihydropyridine oder primär lang wirkende Substanzen wie Amlodipin, tags oder nachts gegeben,

Tab. 4.3: Beeinflussung des zirkadianen Blutdruckprofils durch Calciumkanalblocker nach morgendlicher oder abendlicher Einnahme (modif. nach [3, 4]; weitere Literatur s. dort).

Substanz	Patienten (n)	Dosis [mg]	Dauer der Einnahme (Wochen)	Einnahme- zeitpunkt	Blutdrucksenkung Tag	Nacht	24-h-Profil
Primäre Hypertonie (Dipper)							
Amlodipin	20	5	4	morgens	↓↓↓	↓↓↓	erhalten
				abends	↓↓↓	↓↓↓	erhalten
Amlodipin	12	5	3	08.00 h	↓↓↓	↓↓	erhalten
				20.00 h	↓↓↓	↓↓	erhalten
Isradipin	18	5	4	07.00 h	↓↓↓	↓↓↓	erhalten
				19.00 h	↓↓↓	↓↓↓	erhalten
Lacidipin	33	4	6	morgens	↓↓↓	↓	erhalten
				abends	↓	↓–	erhalten?
						↓↓	
Nifedipin GITS	10	30	1–2	10.00 h	↓↓↓	↓↓↓	erhalten
				22.00 h	↓↓↓	↓↓↓	erhalten
Nisoldipin ER	39	20	4	07.00– 09.00 h	↓↓	↓(↓)	erhalten
				21.00– 23.00 h	↓↓	↓↓	erhalten
Nitrendipin	41	20	4	06.00 h	↓↓	↓↓	erhalten
				18.00 h	↓↓	↓↓	erhalten
Nitrendipin	6	10	0,5	06.00 h	↓↓↓	↓↓↓	erhalten
				18.00 h	↓	↓↓↓	verändert
Sekundäre Hypertonie (Non-Dipper)							
Amlodipin	39	5	3	08.00 h	↓↓↓	↓↓↓	normalisiert
				20.00 h	↓↓↓	↓↓↓	normalisiert
Isradipin	16	5	3	08.00 h	↓↓↓	↓↓	noch ge- stört
				20.00 h	↓↓	↓↓↓	normalisiert
Nisoldipin ER	36	20	4	07.00– 09.00 h	↓↓	↓↓↓	normalisiert
				21.00– 23.00 h	↓↓	↓↓↓	normalisiert

ER: Extended release (verzögerte Freisetzung)
GITS: Gastro-intestinales-therapeutisches-System
↓:   geringe Senkung
↓↓:   deutliche Senkung
↓↓↓: stärkste Senkung

den Blutdruck bei primärer Hypertonie bei „Dippern" gleichermaßen senken können, ohne das typische 24-h-Blutdruckprofil zu verändern. Bei „Non-Dippern" ohne bzw. mit vermindertem nächtlichem Blutdruckabfall wurde durch abendliche Gabe des Calciumkanalblockers nicht nur der Blutdruck gesenkt, sondern auch das pathologische 24-h-Profil weitgehend normalisiert. Diese Studien zeigen somit, dass lang wirkende Calciumkanalblocker vom Typ der Dihydropyridine bei primärer und sekundärer Hypertonie eingesetzt werden können und die abendliche Gabe auch zur Normalisierung des Blutdruckprofils beitragen kann.

4.6 Besondere Patientengruppen

Wie bereits erwähnt, können Calciumkanalblocker wegen ihrer Stoffwechselneutralität bei Patienten mit Diabetes mellitus, Hyperlipidämien und Gicht sowie bei älteren Patienten eingesetzt werden. Darüber hinaus stellen sie eine Alternative bei Patienten mit peripheren Durchblutungsstörungen und obstruktiven Atemwegserkrankungen dar. Calciumkanalblocker vermindern die linksventrikuläre Hypertrophie und haben geringe antiatherogene Wirkungen.

4.7 Interaktionen

Alle Calciumkanalblocker sind Substrate und Hemmstoffe des hepatischen CYP450-Systems, vor allem des CYP3A4-Isoenzyms. Es ist somit davon auszugehen, dass die Calciumkanalblocker bei gleichzeitiger Gabe von Pharmaka, die Substrate des CYP3A4-Systems sind (z. B. Statine wie Atorvastatin, Lovastatin, Simvastatin; Ciclosporin; Antihistaminika wie Terfenadin und Astemizol; Sildenafil), die Plasmakonzentrationen dieser Pharmaka erhöhen werden. So führte die Interaktion zwischen Mibefradil und Statinen, die ausschließlich über CYP3A4 metabolisiert werden (Atorvastatin, Lovastatin), zur Rhabdomyolyse und in der Folge zur Marktrücknahme von Mibefradil. Ausgeprägte Hemmstoffe des CYP3A4-Systems, z. B. Makrolidantibiotika (Erythromycin) und Azolantibiotika (Ketoconazol), wie auch verschiedene HIV-Protease-Hemmer können die Plasmakonzentration der Calciumkanalblocker erhöhen.

Calciumkanalblocker vom Verapamil- oder Diltiazem-Typ sollen nicht mit β-Blockern kombiniert werden, da dadurch die Hemmung der atrioventrikulären Überleitung und die Hemmung der Kontraktionskraft dieser Calciumkanalblocker verstärkt würde.

Literatur

[1] Eschenhagen, T.: Betablocker, Calciumkanalblocker, Nitrate, α_1-Rezeptor-Blocker, indirekte Sympatholytika. In: Arzneimitteltherapie kardiovaskulärer Erkrankungen, S. 192–209. Böhm, M., Eschenhagen, T. (Hrsg.). Wissenschaftliche Verlagsgesellschaft mbH, Stuttgart 2003

[2] Fricke, U., Klaus, W. (Hrsg.): Neue Arzneimittel, Bd. 12, S. 85–264. Wissenschaftliche Verlagsgesellschaft mbH, Stuttgart 2002

[3] Lemmer, B.: Zirkadiane Rhythmen und klinische Pharmakologie. Internist **45**, 1006–1020 (2004)

[4] Lemmer, B.: Chronopharmacology and controlled drug release. Expert Opin. Drug Deliv. **2**, 667–681 (2005)

[5] Naylor, W.G.: Calcium antagonists: past, present and future – a personal view. J. Clin. Basic Cardiol. 2: 155–161 (1999)

[6] Eschenhagen, T.: Calciumantagonisten. In: Arzneiverordnungs-Report 2005, S. 386–400. Schwabe, U., Paffrath, D. (Hrsg.). Springer, Berlin, Heidelberg, S. 534–546 (2006)

[7] Striessnig, J., Grabner, M., Mitterdorfer, J., Hering, S., Sinnegger, M.J., Glossmann, H.: Structural basis of drug binding to L-type Ca^{2+} channels. Trends Pharmacol. Sciences **19**, 108–115 (1998)

[8] Fleckenstein, A., Kammermeier, H., Doring, H.J., Freund, H.J.: Zum Wirkungsmechanismus neuartiger Koronardilatatoren mit gleichzeitig Sauerstoff-einsparenden Myokard-Effekten, Prenylamin und Iproveratril. 1. [On the action mechanism of new coronary dilators with simultaneous oxygen saving myocardial effects, Prenylamine and Iproveratril. 1.]. Z. Kreislaufforsch. **56**, 716–744 (1967)

[9] Fleckenstein, A., Kammermeier, H., Doring, H.J., Freund, H.J.: Zum Wirkungsmechanismus neuartiger Koronardilatatoren mit gleichzeitig Sauerstoff-einsparenden Myokard-Effekten, Prenylamin und Iproveratril. 2. [On the method of action of new types of coronary dilatators with simultaneous oxygen-saving myocardial effects, Prenylamine and Iproveratril. 2.]. Z. Kreislaufforsch. **56**, 839–858 (1967)

[10] Angeli, F., Verdecchia, P., Reboldi, G.P., Gattobigio, R., Bentivoglio, M., Staessen, J.A., Porcellati, C.: Calcium channel blockade to prevent stroke in hypertension: a meta-analysis of 13 studies with 103,793 subjects. Am. J. Hypertens. **17**, 817–822 (2004)

[11] Major outcomes in high-risk hypertensive patients randomized to angiotensin-converting enzyme inhibitor or calcium channel blocker vs diuretic: The Antihypertensive and Lipid-Lowering Treatment to Prevent Heart Attack Trial (ALLHAT). J. Am. Med. Ass. **288**, 2981–2997 (2002)

[12] Poole-Wilson, P.A., Lubsen, J., Kirwan, B.A., van Dalen, F.J., Wagener, G., Danchin, N., Just, H., Fox, K.A., Pocock, S.J., Clayton, T.C., Motro, M., Parker, J.D., Bourassa, M.G., Dart, A.M., Hildebrandt, P., Hjalmarson, A., Kragten, J.A., Molhoek, G.P., Otterstad, J.E., Seabra-Gomes, R., Soler-Soler, J., Weber, S.: Effect of long-acting nifedipine on mortality and cardiovascular morbidity in patients with stable angina requiring treatment (ACTION trial): randomised controlled trial. Lancet **364**, 849–857 (2004)

[13] Turnbull, F.: Effects of different blood-pressure-lowering regimens on major cardiovascular events: results of prospectively-designed overviews of randomised trials. Lancet **362**, 1527–1535 (2003)

[14] Julius, S., Kjeldsen, S.E., Weber, M., Brunner, H.R., Ekman, S., Hansson, L., Hua, T., Laragh, J., McInnes, G.T., Mitchell, L., Plat, F., Schork, A., Smith, B., Zanchetti, A.: Outcomes in hypertensive patients at high cardiovascular risk treated with regimens based on valsartan or amlodipine: the VALUE randomised trial. Lancet **363**, 2022–2031 (2004)

[15] Fricke, U., Günther, J., Zawinell, A.: Anatomisch-therapeutisch-chemische Klassifikation mit Tagesdosen für den deutschen Arzneimittelmarkt. Unter Mitarbeit von: Fricke, U., Günther, J., Lemmer, B., Lohse, M., Mengel, K., Schmidt, G., Scholz, H., Zawinell, A. Wissenschaftliches Institut der AOK (WidO), Bonn, CD-ROM, 04/06, 5. Aufl. 2006

[16] Hass, H., Hartfelder, A.: α-Isopropyl-α-N-methyl-N-homoveratryl-α-aminopropyl-3,4-dimethoxyphenyl-acetonitryl eine Substanz mit coronargefäßerweiternden Eigenschaften. Arzneimittel-Forsch. **12**, 549–558 (1962)

5 AT$_1$-Rezeptorantagonisten

Ronald Clasen, Thomas Unger

5.1 Struktur und Einteilung

5.1.1 Historie

Die Angiotensin AT$_1$-Rezeptorantagonisten bilden die jüngste Gruppe im Bereich der Antihypertensiva [2]. Ihre Entwicklung geht in die 80er-Jahre des letzten Jahrhunderts zurück. Die ersten Überlegungen zur Antagonisierung der Wirkungen von Angiotensin II wurden jedoch schon 30 Jahre früher angestellt. Der amerikanische Biochemiker Leonard T. Skeggs Jr. und Mitarbeiter schlugen 1956 vor, dass es mithilfe von Angiotensin-II-Peptidanaloga möglich sein müsse, die durch Angiotensin II vermittelte Vasokonstriktion auf glatte Gefäßmuskelzellen zu unterbinden. Daraufhin wurden viele Verbindungen synthetisiert, die Anfang der 70er-Jahre in dem von Pals entwickelten Saralasin resultierten, einem Octapeptid, welches sich von Angiotensin II nur in der ersten und letzten Aminosäure unterscheidet. Die Notwendigkeit einer parenteralen Applikation, die kurze Halbwertszeit und die partiell agonistischen Eigenschaften von Saralasin limitierten dessen klinischen Nutzen jedoch stark.

Zehn Jahre später wurden dann die ersten nichtpeptidischen Strukturen mit spezifischer, jedoch schwacher AT$_1$-Rezeptoraffinität von japanischen Wissenschaftlern synthetisiert. Diese Imidazol-Derivate wurden später optimiert, was zur Entwicklung von Losartan führte, dem ersten Vertreter einer neuen Klasse von oral applizierbaren Wirkstoffen mit spezifischer und selektiver AT$_1$-Rezeptoraffinität. Losartan gelangte Mitte der 90er-Jahre zur Marktreife und wurde in Deutschland 1995 unter dem Handelsnamen LORZAAR® zur antihypertensiven Therapie zugelassen.

5.1.2 Struktur

Strukturell leiten sich alle AT$_1$-Rezeptorantagonisten von den initial entwickelten Imidazolderivaten ab. Ein Imidazolring und ein saurer Biphenyltetrazol-Substituent charakterisieren Losartan (Abb. 5.1). Der Austausch des Imidazolrings entweder gegen eine acylierte Aminosäure (Valsartan) , einen Imidazolonrest (Irbesartan) oder ein Carboxy-Benzimidazol (Candesartan) führt zu weiteren AT$_1$-Antagonisten. Die Angliederung einer Carboxylsäure, beispielsweise einer Biphenylcarboxylgruppe, und die Substitution eines zweiten Phenylimidazolrests an Position 6 des ersten Heterozyklus ergeben Telmisartan. Olmesartan ist ein Imidazolcarboxylsäurederivat und Saprisartan ein Imidazolcarboxylsäureamid. Der AT$_1$-Antagonist Eprosartan ist

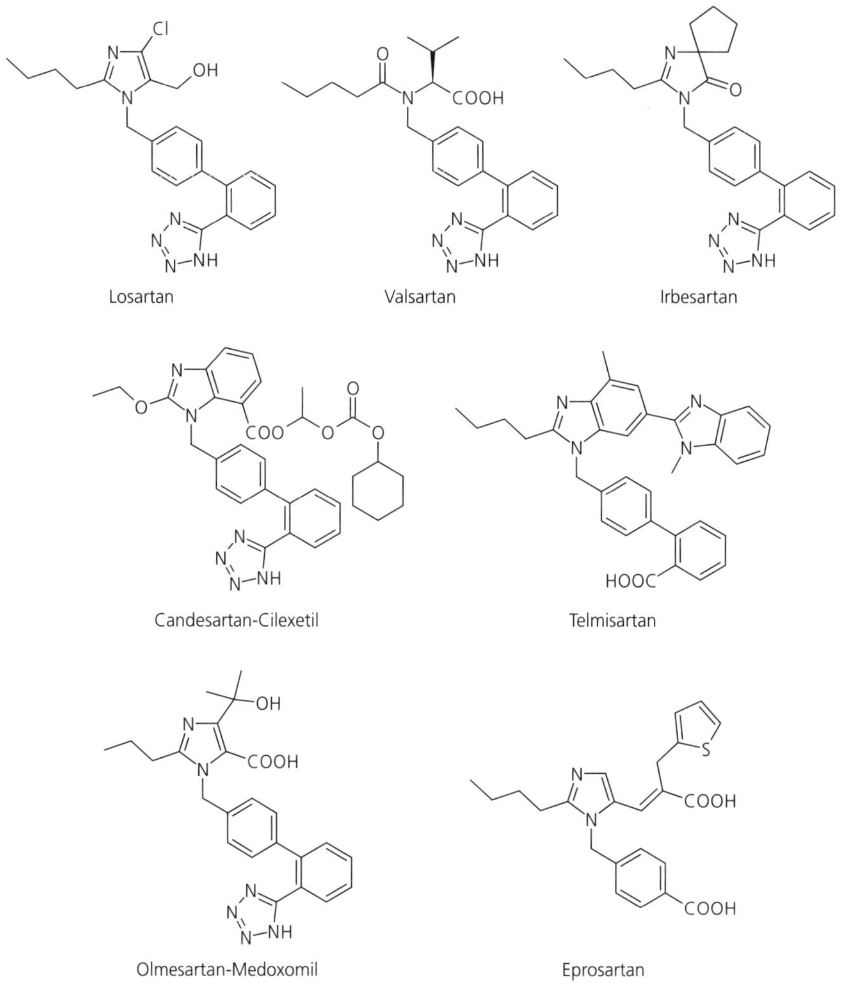

Abb. 5.1: Strukturformeln von AT₁-Rezeptorantagonisten.

der einzige, der weder einen Biphenyl- noch einen Tetrazolring aufweist; die Imidazolausgangsstruktur ist hier ebenfalls durch einen Transacrylsäurerest erweitert.

5.1.3 Gemeinsamkeiten und Unterschiede der AT₁-Antagonisten

Allen AT₁-Antagonisten ist neben der Endung "-sartan" auch die hochselektive und spezifische Blockade des AT₁-Rezeptors gemeinsam, die frei von intrinsischer Aktivität ist. Im Gegensatz zu den früher entwickelten Angiotensin-Peptidantagonisten wie Saralasin haben die Sartane eine nichtpeptiderge Struktur und sind deshalb für eine orale Applikation geeignet.

Unterschiede finden sich in der Applikationsform: Während Irbesartan, Valsartan, Eprosartan und Telmisartan in ihrer aktiven Form verabreicht werden können, werden Candesartan-Cilexetil und Olmesartan-Medoxomil als inaktive Vorläufersubstanzen (Prodrugs) zur Verfügung gestellt, die dann in vivo sehr schnell schon während der Resorption durch die Darmwand in ihre aktiven Metaboliten umgewandelt werden. Auch Losartan hat per se eine geringere AT$_1$-Rezeptor-blockierende Wirkung. Dessen Metabolit EXP3174 hat jedoch eine deutlich höhere inhibierende Potenz und ist somit für die meisten klinischen Wirkungen der Substanz verantwortlich.

Alle AT$_1$-Antagonisten fungieren als kompetitive Antagonisten. Unterschiede ergeben sich in der Dissoziation vom Rezeptor (*Off Rate*). Diese ist bei Candesartan länger als bei Losartan. Durch Experimente an der isolierten Kaninchen- oder Meerschweinchenaorta wurde ein weiterer Unterschied zwischen den einzelnen AT$_1$-Antagonisten deutlich: Während durch höhere Angiotensin-II-Gaben die Losartan- und Eprosartan-vermittelte Hemmung der Kontraktion vollständig wieder aufgehoben werden konnte, war dies bei den anderen Sartanen einschließlich des EXP3174 nicht der Fall („*intermediate*" bzw. „*insurmountable antagonism*").

5.2 Pharmakokinetik

Da sich die pharmakokinetischen Daten der verschiedenen AT$_1$-Antagonisten nur schwer zusammenfassen lassen, soll im Folgenden zunächst auf einige allgemeine Aspekte dieser Substanzgruppe und im Anschluss auf die jeweiligen Wirkstoffe im Einzelnen eingegangen werden (Tab. 5.1).

Die Bioverfügbarkeit der AT$_1$-Antagonisten variiert zwischen 13 % für Eprosartan und 80 % für Irbesartan. Wenn die Applikation mit der Nahrung erfolgt, reduziert sich die Bioverfügbarkeit nur geringfügig oder gar nicht, mit Ausnahme von Valsartan. Da Valsartan kaum metabolisiert wird und eine geringe Plasma-Clearance aufweist, ist diese Abnahme der Bioverfügbarkeit wahrscheinlich auf eine langsamere Absorption zurückzuführen.

Das Verteilungsvolumen variiert beträchtlich zwischen den einzelnen Antagonisten und hängt von der Lipophilie und/oder der Bindung an Plasmaproteine ab. Während die Verteilungsvolumina von Candesartan (9,1 l), EXP3174 (12 l), Eprosartan (13 l), Valsartan (17 l), Olmesartan (29 l) und Losartan (34 l) noch in vergleichbaren Bereichen liegen, sind sie bei den lipophileren Substanzen Irbesartan (53–93 l) und vor allem Telmisartan (500 l) deutlich höher. Die Verteilungsvolumina der AT$_1$-Antagonisten korrelieren mit der Plasma-Clearance. Sie beträgt 10 l/h für Irbesartan und 60 l/h für Telmisartan, während für Candesartan und Olmesartan lediglich 1,4 l/h, für Valsartan 2 l/h, für EXP3174 2,8 l/h, für Losartan 4,4 l/h und für Eprosartan 7,8 l/h zu verzeichnen sind.

Die Plasma-Proteinbindung ist bei allen AT$_1$-Antagonisten stark ausgeprägt. Sie beträgt bei Valsartan 95 % und bei den anderen Antagonisten über 98 bzw. 99 %. Obwohl nur die ungebundene Fraktion des Wirkstoffs für die Verteilung zur Verfügung steht, kommen trotz der starken Bindung die o.g. höheren Verteilungsvolumina zustande.

Tab. 5.1: Pharmakokinetische Daten der AT_1-Rezeptorantagonisten.

	Bioverfügbarkeit [%]	Plasma-halbwertszeit [h]	Max. Plasmakonzentration [h]	Biliäre Exkretion [%]	Renale Exkretion [%]	Verteilungsvolumen [l]	Plasma-proteinbindung [%]	Plasma-clearance [ml/min]	Renale Clearance [ml/min]	Dosis [mg]	Max. Effizienz [Wochen]
Losartan	25-30	2	1		5	34	98,7	600	75	50-100	3-6
EXP3174*		6-9	3-4	55-60	35-40	12	99,8	50	25		3-6
Valsartan	23-25	6-9	2	87	13	17	94-97	36,7		80-160	3-6
Irbesartan	60-80	11-15	1,5-2	60-80	25	53	90-92	157-176	3,5	150-300	3-6
Candesartan	42 (Prodrug)	5-9	3-5	60-70	20-30	9	> 99	23	13	4-32	3-6
Eprosartan	13	4,5-9	1-2	90	7	13	97,9-98,6	130	30-40	600	3-6
Telmisartan	40-60	24	0,5-2	98	2	500	> 99	100		20-80	3-6
Olmesartan	28 (Prodrug)	12-15	1-4	70-90	10-16	31	> 99	160-480	8,3-11,6	10-40	2-4

*: Aktiver Metabolit von Losartan

5.2.1 Losartan

Losartan wird in einer First-pass-Metabolisierung in der Leber zu etwa 14 % am Imidazolring zum aktiven und deutlich potenteren Metaboliten EXP3174 oxidiert. Daneben werden zu etwa vergleichbaren Anteilen inaktive (evtl. auch aktive, z. B. der Aldehydmetabolit EXP3179) oxidierte und an Glucuronsäure gekoppelte Metabolite gebildet. Losartan hat cine ca. 10fach geringere Affinität zum AT$_1$-Rezeptor als Angiotensin II. Sie ist allerdings immer noch 3000fach höher als die zum AT$_2$-Rezeptor. Die AT$_1$-Rezeptoraffinität der Muttersubstanz Losartan ist zwar erheblich geringer als die der anderen Antagonisten, aber die des aktiven Metaboliten EXP3174 liegt in vergleichbaren Bereichen. Der Metabolit bindet ca. 30 000-mal stärker an den AT$_1$- als an den AT$_2$-Rezeptor. Die orale Bioverfügbarkeit von Losartan beträgt etwa 25–30 %. Maximale Plasmakonzentrationen werden nach 1 h bzw. nach 3–4 h für EXP3174 gemessen. Nahrungsaufnahme während der Applikation führt zu einer verlangsamten Absorption und einer verminderten maximalen Plasmakonzentration. Insgesamt ist dann mit einer um ca. 10 % verminderten Serumkonzentration über die Zeit (area under the curve = AUC) zu rechnen. Die terminale Halbwertszeit von Losartan nach oraler Applikation beträgt 2 h, die von EXP3174 6–9 h. Nach ca. 10 Stunden ist Losartan im Plasma nicht mehr messbar, wohl aber EXP3174. Die Gesamtclearance von Losartan beträgt 600 ml/min (EXP3174: 50 ml/min). Die renale Clearance beträgt 75 ml/min (EXP3174: 25 ml/min). Losartan wird zu 35–40 % im Urin und zu 55–60 % über die Fäzes ausgeschieden; 5 % finden sich unmetabolisiert im Urin. Bei Frauen wurden im Vergleich zu Männern höhere Plasmakonzentrationen für Losartan, nicht jedoch für EXP3174 beschrieben. Ein höheres Lebensalter scheint keinen Effekt auf die Pharmakokinetik des Wirkstoffs zu haben.

5.2.2 Valsartan

Valsartan hat eine Bindungsaffinität (IC50) von 2,6 nM und ist insofern mit den anderen AT$_1$-Antagonisten vergleichbar. Auch hier ist die Affinität zum AT$_1$-Rezeptor ca. 30 000-mal stärker als die zum AT$_2$-Rezeptor. Nach oraler Applikation wird Valsartan schnell absorbiert, mit einer maximalen Plasmakonzentration nach 2 h. Die Bioverfügbarkeit beträgt etwa 23–25 %. Sie wird durch Nahrungsaufnahme um ca. die Hälfte verringert, steigt aber erheblich mit gleichzeitiger Fettzufuhr. Valsartan besitzt eine Plasmaeiweißbindung von 94–97 %. Wiederholte Gaben des Wirkstoffs beeinflussen die Kinetik nicht. Es wurde ein Verteilungsvolumen von etwa 17 l ermittelt. Oral appliziertes Valsartan wird zu 13 % unverändert im Urin, der Rest über die Fäzes ausgeschieden. Für Valsartan konnten bisher keine Metaboliten nachgewiesen werden. Valsartan zeigt keine klare Dosislinearität hinsichtlich der Plasmakonzentration. Die Gesamtclearance wird mit 36,7 ml/min angegeben. Geschlechtsspezifische Unterschiede hinsichtlich der Kinetik wurden nicht beschrieben.

5.2.3 Irbesartan

Irbesartan hat im Vergleich zu Losartan eine 10-mal höhere Affinität zum AT_1-Rezeptor (humane glatte Muskelzellen). Die IC50-Werte liegen in verschiedenen Geweben zwischen 0,8 und 4,1 nM. Die Selektivität für den AT_1-Rezeptor ist um das ca. 10 000-fache höher als die für den AT_2-Rezeptor (IC50 = 10 µM). Die Resorption nach oraler Gabe erfolgt schnell (maximale Plasmakonzentration nach 1,5–2 h) und wird durch Nahrungsaufnahme um ca. 30 Minuten verschoben. Dies beeinträchtigt die für einen AT_1-Antagonisten besonders hohe Bioverfügbarkeit von 60–80 % jedoch nicht. Durch die ebenfalls hohe terminale Halbwertszeit von 11–15 h nach oraler Applikation eignet sich Irbesartan für eine einmal tägliche Gabe. Nach ca. 3 Therapietagen wird der Steady-state-Zustand erreicht.

Etwa 60–80 % einer oral applizierten Irbesartan-Dosis werden über die Fäzes und 25 % über den Urin ausgeschieden. Dabei wird ein Großteil der Substanz in der Leber glukuronidiert und oxidiert. Nur etwa 1 % der verabreichten Dosis wird unverändert ausgeschieden. Es wurden bisher insgesamt 8 Metaboliten im Plasma identifiziert, die alle nicht mehr aktiv sind. Die Plasmaeiweißbindung ist mit 90–92 % gering im Vergleich zu anderen AT_1-Antagonisten. Die Gesamtclearance beträgt 157–176 ml/min, die renale Clearance nach oraler Applikation jedoch nur bis 3,5 ml/min. Niereninsuffizienz hat daher keinen nennenswerten Einfluss auf die Pharmakokinetik von Irbesartan. Es wurden aber geschlechtsspezifische Unterschiede gefunden, da bei hypertensiven Frauen die maximale Plasmakonzentration und die AUC um 25 bzw. 44 % gesteigert waren. Auch bei älteren Menschen waren die Werte im Vergleich zu jungen Probanden erhöht. Das Verteilungsvolumen beträgt ca. 53 l und ist damit hinter dem von Telmisartan das zweitgrößte.

5.2.4 Candesartan

Candesartan-Cilexetil ist das für die orale Applikation zur Verfügung stehende *Prodrug,* welches sehr schnell durch Esterasen noch während der Absorption im Gastrointestinaltrakt zur aktiven Form, dem Candesartan, umgewandelt wird. Die Substanz weist eine hohe AT_1-Rezeptoraffinität auf, welche ca. 80-mal höher ist als die von Losartan (isolierte Membranen der Kaninchenaorta).

Die Bioverfügbarkeit kann nicht angegeben werden, da es sich um ein Prodrug handelt. Da die AUC durch Nahrungsaufnahme kaum beeinträchtigt wird, kann die Gabe unabhängig von den Mahlzeiten erfolgen. Sie zeigt außerdem für ansteigende Dosierungen innerhalb des therapeutischen Bereichs (2–16 mg) Dosislinearität. Die maximale Plasmakonzentration wird 3–5 h nach oraler Applikation erreicht. Es wurden keine geschlechtsspezifischen Unterschiede bezüglich der Pharmakokinetik berichtet. Candesartan wird stark (> 99 %) an Plasmaeiweiße gebunden, überwiegend unverändert über Urin und Galle ausgeschieden und nur zu einem geringfügigen Teil in der Leber verstoffwechselt. Nach oraler Candesartan-Cilexetil-Gabe erscheinen etwa 20–30 % im Urin und 60–70 % in den Fäzes. Bisher wurde nur ein Metabolit beschrieben. Die terminale Halbwertszeit beträgt 5–9 h und die Plasmakonzentrationen nehmen nach mehrfacher Gabe nur unerheblich zu. Das Verteilungsvolumen beträgt lediglich 9 l. Die Gesamtclearance von Candesartan beträgt etwa 23 ml/min bei einer renalen Clearance von 13 ml/min.

5.2.5 Eprosartan

Eprosartan hat mit einer IC50 von 9,2 nM (Nebennierenmembran) eine hohe Affinität zum AT$_1$-Rezeptor. Die Resorption nach oraler Gabe erfolgt schnell, maximale Plasmakonzentrationen treten nach 1–2 h auf. Die orale Bioverfügbarkeit ist mit etwa 13 % im Vergleich zu anderen AT$_1$-Antagonisten (25–80 %) relativ gering, was vor allem mit der sehr niedrigen Absorption nach oraler Applikation zusammenhängt. Begleitende Nahrungsaufnahme verlangsamt und vermindert die Resorption. Eine Dosislinearität ist bis 200 mg gezeigt worden. Aufgrund der geringen Absorption werden nach oraler Gabe 90 % über die Fäzes und 7 % über den Urin ausgeschieden. Es wurden bisher keine Metaboliten von Eprosartan entdeckt. Die terminale Halbwertszeit beträgt nach oraler Gabe 4,5–9 h. Die Plasmaeiweißbindung ist mit 97,9–98,6 % hoch. Das Verteilungsvolumen beträgt 13 l. Die Gesamtclearance beträgt 130 ml/min bei einer renalen Clearance von 30–40 ml/min. Bei Nieren- bzw. Leberinsuffizienz ist eine Dosisanpassung erforderlich. Für Eprosartan wurden keine geschlechtsspezifischen Unterschiede beschrieben.

5.2.6 Telmisartan

Telmisartan besitzt im Vergleich zu anderen AT$_1$-Antagonisten eine relativ hohe AT$_1$-Rezeptoraffinität mit einer IC50 von 3,7 nM. Die Affinität zum AT$_2$-Rezeptor ist etwa 10 000-mal schwächer und damit ähnlich wie die der anderen Antagonisten. Nach oraler Applikation wird die Substanz rasch resorbiert; nach 0,5–2 h werden im Plasma Spitzenkonzentrationen erreicht, welche relativ stark schwanken. Nach der schnellen Resorption und Verteilung erfolgt die Elimination mit einer terminalen Halbwertszeit von etwa 24 h. Telmisartan wird stark ($> 99\%$) an Plasmaproteine gebunden, was die Plasma-Clearance und das Verteilungsvolumen jedoch nicht einschränkt. Das Verteilungsvolumen ist mit etwa 500 l mit Abstand das größte unter den AT$_1$-Antagonisten. Auch die Lipophilie der Substanz ist die höchste in der Gruppe. Studien zeigten bei Frauen eine 2- bis 3fach höhere Plasmakonzentration als bei Männern, was jedoch nicht zu Unterschieden bei der Reduktion des Blutdrucks bzw. beim Sicherheitsprofil zwischen Frauen und Männern führte. Die Substanz wird bei gleichzeitiger Nahrungsaufnahme weniger resorbiert; dies macht jedoch keine Dosisanpassung erforderlich. Die absolute Bioverfügbarkeit von Telmisartan ist die zweithöchste unter den AT$_1$-Antagonisten (40–60 %). Die Substanz wird nahezu vollständig in der Leber durch Konjugation mit Glucuronsäure eliminiert. Das daraus entstehende Acylglucuronid hat keine pharmakologische Wirkung und wird über die Galle ausgeschieden. Aufgrund der bakteriellen Glucuronidaseaktivität wird in den Fäzes allerdings nur die Ursprungssubstanz gefunden. Die renale Ausscheidung des Metaboliten ist mit weniger als 2 % unbedeutend. Es besteht wenig

Interaktionspotenzial mit anderen Arzneimitteln, da die Substanz nicht über die CYP450-Isoenzyme metabolisiert wird.

5.2.7 Olmesartan

Olmesartan-Medoxomil ist ähnlich wie Candesartan-Cilexetil ein *Prodrug*, welches ebenfalls schon während der Resorption im Magen-Darm-Trakt durch Esterasen in das wirksame Olmesartan gespalten wird. Auch hier kann deswegen keine Bioverfügbarkeit angegeben werden. Die Affinität zum AT_1-Rezeptor ist mit einer IC50 von 7,7 nM ähnlich hoch wie die von Candesartan. Die Applikation kann unabhängig von der Nahrungsaufnahme erfolgen, da sich die AUC nicht signifikant ändert. Die maximalen Plasmakonzentrationen treten 1–4 h nach der oralen Gabe auf und zeigen für Mengen im therapeutischen Bereich (10–80 mg) Dosislinearität. Olmesartan wird stark ($> 99\%$) an Plasmaeiweiße gebunden. Es wurden keine geschlechts- oder altersspezifischen Unterschiede bezüglich der Pharmakokinetik gefunden. Bisher wurde nur ein nichtaktiver Metabolit (CV 15959) von Olmesartan beschrieben. Er und die Ausgangssubstanz werden zu 70–90 % in den Fäzes und nur zu 10–16 % über den Urin ausgeschieden. In therapeutischen Dosen wurde keine Veränderung von P450-Isoenzymen beobachtet. Die terminale Halbwertszeit liegt bei 12–15 h und es wurde keine Akkumulationen bei repetitiver Gabe beobachtet. Die Gesamtclearance beträgt 9,7–29 l/h bei einer renalen Clearance von 0,5–0,7 l/h. Das Verteilungsvolumen ist im Vergleich zu anderen AT_1-Antagonisten eher hoch und liegt bei 31 l.

5.3 Wirkungsmechanismen

Die AT_1-Antagonisten blockieren spezifisch und selektiv die Bindung von Angiotensin II an den AT_1-Rezeptor und setzen damit in der Wirkkaskade des Renin-Angiotensin-Aldosteron-Systems (RAAS) (Abb. 5.2) eine Stufe weiter unten an als die ACE-Inhibitoren [5, 7].

Die Affinität der AT_1-Antagonisten für den AT_1-Rezeptor ist zwischen 3 000- und 35 000-mal höher als die für den AT_2-Rezeptor. Daher werden in therapeutischen Dosierungen auch ausschließlich AT_1-Rezeptoren blockiert. Daraus resultiert die wichtige Feststellung, dass die AT_1-Antagonisten zwar die Angiotensin-II-induzierte Stimulierung des AT_1-, nicht aber die des AT_2-Rezeptors verhindern. Dabei wird angenommen, dass die durch das Wegfallen der negativen Rückkopplung zur Reninfreisetzung unter Sartan-Therapie erhöhte Angiotensin-II-Plasmakonzentration zu einer vermehrten Stimulation von nicht blockierten AT_2-Rezeptoren führt, ein Umstand, der zu den organprotektiven Eigenschaften dieser Substanzklasse beitragen könnte. Dies unterscheidet die AT_1-Antagonisten auch von den ACE-Hemmern, welche die Bildung von Angiotensin II insgesamt reduzieren, welches somit nicht nur im geringsten Maß zur Stimulation des AT_1-, sondern auch weniger zur Stimulation des AT_2-Rezeptors zur Verfügung steht.

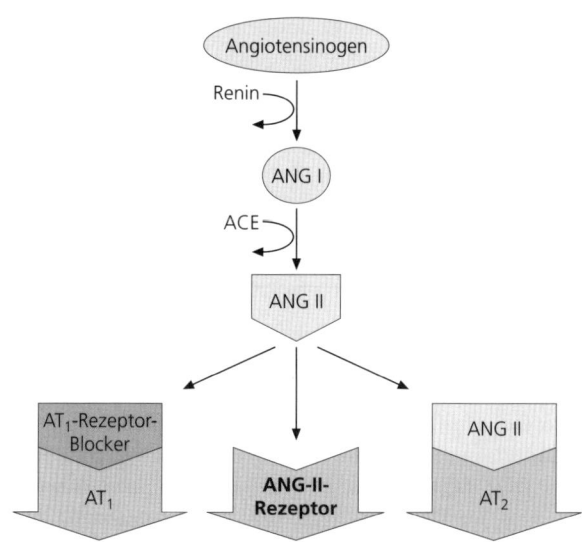

Abb. 5.2:   Wirkungskaskade des Renin-Angiotensin-Aldosteron-Systems.

Von Vorteil könnte auch sein, dass die AT$_1$-Antagonisten das Potenzial besitzen, die AT$_1$-Rezeptor-vermittelten Wirkungen von Angiotensin II vollständiger zu unterdrücken als die ACE-Hemmer, da sie auch die Effekte von Angiotensin II hemmen, welches über ACE-unabhängige Enzyme (z. B. Kathepsin G, Elastase oder Chymase) entsteht.

5.4 Wirkungen und Nebenwirkungen

5.4.1 Wirkungen

AT$_1$-Antagonisten blockieren alle über den AT$_1$-Rezeptor vermittelte Wirkungen von Angiotensin II [17, 19]. Dazu gehören:
- Vasokonstriktion
- Renale Salz- und Wasserretention
- Renin-Suppression
- Sympathikusmodulation
- Zentralnervöse Stimulation des Durstgefühls
- Stimulation des Zellwachstums in den Blutgefäßen, im Herz und in der Niere

Die über den AT$_2$-Rezeptor vermittelten Wirkungen von Angiotensin II werden dagegen durch die unter AT$_1$-Antagonisten erhöhten Plasma-Angiotensin-II-Spiegel verstärkt. Dabei handelt es sich um folgende Wirkungen:
- Antiproliferation
- Zelldifferenzierung
- Regeneration

- Apoptose
- (Wahrscheinlich auch eine) Natriurese und Vasodilatation

In zahlreichen Studien konnte gezeigt werden, dass AT_1-Antagonisten mit der gleichen Effizienz wie die ACE-Hemmer den Blutdruck zu senken vermögen. Eine so genannte Rebound-Hypertonie, die aufgrund von erhöhten Angiotensin-II-Spiegeln nach dem Absetzen der Therapie denkbar wäre, wurde nicht beobachtet.

5.4.2 Nebenwirkungen

Im Allgemeinen handelt es sich bei den AT_1-Antagonisten um eine hervorragend verträgliche Substanzklasse. Sie rufen keine charakteristischen Nebenwirkungen hervor und die Verträglichkeit liegt bei fast allen Studien auf Placebo-Niveau. Die am häufigsten berichteten gelegentlichen Nebenwirkungen waren Schwindel, Kopfschmerzen und Schwächegefühl. Diese traten jedoch auch bei der Placebogabe auf und waren im Falle der Kopfschmerzen sogar geringer. Die Häufigkeit der gelegentlichen Nebenwirkungen korrelierte auch nicht mit Alter, Geschlecht oder Dosis. Im Gegensatz zu den ACE-Inhibitoren erzeugen AT_1-Antagonisten keinen Reizhusten, da das ACE unter AT_1-Blockade seine Funktion, unter anderem Bradykinin zu spalten, weiterhin wahrnehmen kann. AT_1-Antagonisten sind insbesondere bei Herzinsuffizienz eine therapeutische Alternative. Bei hypertensiven Patienten mit Typ-2-diabetischer Niereninsuffizienz können sie nach Kriterien der evidenzbasierten Medizin inzwischen als Mittel der ersten Wahl bezeichnet werden.

Eine klinisch relevante Hyperkaliämie ist selten. Die Kaliumspiegel sollten allerdings bei Patienten mit Niereninsuffizienz, Diabetes mellitus oder bei Gabe von kaliumsparenden Diuretika überprüft werden. Änderungen der Leberenzyme treten kaum oder nur vorübergehend auf. Ansonsten wurden bisher keine Nebenwirkungen hinsichtlich der Blut-, Leber- oder Nierenfunktion beobachtet. Es bleibt noch zu erwähnen, dass der AT_1-Antagonist Tasosartan als einzelne Substanz in Zusammenhang mit einer Leberschädigung gebracht wurde, was letztlich zu seiner Rücknahme vom Markt führte.

5.5 Einsatz bei arterieller Hypertonie

5.5.1 Therapie

Eine Monotherapie mit AT_1-Antagonisten kann bei einer leichten bis mittelschweren Hypertonie angewendet werden [15]. Dabei werden Blutdrucksenkungen von 7–10 mmHg für den diastolischen Blutdruck und für den systolischen Blutdruck im Sitzen beobachtet. Unterschiede ergeben sich aufgrund der unterschiedlichen Pharmakokinetik und Rezeptorbindung. Die ersten Daten zur Dosisfindung wurden 1995 mit Losartan ermittelt. Es zeigte sich, dass mit 25–100 mg Losartan ähnlich hohe Blutdrucksenkungen wie mit etwa 20 mg Enalapril zu erzielen waren. Zugelassen sind Tagesdosen von 50–100 mg. Als nächste Substanz wurde Valsartan getestet und zugelassen. Als geeignete Dosen stellten sich 80–160 mg heraus. 1997 erfolgte dann die Zulassung von Candesartan, Eprosartan und Irbesartan. Die Wirkstärken liegen im Bereich der Effekte von Losartan und Valsartan, können jedoch im Fall von Candesartan, Irbesartan, Olmesartan und Telmisartan in so genannten *Head-to-Head*-Studien auch höher sein. Bei Candesartan sind Tagesdosen zwischen 4 und 16 mg und bei Irbesartan zwischen 75 und 300 mg zugelassen. Eprosartan ist nur in Dosen von 600 mg erhältlich. Die beiden neueren Sartane Telmisartan und Olmesartan haben therapeutisch zugelassene Tagesdosen von 20–80 mg sowie von 10–40 mg.

Sollen stärkere Blutdrucksenkungen erreicht werden, wird in der Regel auf eine Kombinationstherapie zurückgegriffen. AT$_1$-Rezeptorantagonisten können mit allen gängigen Antihypertensiva gut kombiniert werden. Vor allem werden Diuretika, insbesondere Thiazid-Diuretika, als besonders gut geeignete Substanzen zur Kombination mit AT$_1$-Antagonisten herangezogen. Zu dieser Kombination liegen inzwischen verschiedene publizierte Studien vor. Die Ergebnisse dieser bislang vorliegenden Studien zur Kombination von AT$_1$-Rezeptorantagonisten und Hydrochlorothiazid in den Dosierungen von 12,5 und 25 mg weisen eine ausgezeichnete antihypertensive Wirkung bei gleichzeitig sehr guter Verträglichkeit auf. Somit stellen Thiazide optimale Partner für die Kombinationsbehandlung mit AT$_1$-Antagonisten dar. Es sind hierzu fixe Kombinationen von verschiedenen Sartanen mit 12,5 mg Hydrochlorothiazid im Handel.

Unklar ist dagegen noch die Bewertung einer Kombination mit einem ACE-Hemmer. Es ist fraglich, ob diese Kombinationstherapie einen zusätzlichen Effekt bringt, der über die optimale Monotherapie mit einer der beiden Substanzen hinausgeht. Ein echter Synergismus hinsichtlich der Blutdrucksenkung und der antiproteinurischen Effekte scheint aufgrund einiger Studien gegeben zu sein, ist jedoch noch nicht vollständig bewiesen. Es sieht aber zumindest so aus, als wären – verglichen mit einer Dosiserhöhung der Monosubstanz – keine erhöhten Nebenwirkungen, auch nicht bezüglich einer Hyperkaliämie, zu erwarten.

Bei der Kombination von AT$_1$-Antagonisten mit Calciumantagonisten bzw. β-Blockern entsteht zwar eine additive Wirkung der antihypertensiven Komponenten, es liegen hierzu jedoch noch keine großen, kontrollierten Studien vor. Somit sind auch noch keine eindeutigen Daten bekannt, die Vor- oder Nachteile dieser Kombinationen beschreiben.

5.5.2 Kardiovaskuläre Mortalität und Morbidität

Zu den Effekten der AT$_1$-Rezeptorblocker auf die Morbidität und Mortalität bei Hypertonikern wurden mit der LIFE- [4], der SCOPE- [9] und der VALUE-Studie [6, 21] bisher drei große Studien veröffentlicht. Die LIFE-Studie (Losartan Intervention for Endpoint Reduction in Hypertension) verglich eine Losartan- mit einer Atenolol-Therapie bei 9 124 Hypertonikern mit einer elektrokardiographisch dokumentierten, linksventrikulären Hypertrophie. Die Patienten wurden über ca. 4 Jahre verfolgt und die Medikation in beiden Armen der Studie unter Hinzunahme von Diuretika (12,5 mg Hydrochlorothiazid, obligat) und anderen Antihypertensiva (fakultativ) erhöht, um einen Zielblutdruck von 140/90 mmHg zu erreichen. Beide Substanz-Regime senkten den Blutdruck in praktisch identischem Ausmaß. In der Losartan-Gruppe fand sich jedoch im Gegensatz zu den mit Atenolol behandelten Patienten ein um 13 % niedrigeres relatives Risiko für den kombinierten primären Endpunkt „kardiovaskuläre Mortalität und Morbidität" (Herzinfarkt oder Schlaganfall). Außerdem verringerte Losartan die Inzidenz für einen Schlaganfall (25 %) sowie für einen neu entwickelten Diabetes mellitus (25 %) und war effektiver als Atenolol in der Reduktion der linksventrikulären Hypertrophie.

Die SCOPE-Studie (Study on Cognition and Prognosis in the Elderly) [9] untersuchte die Effekte von Candesartan-Cilexetil gegenüber einer herkömmlich antihypertensiv behandelten Vergleichsgruppe auf die kardiovaskuläre Mortalität und Morbidität und auf die kognitive Leistungsfähigkeit bei älteren, hypertensiven Patienten (70–89 Jahre). Die Behandlung dieses Patientenkollektivs mit Candesartan resultierte in einer moderaten, wenn auch nicht statistisch signifikanten Reduktion der kardiovaskulären Ereignisse. Wie auch in der LIFE-Studie reduzierte dieser AT_1-Blocker effektiv die Inzidenz von (in diesem Falle nur nicht tödlichen) Schlaganfällen. Außerdem zeigte Candesartan in Subgruppen einen fördernden Effekt auf die kognitiven Fähigkeiten.

Die VALUE-Studie (The Valsartan Antihypertensive Long-Term Use Evaluation Study) [6] verglich den Einfluss des AT_1-Antagonisten Valsartan mit dem des Calciumkanalblockers Amlodipin auf kardiovaskuläre Ereignisse. Über 15 000 hypertensive Patienten mit hohem kardiovaskulärem Risiko wurden mit Dosen von entweder 80 mg Valsartan oder 5 mg Amlodipin täglich behandelt, welche nach einem Monat auf 160 mg bzw. 10 mg pro Tag erhöht wurden. Beide Gruppen erhielten zusätzlich 12,5 mg/Tag Hydrochlorothiazid (nach 3 Monaten auf 25 mg erhöht). Wenn nötig, wurden auch ACE-Hemmer und Calciumkanalblocker hinzugegeben, um einen Zielblutdruck von 140/90 mmHg zu erreichen. Hinsichtlich des primären kombinierten Endpunkts „kardiale Morbidität und Mortalität" und „Gesamtmortalität" konnte kein signifikanter Unterschied zwischen der Valsartan- und der Amlodipin-Gruppe festgestellt werden. Die Amlodipin-Gruppe hatte jedoch eine signifikant geringere Rate an Herzinfarkten, während in der Valsartan-Gruppe die Inzidenz der Entwicklung eines Diabetes mellitus deutlich geringer war. Die Blutdrucksenkung war unter Amlodipin-Therapie vor allem in der Anfangsphase um mehrere mmHg ausgeprägter als unter Valsartan-Therapie; erst zum Ende der Studie wurden vergleichbare Blutdruckwerte in beiden Gruppen erzielt. Die geringere Blutdrucksenkung in der Valsartan-Gruppe wird von vielen Autoren für das Abschneiden des AT_1-Antagonisten gegenüber Amlodipin hinsichtlich der kardiovaskulären Endpunkte verantwortlich gemacht. In der zweiten Hälfte der Studie war dann auch kein signifikanter Unterschied bezüglich der Herzinfarktrate zwischen beiden Gruppen mehr festzustellen

5.6 Besondere Patientengruppen

5.6.1 Einsatz bei Herzinsuffizienz

Folgende große Studien an Patienten mit Herzinsuffizienz wurden bisher veröffentlicht: ELITE I und II [13, 14], Val-HeFT [3], RESOLVD [10] und CHARM [12]. In der im Jahre 1997 veröffentlichten ELITE-I-Studie (Evaluation of Losartan in the Elderly II [14]), in welcher vergleichend der Einfluss einer Therapie mit dem AT₁-Antagonisten Losartan (50 mg/Tag) gegen den ACE-Hemmer Captopril (3 × 50 mg/Tag) bei 722 älteren Patienten (NYHA II–IV, EF ≤ 40 %) untersucht wurde, zeigte die Losartan-Gruppe eine im Trend niedrigere Mortalität gegenüber Captopril bei signifikant weniger Nebenwirkungen. Daraufhin versuchte die im Jahr 2000 abgeschlossene ELITE-II-Studie [13], diese Ergebnisse an deutlich mehr Patienten (n = 3 152) zu bestätigen. In dieser Studie wurde keine veränderte Mortalität in der Losartan-Gruppe gegenüber der Captopril-Gruppe festgestellt, allerdings produzierte Losartan wiederum signifikant weniger Nebenwirkungen.

Eine weitere Studie mit einem AT₁-Rezeptorantagonisten an 5010 herzinsuffizienten Patienten (NYHA II–IV) ist die ValHeFT-Studie (Valsartan Heart Failure Trial) [3], in der den Patienten neben ACE-Hemmern (93 %), Diuretika (85 %), Digitalis (65 %) und β-Blockern (35 %) placebokontrolliert noch zusätzlich der AT₁-Antagonist Valsartan bis zu 160 mg zweimal am Tag (also 320 mg/Tag) verabreicht wurde. Diese Kombination konnte trotz umfangreicher Standardtherapie und relativ guter Verfassung des Patientenkollektivs eine weitere signifikante Senkung des primären kombinierten Morbiditäts- und Mortalitätsendpunkts um 13 % erreichen. Die Morbidität wurde über eine Senkung der Hospitalisierungsrate und eine Verbesserung der Ejektionsfraktion ebenfalls signifikant gesenkt.

In der RESOLVD-Pilotstudie (Randomized Evaluation of Strategies for Left Ventricular Dysfunction [10]) wurden 768 Patienten mit Herzinsuffizienz (NYHA II–IV) prospektiv über den relativ kurzen Zeitraum von 43 Wochen mit entweder Candesartan (4, 8 oder 16 mg einmal täglich), Enalapril (10 mg zweimal täglich) oder einer Kombination beider Substanzen behandelt. Es zeigte sich, dass der AT₁-Antagonist hinsichtlich der klinischen Endpunkte Herzinsuffizienz, Gehstrecke und Lebensqualität ähnlich effektiv war wie der ACE-Hemmer. Die Kombinationstherapie wirkte sich neben einer signifikant stärkeren Senkung des Blutdrucks auch günstiger auf das linksventrikuläre Remodelling und eine Unterdrückung der neurohormonalen Aktivierung aus. Außer einer Tendenz zu einer größeren Ejektionsfraktion, zeigte die Kombinationstherapie jedoch keine weitere Verbesserung der klinischen Endpunkte.

Die CHARM-Studie (Candesartan in Heart Failure – Assessment of Reduction in Mortality and Morbidity [12]) stellt ebenfalls eine große Erhebung an 7600 Patienten dar, deren Ziel die Untersuchung der Wirksamkeit von AT₁-Rezeptorantagonisten zur Behandlung der Herzinsuffizienz war. Die Patienten erhielten randomisiert entweder bis zu 32 mg/Tag Candesartan oder Placebo zusätzlich zu einer evtl. Standardtherapie bestehend aus β-Blockern, Diuretika, Digitalis, Spironolacton oder ACE-Hemmern.

Die Patienten wurden in drei Teilkohorten aufgeteilt und in den Teilstudien CHARM-Added (Candesartan mit Placebo als Zusatztherapie zu ACE-Hemmern), CHARM-Alternative (Candesartan mit Placebo bei Patienten, die unter einer ACE-Hemmer-Intoleranz litten) und CHARM-Preserved (Candesartan mit Placebo bei Patienten mit erhaltener linksventrikulärer Auswurffraktion; LVEF > 40 %) verglichen. Es wurde gezeigt, dass Candesartan die Anzahl der kardiovaskulären Todesfälle und die Hospitalisationsrate bei Patienten mit Herzinsuffizienz und eingeschränkter systolischer Auswurffraktion signifikant reduzierte, und zwar unabhängig davon, ob die Patienten zusätzlich einen ACE-Hemmer einnahmen oder nicht.

5.6.2 Einsatz bei diabetischer Nephropathie

Mehrere Studien zeigten einen ausgeprägten nephroprotektiven Effekt der AT_1-Antagonisten, der über die Blutdrucksenkung hinausging. Das „Program for Irbesartan Mortality and Morbidity Evaluations" (PRIME) von IRMA-2 (Irbesartan Microalbuminuria Study) [8, 11] und MARVAL (Microalbuminuria Reduction With Valsartan [20]) umfasst zwei große Studien, welche die Fähigkeit von Irbesartan und Valsartan untersuchten Patienten mit Diabetes Typ 2 und Mikroalbuminurie die Entstehung einer manifesten Nephropathie zu verhindern.

In IRMA-2 [8, 11] wurden 590 hypertensive Typ-2-Diabetiker mit Albuminurie für 2 Jahre entweder mit Placebo (150 mg/Tag) oder mit Irbesartan (300 mg/Tag) behandelt, während in MARVAL 332 albuminurische Typ-2-Diabetiker mit oder ohne Hypertonie entweder Valsartan (80 mg/Tag) oder Amlodipin (5 mg/Tag) für lediglich 24 Wochen erhielten. In beiden Studien konnten die AT_1-Antagonisten die Mikroalbuminurie senken. In IRMA-2 konnte damit die Inzidenz der Nephropathie blutdruckunabhängig von 15 % bei Placebo auf 5 % in der 300-mg-Gruppe gesenkt werden. Auch in MARVAL konnte eine signifikant stärkere und blutdruckunabhängige Verringerung der Albuminurie gegenüber Amlodipin beobachtet werden.

Um den Einfluss von AT_1-Antagonisten auf die Progression einer Niereninsuffizienz zu untersuchen, wurden zwei große, klinische Studien durchgeführt. Die erste ist die so genannte RENAAL-Studie (Reduction in End Points in NIDDM With the Angiotensin II Antagonist Losartan) [1], bei der zweiten handelt es sich um die IDNT-Studie (Irbesartan Diabetic Nephropathy Trial). Beide wurden an hypertensiven Typ-2-Diabetikern mit manifester Niereninsuffizienz durchgeführt. In RENAAL erhielten 1512 Patienten entweder Losartan (50–100 mg einmal täglich) oder Placebo zuzüglich zur normalen, antihypertensiven Medikation (Calciumkanalblocker, β-Blocker, Diuretikum). In IDNT erhielten 1715 Patienten entweder 300 mg/Tag Irbesartan, 10 mg/Tag Amlodipin oder Placebo zuzüglich zu einer Standardtherapie, bestehend aus einem β-Blocker und einem Diuretikum. Die kombinierten primären Endpunkte waren in beiden Versuchen ähnlich (Verdopplung des Serumkreatininspiegels, Nierenversagen, Tod). Beide Studien bestätigten eine durch den AT_1-Antagonisten induzierte, signifikante Reduktion des Voranschreitens der Niereninsuffizienz (RENAAL: 16 %ige, IDNT: 20 %ige Reduktion der primären Endpunkte), die wiederum über den Effekt der Blutdrucksenkung hinausging.

Alle oben beschriebenen Studien zeigen den Nutzen eines AT$_1$-Antagonisten bei Patienten mit diabetischer Nephropathie. Insgesamt konnte die Notwendigkeit einer Dialyse oder Nierentransplantation bei einer 2-jährigen Therapie um ca. 3 Jahre hinausgezögert werden. Die Ergebnisse fanden bereits Eingang in die Therapie-Leitlinien, die zurzeit den Einsatz von AT$_1$-Antagonisten oder ACE-Hemmern bei allen Patienten mit Mikroalbuminurie oder Nephropathie empfehlen.

5.6.3 Einsatz bei Schlaganfall

Der positive Effekt einer Behandlung mit AT$_1$-Antagonisten auf das Schlaganfallrisiko wird aus den oben schon angeführten Studien (LIFE, SCOPE) deutlich. Die Frage, ob auch die Folgen des Schlaganfalls günstig beeinflusst werden können, ist noch offen. Als eine der ersten Studien prüfte die ACCESS-Studie [16] den Effekt eines AT$_1$-Antagonisten bei der Behandlung des akuten Schlaganfalls. Es wurden 500 Schlaganfallpatienten mit erhaltenem Bewusstsein, motorischen Defiziten und behandlungsbedürftiger Hypertonie ($>$ 200/100 mmHg) 30 Stunden nach Einweisung über 7 Tage placebokontrolliert mit Candesartan behandelt. Danach wurden alle Patienten offen weiter mit Candesartan behandelt. Schon nach einer einjährigen Beobachtungszeit kam es in der Candesartan-Gruppe zu einer deutlichen Senkung des gemeinsamen Endpunkts aus Gesamtmortalität, zerebrovaskulären und kardiovaskulären Ereignissen. Die Studie musste daraufhin vorzeitig abgebrochen werden und bleibt aufgrund der geringen Patientenanzahl (n = 339) nur limitiert aussagekräftig.

Aus den bisherigen Studien geht eindeutig hervor, dass AT$_1$-Antagonisten das Schlaganfallrisiko senken. Ob weitere positive Einflüsse auf zerebrale Parameter und kognitive Eigenschaften bestehen, muss die Zukunft mit Studien an größeren Patientenkollektiven zeigen.

5.7 Interaktionen und Kontraindikationen

5.7.1 Interaktionen

Wie bereits erläutert, sind die AT$_1$-Antagonisten eine sehr nebenwirkungsarme Substanzklasse. Auch klinisch wichtige Arzneimittelinteraktionen sind bisher nicht bekannt [18]. Der Metabolismus von Losartan und Irbesartan ist CYP450-abhängig. Die Hemmung der CYP-Enzyme 2C9 und 3A4 verringert die Bildung des aktiven Losartan-Metaboliten EXP3174. Während Irbesartan keine aktiven Metaboliten erzeugt, ist es vor allem bei Losartan-Behandlung wichtig, auf andere Medikamente bzw. Nahrungsbestandteile zu achten, die den CYP450-Metabolismus beeinflussen. Ein potenzielles Risiko veränderter Plasmaspiegel und evtl. höherer Nebenwirkungen bei gleichzeitiger Gabe von CYP450-beeinflussenden Pharmaka (z. B. Fluconazol, Rifampicin, Dexamethason, Carbamazepin oder auch Statine, Calciumkanalblocker und orale Antidiabetika) ist bei diesen beiden AT$_1$-Antagonisten zwar theoretisch gegeben, dürfte aber klinisch kaum relevant sein, da die Nebenwirkungsrate von

AT_1-Antagonisten auch bei einem Mehrfachen der gegenwärtig empfohlenen Dosen nicht über Placebo-Niveau hinausgeht. Weiterhin haben pharmakogenetische Unterschiede in Bezug auf diese Enzyme bisher keinen klinischen Einfluss auf die Pharmakokinetik gezeigt. Alle anderen AT_1-Antagonisten werden durch CYP-Inhibitoren oder -Aktivatoren nicht beeinflusst.

Werden AT_1-Antagonisten gleichzeitig mit Diuretika verabreicht, kann eine verstärkte Blutdrucksenkung auftreten; diese ist in den meisten Fällen erwünscht. Außerdem muss auf die Gefahr einer Hyperkaliämie bei gleichzeitiger Gabe von kaliumsparenden Substanzen, vor allem bei älteren Patienten mit eingeschränkter Nierenfunktion, hingewiesen werden. Die Kombination von AT_1-Antagonisten mit kaliumsparenden Diuretika sollte daher vermieden werden.

AT_1-Antagonisten haben keine Interaktion mit Warfarin. Auch eine Verminderung des antihypertensiven Effekts bei gleichzeitiger Gabe von nichtsteroidalen Antiphlogistika konnte, im Gegensatz zu den ACE-Hemmern, bei dieser Substanzklasse nicht beobachtet werden.

Eine Kombination von Telmisartan und Digoxin führt zu erhöhten Digoxinspiegeln und sollte deswegen nur unter genauer ärztlicher Kontrolle erfolgen.

Obwohl eine Verringerung der renalen Lithium-Exkretion bei gleichzeitiger Gabe des ACE-Hemmers Ramipril nur im Rattenmodell beobachtet wurde, sollten bei der Kombination von Lithium mit AT_1-Antagonisten die Lithium-Spiegel sorgfältig überwacht werden; über Einzelfälle von Lithium-Intoxikationen wurde bereits berichtet.

Die Kombination von AT_1-Antagonisten mit ACE-Hemmern war in Bezug auf die Nebenwirkungen bisher problemlos. Weitere Interaktionen von AT_1-Antagonisten mit anderen Substanzen und Pharmaka sind bisher nicht bekannt bzw. aufgrund der zu geringen Datendichte bislang nicht aussagekräftig.

5.7.2 Kontraindikationen

Während der *Schwangerschaft* sollten keine AT_1-Antagonisten verwendet werden, da sie sowohl schwere Schädigungen in der Embryogenese als auch eine starke Hypotonie und Niereninsuffizienz beim Neugeborenen hervorrufen können. Auch in der *Stillzeit* sind AT_1-Antagonisten kontraindiziert, da alle Substanzen tierexperimentell in der Muttermilch nachgewiesen werden konnten.

Bei stark eingeschränkter Leber- und Nierenfunktion sollten AT_1-Antagonisten ebenfalls nicht angewendet werden. Wegen der Gefahr einer Hyperkaliämie sind sie bei gleichzeitiger Gabe von kaliumsparenden Diuretika oder Heparin bzw. bei Kaliumsupplementierung nicht zu verwenden. Obwohl das Auftreten eines angioneurotischen Ödems sehr selten ist (nicht häufiger als unter Placebo), sollten als Vorsichtsmaßnahme AT_1-Antagonisten bei diagnostisch bekannter Vorerkrankung nicht eingesetzt werden. Unmittelbar nach Therapiebeginn bzw. nach einer Dosiserhöhung kann bei herzinsuffizienten Patienten ein klinisch relevanter Blutdruckabfall auftreten. Deswegen sollte der Blutdruck in den ersten Stunden nach Therapiebeginn bis zur Stabilisierung ärztlich überwacht werden.

Literatur

[1] Brenner, B.M., Cooper, M.E., de Zeeuw, D., Keane, W.F., Mitch, W.E., Parving, H.H., Remuzzi, G., Snapinn, S.M., Zhang, Z., Shahinfar, S.: RENAAL Study Investigators. Effects of losartan on renal and cardiovascular outcomes in patients with type 2 diabetes and nephropathy. New Engl. J. Med. **345** (12), 861–861 (2001)

[2] Chung, O., Unger, T.: Angiotensin-AT1-Rezeptor-Antagonisten. In: Arterielle Hypertonie, 4. Aufl., S. 647–656. Rosenthal, J., Kolloch, R. (Hrsg.). Springer, Heidelberg (2004)

[3] Cohn, J.N., Tognoni, G.: Valsartan Heart Failure Trial Investigators. A randomized trial of the angiotensin-receptor blocker valsartan in chronic heart failure. New Engl. J. Med. **345** (23), 1667–1675 (2001)

[4] Dahlöf, B., Devereux, R.B., Kjeldsen, S.E., Julius, S., Beevers, G., de Faire, U., Fyhrquist, F., Ibsen, H., Kristiansson, K., Lederballe-Pedersen, O., Lindholm, L.H., Nieminen, M.S., Omvik, P., Oparil, S., Wedel, H.: LIFE Study Group. Cardiovascular morbidity and mortality in the Losartan Intervention For Endpoint reduction in hypertension study (LIFE): a randomised trial against atenolol. Lancet **359** (9311), 995–1003 (2002)

[5] de Gasparo, M., Catt, K.J., Inagami, T., Wright, J.W., Unger, T.: The angiotensin II receptors. Pharmacol. Rev. **52** (3), 415–472 (2000)

[6] Julius, S., Kjeldsen, S.E., Weber, M., Brunner, H.R., Ekman, S., Hansson, L., Hua, T., Laragh, J., McInnes, G.T., Mitchell, L., Plat, F., Schork, A., Smith, B., Zanchetti, A.: VALUE trial group. Outcomes in hypertensive patients at high cardiovascular risk treated with regimens based on valsartan or amlodipine: the VALUE randomised trial. Lancet **363** (9426), 2022–2031 (2004)

[7] Kaschina, E., Unger, T.: Angiotensin AT1/AT2 receptors: regulation, signalling and function. Blood Press **12**, 70–88 (2003)

[8] Lewis, E.J., Hunsicker, L.G., Clarke, W.R., Berl, T., Pohl, M.A., Lewis, J.B., Ritz, E., Atkins, R.C., Rohde, R., Raz, I.: Collaborative Study Group. Renoprotective effect of the angiotensin-receptor antagonist irbesartan in patients with nephropathy due to type 2 diabetes. New Engl. J. Med. **345** (12), 851–860 (2001)

[9] Lithell, H., Hansson, L., Skoog, I., Elmfeldt, D., Hofman, A., Olofsson, B, Trenkwalder, P., Zanchetti, A.: SCOPE Study Group. The Study on Cognition and Prognosis in the Elderly (SCOPE): principal results of a randomized double-blind intervention trial. J. Hypertens. **21** (5), 875–886 (2003)

[10] McKelvie, R.S., Yusuf, S., Pericak, D., Avezum, A., Burns, R.J., Probstfield, J., Tsuyuki, R.T., White, M., Rouleau, J., Latini, R., Maggioni, A., Young, J., Pogue, J.: Comparison of candesartan, enalapril, and their combination in congestive heart failure: randomized evaluation of strategies for left ventricular dysfunction (RESOLVD) pilot study. The RESOLVD Pilot Study Investigators. Circulation **100** (10), 1056–1064 (1999)

[11] Parving, H.H., Lehnert, H., Brochner-Mortensen, J., Gomis, R., Andersen, S. Arner, P.: Irbesartan in Patients with Type 2 Diabetes and Microalbuminuria Study Group. The effect of irbesartan on the development of diabetic nephropathy in patients with type 2 diabetes. New Engl. J. Med. **345** (12), 870–878 (2001)

[12] Pfeffer, M.A., Swedberg, K., Granger, C.B., Held, P., McMurray, J.J., Michelson, E.L., Olofsson, B., Ostergren, J., Yusuf, S., Pocock, S.: CHARM Investigators and Committees. Effects of candesartan on mortality and morbidity in patients with chronic heart failure: the CHARM-Overall programme. Lancet **362** (9386), 759–766 (2003)

[13] Pitt, B., Poole-Wilson, P.A., Segal, R., Martinez, F.A., Dickstein, K., Camm, A.J., Konstam, M.A., Riegger, G., Klinger, G.H., Neaton, J., Sharma, D., Thiyagarajan, B.: Effect of losartan compared with captopril on mortality in patients with symptomatic heart failure: randomised trial – the Losartan Heart Failure Survival Study ELITE II. Lancet **355** (9215), 1582–1587 (2000)

[14] Pitt, B., Segal, R., Martinez, F.A., Meurers, G., Cowley, A.J., Thomas, I., Deedwania, P.C., Ney, D.E., Snavely, D.B., Chang, P.I.: Randomised trial of losartan versus captopril in patients over 65 with heart failure (Evaluation of Losartan in the Elderly Study, ELITE). Lancet **349** (9054), 747–752 (1997)

[15] Regitz-Zagrosek, V., Unger, T.: Angiotensin-Rezeptorantagonisten – Therapeutischer Einsatz bei Hypertonie und Herzinsuffizienz, S. 116. UNI-MED Science, Bremen 2003

[16] Schrader, J., Luders, S., Kulschewski, A., Berger, J., Zidek, W., Treib, J., Einhaupl, K., Diener, H.C., Dominiak, P.: Acute Candesartan Cilexetil Therapy in Stroke Survivors Study Group. The ACCESS Study: evaluation of Acute Candesartan Cilexetil Therapy in Stroke Survivors. Stroke **34** (7), 1699–1703 (2003)

[17] Schupp, M., Janke, J., Clasen, R., Unger, T., Kintscher, U.: Angiotensin Type 1 receptor blockers induce peroxisome proliferator-activated receptor γ activity. Circulation **109**, 2054–2057 (2004)

[18] Unger, T., Kaschina, E.: Drug interactions with angiotensin receptor blockers: a comparison with other antihypertensives. Drug Saf **26**, 707–720 (2003)

[19] Unger, T.: Schölkens, B. (eds.): Handbook of Experimental Pharmacology. Vol. 163/I–II: Angiotensin. p. 1151. Springer, Berlin 2004

[20] Viberti, G., Wheeldon, N.M.: MicroAlbuminuria Reduction With VALsartan (MARVAL) Study Investigators. Microalbuminuria reduction with valsartan in patients with type 2 diabetes mellitus: a blood pressure-independent effect. Circulation **106** (6), 672–678 (2002)

[21] Weber, M.A., Julius, S., Kjeldsen, S.E., Brunner, H.R., Ekman, S., Hansson, L., Hua, T., Laragh, J.H., McInnes, G.T., Mitchell, L., Plat, F., Schork, M.A., Smith, B., Zanchetti, A.: Blood pressure dependent and independent effects of antihypertensive treatment on clinical events in the VALUE Trial. Lancet **363** (9426), 2049–2051 (2004)

6 α-Rezeptorantagonisten

Andreas Dendorfer, Peter Dominiak

6.1 Struktur und Einteilung

Antagonisten für die α-Subtypen der Adrenozeptoren wurden entwickelt, um die vasokonstriktiven Eigenschaften der Katecholamine an diesen Rezeptoren der Gefäßmuskulatur zu unterdrücken. Die erste Substanz, Phentolamin, wurde ab 1953 klinisch eingesetzt und diente lange Zeit zur Diagnostik und Akuttherapie des Phäochromozytoms. Chemisch handelt es sich um ein Imidazolinderivat, welches eine gewisse Strukturähnlichkeit mit α-adrenergen Agonisten, wie Naphazolin, Clonidin und Moxonidin aufweist. Phentolamin blockiert mit gleicher Potenz die beiden wesentlichen Untergruppen der α-Adrenozeptoren, die α_1- und α_2-Subtypen. Die mangelnde Selektivität zu diesen Subtypen ist therapeutisch bedeutsam, da eine Vasokonstriktion im Wesentlichen vom postsynaptischen α_1-Adrenozeptor ausgelöst wird, wogegen der α_2-Subtyp präsynaptisch an den sympathischen Varikositäten lokalisiert ist und nach Blockade eine unerwünschte Sympathikusaktivierung verursacht. Aufgrund der daraus entstehenden reflektorischen Tachykardie und auch wegen seiner kurzen Wirkdauer wird Phentolamin nicht mehr eingesetzt.

Die Weiterentwicklung der α-Rezeptorantagonisten zielte daher darauf ab, eine möglichst selektive Blockade des α_1-Subtyps zu erreichen. Eine gewisse Selektivität zeigte bereits das Haloalkylamin Phenoxybenzamin, dessen wesentliche Besonderheit in einer irreversiblen Reaktion mit den α-Rezeptoren liegt. Phenoxybenzamin beinhaltet eine Chlorethylamino-Gruppe, die spontan in reaktive Zwischenprodukte zerfällt, welche wiederum kovalente Bindungen zu Sulfhydryl-, Amino- und Carboxylgruppen von Proteinen und besonders der angelagerten α-Rezeptoren herstellt. Dieser Mechanismus begründet eine lange Wirkdauer und eine besonders effiziente Rezeptorblockade, da endogene Katecholamine auch in hohen Konzentrationen den Antagonisten nicht verdrängen können. Der tierexperimentell belegte Verdacht, dass die chemische Reaktivität von Phenoxybenzamin mutagene und kanzerogene Nebeneffekte auslösen könnte, wurde in der Klinik nicht endgültig widerlegt, so dass die Indikation der Substanz auf die symptomatische Therapie des Phäochromozytoms beschränkt ist.

1974 wurde mit Prazosin der erste reversible und kompetitive Inhibitor mit guter α_1-Selektivität in die Therapie der essenziellen Hypertonie eingeführt. Die meisten weiterentwickelten Derivate wurden von der Piperazinyl-Chinazolin-Struktur des Prazosins abgeleitet. In Deutschland sind Prazosin, Doxazosin, Terazosin, Indoramin und Bunazosin erhältlich, die alle eine mindestens 100- bis über 1000fache Selektivität zu α_1- gegenüber α_2-Rezeptoren aufweisen (Abb. 6.1). Bei Urapidil handelt es

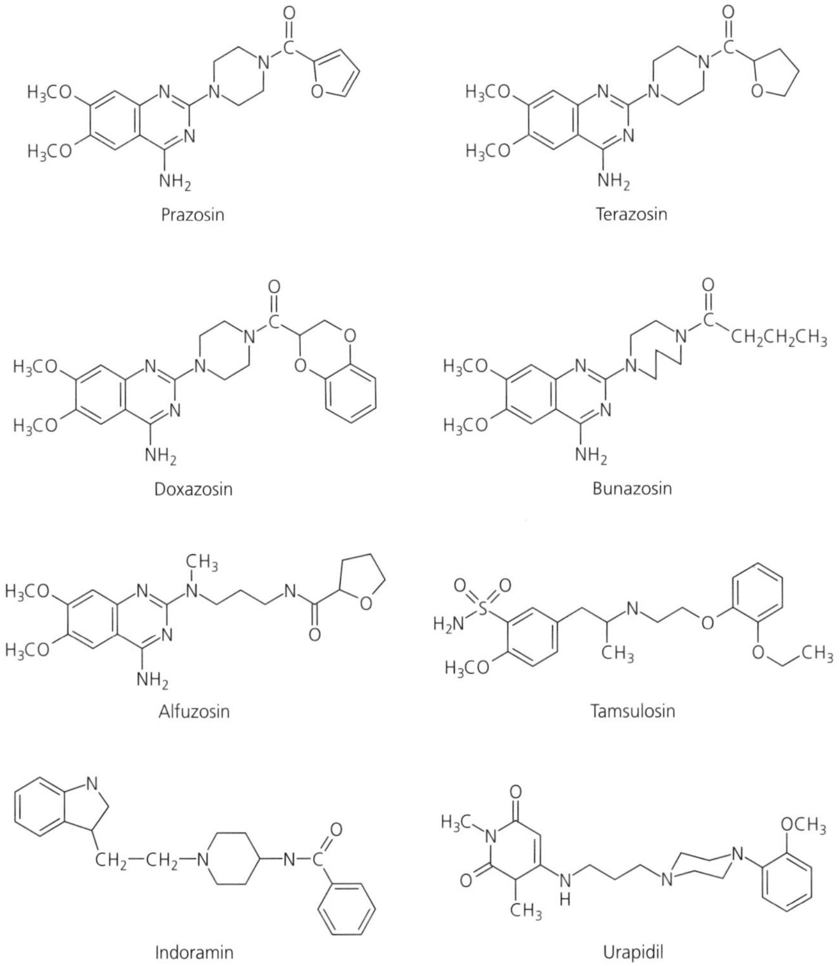

Abb. 6.1: Strukturen der zur Blutdrucksenkung eingesetzten α₁-Antagonisten.

sich um einen α-Antagonisten mit abweichender Struktur, der zur Beherrschung akuter Hochdruckkrisen eingesetzt wird. Urapidil hat eine wesentlich (ca. 200fach) geringere Affinität zu α₁-Rezeptoren als Prazosin und auch die α₁/α₂-Selektivität ist schwach ausgeprägt (etwa Faktor 7). Wesentliche Beiträge zur Blutdrucksenkung durch Urapidil beruhen auf zentralnervösen Angriffspunkten, insbesondere vermittelt durch α₁- und Serotonin-(5-HT₁ₐ-)Rezeptoren [1]. Auch in der Gruppe der β-Adrenozeptorantagonisten befindet sich mit Carvedilol eine Substanz, die α-antagonistische Wirkungsmechanismen aufweist. Deren Bedeutung für den blutdrucksenkenden Effekt der Substanz ist allerdings nicht geklärt.

Zur Behandlung der obstruktiven und irritativen Symptomatik der benignen Prostatahypertrophie sind neben Doxazosin und Terazosin zwei weitere Substanzen, Alfuzosin und Tamsulosin, zugelassen. Bei den beiden Letzteren handelt es sich ebenso um α_1-selektive Antagonisten mit Chinazolinstruktur, die eine gewisse „Uroselektivität", d. h. eine geringere Kreislaufwirkung bei effektiver Tonussenkung der Prostata- und Blasenmuskulatur aufweisen sollen. Diese Gewebespezifität wird auf der Basis einer besonderen Rezeptorselektivität oder einer pharmakokinetischen Anreicherung erklärt (s. hierzu Abschnitt 6.4.6).

Zu den α-Antagonisten mit anderen als kardiovaskulären Indikationen ist auch Yohimbin zu zählen. Diese Substanz blockiert kompetitiv und selektiv α_2-Rezeptoren und wirkt auch an Serotonin-Rezeptoren. Aufgrund ihrer guten ZNS-Gängigkeit erzeugt sie Blutdruckanstieg und Tremor, aber auch eine Steigerung der Libido beim Mann, so dass sie gegen erektile Dysfunktion eingesetzt werden kann.

Im Folgenden sollen alle verfügbaren α-Rezeptorantagonisten besprochen werden, die zur akuten oder chronischen Blutdrucksenkung eingesetzt werden oder bei denen eine Blutdrucksenkung als typischer Nebeneffekt zu erwarten ist.

6.2 Pharmakokinetik

Die kinetischen Parameter der zur Blutdrucksenkung eingesetzten α-Rezeptorantagonisten in der normalerweise nichtretardierten galenischen Zubereitung sind in Tabelle 6.1 zusammengefasst.

Alle aufgeführten Substanzen – mit Ausnahme von Phenoxybenzamin – werden gut und zuverlässig resorbiert. Generell werden alle α-Rezeptorantagonisten zum größten Teil in der Leber metabolisiert, so dass die Bioverfügbarkeit von Substanzen mit kurzer Halbwertszeit durch einen First-pass-Effekt eingeschränkt sein kann. Nachgewiesen wurde dies für Prazosin und Indoramin, wobei bei Letzterem eine genetische Variabiliät des Metabolismus zu bestehen scheint, welche die individuelle Bioverfügbarkeit stark beeinflusst (Bereich von 2–77 %). Zu einem wesentlichen Teil entsteht dabei ein aktiver Metabolit (6-Hydroxyindoramin), der hinsichtlich seiner Wirkeigenschaften wie Indoramin selbst betrachtet werden kann. Auch die Halbwertszeit von Indoramin unterliegt starken individuellen und altersabhängigen Schwankungen (2,4–15 h bei jüngeren, 6,6–33 h bei älteren Patienten). Bei allen anderen α-Antagonisten entstehen keine aktiven Metaboliten, die für die Wirkstärke von Bedeutung wären. Die Elimination der Wirkstoffe verläuft mit Halbwertszeiten, die nur für Doxazosin eine einmal tägliche Applikation ermöglichen. Eine gleichmäßige Kinetik in der Dauertherapie beruht bei anderen Präparaten dagegen auf einer retardierten Galenik, mit der ein verlangsamtes Anfluten der Substanzen und eine ausreichende Wirkdauer für eine ein- bis zweimalige Einnahme pro Tag erzielt wird (Bunazosin, Urapidil, Alfuzosin). Auch Substanzen mit längerer Halbwertszeit werden als Retardpräparate angeboten (Doxazosin, Bunazosin, Tamsulosin), da durch ein langsames Erreichen des maximalen Wirkspiegels (nach 8–9 h bei Diblocin® PP) akute Nebenwirkungen, insbesondere die orthostatische Hypotonie, verhindert werden.

Tabelle 6.1 gibt die renale Ausscheidung der Substanzen in unveränderter Form anteilsmäßig wieder. Aufgrund der geringen Ausprägung dieses Eliminationsweges neigen α-Antagonisten zur Kumulation bei Leberinsuffizienz und bei älteren Pa-

Tab. 6.1: Pharmakokinetische Parameter der zur Blutdrucksenkung eingesetzten α_1-Antagonisten.

	Bioverfüg-barkeit [%]	Halb-wertszeit [h]	Wirk-dauer [h]	Plasma-eiweißbin-dung [%]	Renale Elimination [%]	Tagesdosis [mg]	Galenik
Bunazosin (z. B. Andante®)	45–55	12 (retard)	20–24	97	10	1 × 3–12	nur retard
Doxazosin (z. B. Diblocin®)	65	16–22	18–36	98	5–10	1 × 1–16	unretardiert und retard
Indoramin (z. B. Wydora®)	2–77 first pass	3–15	alters-abhängig	72–85	30	2–3 × 25–50	unretardiert
Prazosin (z. B. Prazosin-ratiopharm®)	45–65 first pass	2–3	4–6	92	10	3 × 2–5	unretardiert und retard
Terazosin (z. B. Terazosin STADA®)	90	8–14	18	92	5–15	2 × 2–10	unretardiert
Phenoxybenzamin (z. B. Dibenzyran®)	20–30	~ 12	bis 4 Tage			1 × 1–10	unretardiert
Urapidil (z. B. Ebrantil®)	80–90	2–4		80	15	25–100 i.v.	i.v. und retard
Alfuzosin (z. B. UroXatral®)		7–9		90	10	2–3 × 2,5	unretardiert und retard
Tamsulosin (z. B. Alna®)	> 70	9–14 (retard)		99	9	1 × 0,4	nur retard

tienten (Steigerung der Plasmaspiegel oder der AUC um bis zu 50 % werden beschrieben) und zu Wechselwirkungen mit anderen Arzneimitteln über das Cytochrom-P_{450}-System (s. u.). Andererseits ist die Nierenfunktion für die Elimination nicht wesentlich, so dass bei Niereninsuffizienz meist keine Dosisreduktion erforderlich ist. Allerdings können bei Niereninsuffizienz die Plasmaproteinbindung und auch der hepatische Metabolismus eingeschränkt sein. Eine verlängerte Halbwertszeit bei niereninsuffizienten Patienten wurde für Bunazosin und Urapidil beschrieben. Aufgrund ihrer Lipophilie und ausgeprägten Plasmaeiweißbindung gelten α-Antagonisten als generell plazenta- und ZNS-gängig und als nicht dialysierbar.

6.3 Wirkungsmechanismen

α-Adrenozeptoren sind ubiquitär im Körper verteilt. Die beiden wesentlichen Rezeptorklassen α_1 und α_2 werden weiter unterteilt in je drei genetisch definierte Subtypen ($\alpha_{1A,B,D}$ und $\alpha_{2A,B,C}$), die eine ausgeprägt gewebespezifische Expression aufweisen. Die funktionell wichtigsten Lokalisationen der α_1-Rezeptorklasse befinden sich an der glatten Muskulatur von arteriellen und venösen Gefäßen, Blase, Prostata, Samenleiter, Uterus und Iris, wobei durch α-Stimulation generell eine Kontraktion ausgelöst

Tab. 6.2: Wirkungen von α_1-Adrenozeptoren.

■ Arterielle Vasokonstriktion	■ Herzinotropie und -frequenz ↑
■ Venöse Vasokonstriktion	■ Hepatische Glukoneogenese
■ Kontraktion M. dilatator pupillae	■ Myozytäre Hypertrophie
■ Kontraktion des Harnblasensphinkters	■ Fibroblasten-Proliferation
■ Kontraktion der Prostatamuskulatur	■ Acetylcholin-Freisetzung ↑
■ Ejakulation	■ Katecholamin-Freisetzung ↑
■ Uteruskontraktion bei Gravidität	■ Zentraler Barorezeptorreflex ↑
■ Tubuläre Na^+-Rückresorption ↑	

wird. Vielfältige Funktionen haben α_1-Rezeptoren auch in Leber, Myokard, Nierentubulus, an peripheren sympathischen und parasympathischen Nervenendigungen und im ZNS (Tab. 6.2). α_2-Rezeptoren sind ebenfalls an glatter Muskulatur, z. B. der Gefäße und der Prostata, lokalisiert und vermitteln konstriktorische Effekte, aber ihre dominierenden Wirkungen üben sie an sympathischen Nervenendigungen und im ZNS aus, wo sie die periphere Katecholaminfreisetzung und die zentrale Sympathikusaktivität reduzieren. Die Stimulation von α_2-Rezeptoren wirkt zentral sedierend, senkt die Insulinfreisetzung aus dem Pankreas und kann die Freisetzung von Stickstoffmonoxid aus dem Endothel, aber auch die Plättchenaggregation steigern.

Während α_1-Rezeptoren in jeder Hinsicht blutdrucksteigernd wirken, haben α_2-Rezeptoren hinsichtlich des Gefäßtonus eine ambivalente Funktion [2]. Direkt an der Gefäßmuskulatur befinden sich α_2-Rezeptoren, die nach Stimulation, z. B. mit Clonidin, eine Vasokonstriktion auslösen. Im intakten Organismus wird diese Konstriktion schnell von einer Vasodilatation abgelöst, die durch eine Aktivierung präsynaptischer α_2-Rezeptoren an sympathischen Nervenfasern verursacht wird. Diese Rezeptoren reduzieren die endogene Noradrenalinsekretion im Sinn einer autokrinen negativen Rückkopplung. Daraus resultiert eine verminderte Stimulation glattmuskulärer α_1-Rezeptoren, die gegenüber den α_2-Rezeptoren eine wesentlich größere konstriktorische Wirkstärke aufweisen, so dass insgesamt ein vasodilatorischer Effekt entsteht. Interessanterweise sind α_1- und α_2-Rezeptoren in der glatten Gefäßmuskulatur unterschiedlich lokalisiert. Während α_1-Rezeptoren in der sympathischen Synapse vorherrschen und daher auf lokal freigesetztes Noradrenalin besonders gut ansprechen, werden extrasynaptisch gelegene α_2-Rezeptoren besonders durch zirkulierende Katecholamine stimuliert. Um eine Blutdrucksenkung mit möglichst geringer sympathischer Gegenregulation zu erzielen, sollten daher postsynaptische α_2-Rezeptoren blockiert, präsynaptische Rezeptoren aber stimuliert oder zumindest funktionsfähig belassen werden. Eine derartige Selektivität könnte erreicht werden, da – zumindest in der Maus – der postsynaptische vaskuläre Rezeptor vom Subtyp α_{2B} ist, während präsynaptisch der α_{2A}- und mit geringerer Bedeutung der α_{2C}-Rezeptor vorherrschen [3]. Da die entsprechenden Verhältnisse beim Menschen nicht geklärt sind und die zugelassenen Substanzen auch nicht zwischen diesen Subtypen unterscheiden, beschränken sich die gegen Hypertonie eingesetzten Medikamente ausschließlich auf die Blockade aller α_1-Rezeptorsubtypen oder auf die Stimulation peripherer und zentralnervöser α_2-Rezeptoren (s. Kap. 7, S. 166–181).

Wie bereits erwähnt, existieren auch von α_1-Rezeptoren drei Subtypen, die für differenzielle pharmakologische Wirkspektren, z. B. für eine selektive Relaxation der Prostatamuskulatur, ausgenützt werden könnten. Allerdings werden oft mehrere dieser Subtypen in einem Gewebe exprimiert, die sich in ihrer Funktion gegenseitig ersetzen können. Am wichtigsten Wirkort der α_1-Antagonisten, der glatten Gefäßmuskulatur, befinden sich alle drei α_1-Subtypen, wobei der α_{1A}-Rezeptor generell am stärksten exprimiert wird und der α_{1B}-Rezeptor altersabhängig hochreguliert wird [4]. In der Prostata ist eindeutig der α_{1A}-Rezeptor für den glattmuskulären Tonus verantwortlich und nur dem α_{1D}-Subtyp wird eine weitere Bedeutung für den spontanen Tonus des Blasendetrusors und -sphinkters zugesprochen [5]. Daraus folgt, dass eine Selektivität für diese beiden Wirkorte auch bei Hemmung spezifischer α_1-Subtypen nicht vollständig erreichbar ist. Zudem kann der α_{1A}-Rezeptor verschiedene Konformationen annehmen, die sich in Funktion und Ligandenaffinität unterscheiden [6]. Eine bevorzugte Wirkung auf die Prostata sollte entstehen, wenn ein Antagonist neben der α_{1A}-Hemmung eine Affinität zu α_{1D}, aber nicht zu α_{1B} aufweist. Die bei Prostatahyperplasie eingesetzten Substanzen Doxazosin, Terazosin und Alfuzosin unterscheiden nicht nennenswert zwischen diesen Rezeptorsubtypen, während Tamsulosin eine 8- bis 12fach geringere Affinität zu α_{1B}- im Vergleich zu α_{1A}- und α_{1D}-Rezeptoren aufweist [7]. Für Tamsulosin ist aufgrund dieser Bindungseigenschaften eine gewisse Uroselektivität zu erwarten.

6.4 Wirkungen und Nebenwirkungen

6.4.1 Blutdrucksenkung

α_1-Antagonisten können die vasokonstriktorische Wirkung endogener Katecholamine an arteriellen und venösen Gefäßen nahezu vollständig aufheben. Dies gilt besonders für das aus sympathischen Nervenendigungen in der Gefäßwand freigesetzte Noradrenalin, da α_1-Rezeptoren an der postsynaptischen Membran konzentriert auftreten. Bei systemischer Applikation eines α-Agonisten wird dessen Wirkung weitgehend unterdrückt, aber durch Stimulation vaskulärer α_2-Rezeptoren kann eine kurzzeitige Vasokonstriktion entstehen. Das Wirkspektrum der endogenen Katecholamine wird durch α_1-Blockade verändert. Obwohl Noradrenalin keine Vasokonstriktion mehr bewirkt, kann es eine leichte Blutdrucksteigerung durch eine β_1-vermittelte positive Inotropie und Chronotropie am Herzen herbeiführen. Zirkulierendes Adrenalin wirkt unter α_1-Blockade sogar blutdrucksenkend, da es die Gefäße über β_2-Rezeptoren dilatiert. Dieses auch klinisch auftretende Phänomen wird als „Adrenalin-Umkehr" bezeichnet. α-Rezeptorantagonisten können sowohl im arteriellen als auch im venösen Gefäßgebiet vasodilatierend wirken, aber die Blutdrucksenkung in der Dauertherapie beruht im Wesentlichen auf einer Verminderung des peripheren Widerstands. Besonders ausgeprägt ist die Blutdrucksenkung bei hohem Sympathikotonus, z. B. im Stehen und bei Hypovolämie. Unter α_1-Blockade kann der Barorezeptorreflex einen Blutdruckabfall nicht mehr durch Vasokonstriktion kompensieren, so dass eine starke Aktivierung des Sympathikus erfolgt. Insbesondere, wenn der eingesetzte α-Antagonist auch präsynaptische α_2-Rezeptoren blockiert und dadurch die Noradrenalinausschüttung zusätzlich enthemmt, nehmen Herzfrequenz, Herzminutenvolumen und Reninausschüttung zu. Die daraus resultierende Bildung von Angiotensin II wirkt der Vasodilatation entgegen und kann eine Flüssigkeitsretention auslösen. Insbesondere nach Gabe des unselektiven und kurz wirksamen Phentolamins traten akute Hypotonien mit ausgeprägter reflektorischer Tachykardie auf, die Herzrhythmusstörungen und Myokardischämien verursachten. Auch bei Phenoxybenzamin ist aufgrund seiner geringen Selektivität ein ähnlich ungünstiges Wirkspektrum zu erwarten, das sich in einer ausgeprägten Neigung zu orthostatischer Hypotension mit Reflextachykardie äußert.

Solche Zeichen einer Sympathikusaktivierung treten bei α_1-selektiven Rezeptorantagonisten nur marginal auf. Die akute Gabe eines α_1-Antagonisten kann die Herzfrequenz leicht steigern. In der Dauertherapie der Hypertonie tritt dagegen keine Erhöhung der Herzfrequenz auf und die Plasmaspiegel der Katecholamine sowie die Reninaktivität bleiben in den meisten Studien unverändert. Eine leichte Gewichtszunahme von etwa 1 kg wird allerdings häufiger beobachtet [8]. Der periphere Widerstand wird anhaltend gesenkt und der Herzindex zeigt eine Tendenz zur Zunahme. Bei herzinsuffizienten Patienten wurde in kleinen Studien auch ein Anstieg der Plasma-Katecholamine beschrieben [8]. Zu Beginn einer antihypertensiven Therapie oder mit einer Umstellung der Begleitmedikation kann auch bei selektiven α_1-Antagonisten ein so genanntes Erstdosisphänomen auftreten. Dabei kommt es ca. 30–90 Minuten nach Einnahme einer ersten Dosis zu einer deutlichen orthostatischen Hypotonie, evtl. mit Synkope. Es wird diskutiert, dass diese überschießende Reaktion durch die Suppression der Katecholaminfreisetzung über die funktionsfähigen α_2-Rezeptoren und evtl. durch zentralnervös sympathikolytische Wirkungen begünstigt wird. Zur Vermeidung des Erstdosisphänomens werden ein Therapiebeginn mit der niedrigsten Dosis, eine Einnahme zur Schlafenszeit und eine langsame Dosissteigerung empfohlen. Orthostatische Hypotonien können auch ein Problem bei der Dauertherapie mit α_1-Antagonisten darstellen und können durch Blutdruckmessungen im Stehen und im Liegen verifiziert werden.

Bei der Dauertherapie einer milden Hypertonie wird durch α_1-Antagonisten eine Reduktion des systolischen und diastolischen Blutdrucks im Bereich von 10–20 % erreicht. Die meisten Vergleichsstudien berichten keinen Unterschied in der blutdrucksenkenden Effektivität zwischen α_1-Antagonisten und Betablockern, Calciumkanalblockern, ACE-Hemmern und Thiaziddiuretika. In einigen Studien erwiesen sich allerdings α-Antagonisten besonders im Hinblick auf die systolische Blutdrucksenkung als weniger wirksam im Vergleich zu β-Rezeptorblockern und Diuretika. Ein gut dokumentiertes Beispiel gibt die TOMHS-Studie (Treatment of Mild Hypertension Study), in der Doxazosin allerdings nur mit 2 mg/d eingesetzt wurde [9]. Auch die bislang größte Endpunktstudie mit einem α_1-Antagonisten, die ALL-HAT-Studie (Antihypertensive and Lipid-Lowering Treatment to Prevent Heart Attack Trial), weist in diese Richtung [10]. Bei identischer diastolischer Blutdrucksenkung (5 mmHg) reduzierte Chlorthalidon den systolischen Blutdruck etwas stärker (9 mmHg) als Doxazosin (7 mmHg). Bei einer Maximaldosis von 8 mg/d

Doxazosin betrug die Responderrate einer Monotherapie nach einem Jahr 68 %, mit Chlorthalidon dagegen 73 %. Dies mag dazu beigetragen haben, dass mit Doxazosin behandelte Patienten in der ALLHAT-Studie vergleichsweise häufiger eine Herzinsuffizienz entwickelten und deswegen auch häufiger hospitalisiert werden mussten.

6.4.2 Nierenfunktion

Auch Nierengefäße weisen α_1-Rezeptoren auf, deren akute Blockade eine vorübergehende Steigerung der Nierendurchblutung auslösen kann. In der Dauertherapie mit α_1-Antagonisten werden jedoch keine Änderungen im renalen Plasmafluss, in der Filtrationsrate oder der Kreatinin-Clearance beobachtet. Auch die Ausscheidung von Wasser, Natrium oder Kalium sowie die Plasmaspiegel von Renin und Aldosteron werden, z. B. durch Doxazosin, nicht verändert [11]. Eine hypertoniebedingte Mikroalbuminurie wird vermindert, was generell auf die Reduktion des systemischen Blutdrucks zurückgeführt wird. Langfristige Studien zur Progression der hypertensiven Nephropathie unter α_1-Blockade existieren nicht.

6.4.3 Lipidstoffwechsel

Unter der Therapie des Bluthochdrucks mit α_1-Antagonisten treten leichte, aber generell positive Veränderungen aller Plasmalipide ein. Das Gesamtcholesterin sinkt um 1–5 %, die Triglyceride werden um bis zu 13 % vermindert. Dabei steigt das HDL-Cholesterin (um 3–8 %), während das LDL-Cholesterin um 3–10 % sinken kann. Diese Effekte treten in ähnlicher Weise bei unselektierten Hypertonikern wie auch bei Patienten mit Typ-2-Diabetes oder Hypercholesterinämie auf. Im direkten Vergleich mit β-Blockern oder Thiazid-Diuretika weisen α_1-Antagonisten daher Vorteile bei den Lipideffekten auf [9]. Die Ursachen für diesen Einfluss auf die Lipide sind nicht vollständig geklärt, scheinen aber vielfältig zu sein. Experimentell wurde gezeigt, dass α_1-Blockade die Expression von LDL-Rezeptoren steigern, die LDL-Neusynthese reduzieren und die Resorption von Cholesterin aus dem Darm einschränken kann [12].

6.4.4 Glucosestoffwechsel

Verschiedene Studien weisen für α_1-Antagonisten entweder keinen Einfluss auf den Glucosestoffwechsel oder einen leicht antidiabetischen Effekt aus. Die nachgewiesenen positiven Effekte umfassen die Reduktion der Plasmaspiegel von Glucose und Insulin, die Verminderung von glykosyliertem Hämoglobin und eine Steigerung der Insulinsensitivität im Stimulationsversuch. Solche Veränderungen werden sowohl bei nichtdiabetischen Hypertonikern als auch bei Diabetespatienten beobachtet, wobei die Veränderungen bei diabetischen Patienten geringer ausgeprägt sind. Die zugrunde liegenden Mechanismen sind auch hier unklar. Sowohl eine verminderte Stimulation der Glukoneogenese über α_1-Rezeptoren der Leber wie auch eine durch Vasodilatation gesteigerte Glucoseextraktion in der Peripherie kommen als Mechanismen infrage.

6.4.5 Wachstum und Proliferation

α_1-Rezeptoren stimulieren Wachstums- und Proliferationsprozesse in Kardiomyozyten, glatten Gefäßmuskelzellen und Fibroblasten. Eine experimentelle α_1-Blockade vermindert bei Ratten die Mediahypertrophie und Restenose nach Ballondilatation [13]. α_1-Rezeptoren sind bei Mäusen für eine normale Differenzierung und eine belastungsinduzierte Hypertrophie des Myokards erforderlich [14]. In klinischen Studien wurde getestet, ob α_1-Antagonisten die myokardiale Hypertrophie bei hypertensiven Patienten vermindern können. Blutdrucksenkung führt häufig zu einer frühzeitigen Verringerung der linksventrikulären Masse aufgrund der hämodynamischen Entlastung. Nach einjähriger Therapie wurde allerdings mit Prazosin keine Senkung der linksventrikulären Masse erreicht, mit Captopril oder Hydrochlorothiazid dagegen schon [15].

6.4.6 Blasen- und Prostatafunktion

Die glatte Muskulatur des Blasensphinkters, der proximalen Urethra und der Prostatakapsel sowie das Stroma des Prostataadenoms sind sympathisch innerviert und werden über α-Rezeptoren zur Kontraktion gebracht. Bei Vorliegen einer benignen Prostatahyperplasie trägt der Muskeltonus dieser Strukturen wesentlich zu den obstruktiven und irritativen Symptomen bei. Eine Dauertherapie mit einem α_1-Antagonisten kann daher die maximale Harnflussrate um bis zu 40 % ansteigen lassen. Parallel dazu nehmen auch irritative Symptome, wie Miktionsfrequenz und Harndrang, deutlich ab. Diese Wirkungen der α-Antagonisten setzen bereits in den ersten Tagen der Therapie ein, nehmen aber üblicherweise in der Dauertherapie stetig zu und stabilisieren sich nach 1–3 Monaten. Prinzipiell sollten alle α_1-spezifischen Antagonisten dieses therapeutische Spektrum aufweisen, und für alle zugelassenen Substanzen mit Ausnahme von Bunazosin liegen auch entsprechende klinische Studien vor. Da die wesentlichen Nebenwirkungen der α_1-Antagonisten auf ihren hämodynamischen Effekten beruhen, wäre häufig eine überwiegende Effektivität an der Prostata wünschenswert. Wie bereits erwähnt, weist Tamsulosin aufgrund seiner hohen Potenz für die α_{1A}- und α_{1D}-Subtypen eine relative Uroselektivität auf. Alfuzosin zeigt zwar keine Rezeptorselektivität, soll aber ebenfalls bevorzugt in der Prostata wirken, da es sich über einen unbekannten Mechanismus in diesem Organ anreichert [16]. Ein direkter Vergleich zwischen Tamsulosin und Alfuzosin zeigte allerdings einen deutlicheren hypotensiven Effekt für Alfuzosin bei gleicher urodynamischer Wirksamkeit [17]. Hinsichtlich der therapeutischen Effizienz bei Prostatapatienten scheint die Uroselektivität der beiden Sustanzen keinen Vorteil zu schaffen. In direkten Vergleichsstudien war die Ansprechrate der Prostatasymptomatik unter einer Therapie mit Doxazosin höher als mit Tamsulosin oder Alfuzosin [18, 19].

6.4.7 Unspezifische Nebenwirkungen

α_1-Rezeptorantagonisten zeichnen sich im Allgemeinen durch eine gute Verträglichkeit aus. Die häufigsten Nebenwirkungen entstehen durch den vasodilatorischen Effekt und äußern sich in Schwindelgefühl, Abgeschlagenheit und Kopfschmerzen, die bis zu 10 % der Patienten betreffen können. Eine Hypotonie oder Orthostaseprobleme entwickeln sich bei etwa 2 % der Patienten. Weiterhin treten Übelkeit, Magenschmerzen und eine trockene Rhinitis im Prozentbereich auf. Zentralnervöse Nebenwirkungen können sich als Benommenheit oder auch als Schlafstörungen manifestieren, so dass die Fahrtüchtigkeit beeinträchtigt werden kann. Durch Schwächung der Prostatamuskulatur und des Blasensphinkters können Ejakulationsstörungen und retrograde Ejakulationen auftreten, deren Häufigkeit bei Patienten mit Prostatahypertrophie mit 1–3 % angegeben wird. Nur für Tamsulosin werden diese Störungen häufiger berichtet. Wie bei allen Antihypertensiva klagen manche Patienten über Potenzstörungen; die α_1-Antagonisten wurden in der TOMHS-Studie in dieser Hinsicht jedoch als weniger einschränkend beschrieben als Diuretika und ß-Blocker [20].

6.4.8 Kontraindikationen

Aufgrund der Kumulationsgefahr dürfen alle α_1-Antagonisten bei schwerer Leberinsuffizienz oder Leberzirrhose nicht eingesetzt werden.

Bei Herzinsuffizienz verbietet sich die Anwendung dieser Vasodilatatoren insbesondere, wenn sie durch Stenosen der Ausflussbahn (Mitral- oder Aortenstenose), niedrige Füllungsdrücke (Volumenmangel oder Perikarderguss), periphere Vasodilatation (High-Output-Herzinsuffizienz) oder durch Rechtsherzinsuffizienz (Lungenembolie) bedingt ist.

Wegen unzureichender Erprobung ist die gesamte Wirkstoffgruppe weiterhin in der Schwangerschaft und Stillzeit sowie bei Kindern unter 12 Jahren kontraindiziert.

6.5 Einsatz bei arterieller Hypertonie

Aufgrund der günstigen Beeinflussung von Glucose- und Lipidstoffwechsel sowie des neutralen Verhaltens im Hinblick auf die Nierenfunktion wurden α_1-Antagonisten als eine Alternative der ersten Wahl von der Deutschen Hochdruckliga und der WHO zur Monotherapie der Hypertonie empfohlen [21]. Gestützt wurde diese Einstufung z. B. durch die TOMHS-Studie, die in Kombination mit Allgemeinmaßnahmen eine effektive Blutdrucksenkung, günstige metabolische Auswirkungen, eine Regression der Herzhypertrophie und eine gute Verträglichkeit für Doxazosin aufzeigte [9].

Die erste Endpunkt-Studie, die ALLHAT-Studie, in der das kardiovaskuläre Risiko unter einer antihypertensiven Therapie mit Chlortalidon, Doxazosin, Amlodipin oder Lisinopril verglichen wurde, veränderte diese Einschätzung deutlich [10]. In diese Studien wurden Patienten mit mittelgradiger Hypertonie und einem zusätzlichen kardiovaskulären Risikofaktor eingeschlossen unter der Hypothese, dass die verschiedenen Antihypertensiva die kardiovaskuläre Mortalität und das Risiko eines Herzinfarkts unterschiedlich beeinflussen könnten. Obwohl in diesem primären Endpunkt keine Differenz beobachtet wurde, wurde die Behandlung mit Doxazosin vorzeitig (nach 3,3 Jahren) abgebrochen, weil leicht erhöhte Risiken für Schlaganfall, Angina pectoris und koronare Revaskularisierung (relative Risiken 1,0–1,16) im Vergleich zu Chlortalidon auftraten. Insbesondere die Entwicklung einer Herzinsuffizienz, die allerdings nicht als sekundärer Endpunkt definiert worden war, wurde unter Doxazosin doppelt so häufig beobachtet wie unter Chlortalidon. Der Abbruch der Doxazosinbehandlung wurde mit den dargestellten Zwischenergebnissen und mit den minimalen Aussichten auf ein positives Endergebnis für Doxazosin begründet. Aufgrund dieser Befunde wurden die Empfehlungen für den Einsatz von α_1-Antagonisten zur Monotherapie der Hypertonie zurückgezogen.

Es muss betont werden, dass die in der ALLHAT-Studie beschriebenen Risiken von Doxazosin nicht als endgültig bewiesen für die gesamte Wirkstoffklasse betrachtet werden können. Der systolische Blutdruck war bei Doxazosin-behandelten Patienten 2–3 mmHg höher als unter Chlortalidon, und auch eine Zusatztherapie mit Antihypertensiva wie Atenolol, Clonidin, Reserpin oder Dihydralazin wurde häufiger in der Doxazosin-Gruppe durchgeführt (44 vs. 37 % im 3. Studienjahr). Es ist daher gut möglich, dass diese geringere Effizienz der Blutdrucksenkung für das etwas häufigere Auftreten von Schlaganfällen und kardialen Ischämien verantwortlich war. Die Befunde der ALLHAT-Studie zur Herzinsuffizienz sind insofern erstaunlich als auch die Therapien mit Amlodipin und sogar mit Lisinopril ein erhöhtes Risiko gegenüber der Chlortalidon-Gruppe aufwiesen. Da die meisten ALLHAT-Patienten antihypertensiv vorbehandelt waren und eine Herzinsuffizienz bereits im ersten Jahr auftrat, ist es gut vorstellbar, dass sich in vielen Fällen eine vorbestehende, kupierte Herzinsuffizienz nach Umstellung auf eine nichtdiuretische Therapie manifestierte. Bezeichnenderweise hatte die höhere Inzidenz von Herzinsuffizienz unter der Behandlung mit Doxazosin keinen Einfluss auf die Gesamtmortalität. Die ALLHAT-Studie unterstützt aber frühere Befunde einer etwas geringeren Effizienz der systolischen Blutdrucksenkung durch Doxazosin im Vergleich zu Chlortalidon und Amlodipin. Die Empfehlung, α_1-Antagonisten nur einzusetzen, wenn eine Kombination mit einem weiteren Antihypertensivum erforderlich ist, kann auch dadurch gerechtfertigt werden.

Die primären Indikationen für α_1-Antagonisten bestehen folglich in der symptomatischen Therapie der benignen Prostatahypertrophie (s. Abschnitt 6.6.5) und in der Kombinationstherapie der Hypertonie. Leider sind nur wenige Untersuchungen zu den idealen antihypertensiven Kombinationspartnern von α_1-Antagonisten bekannt. Theoretisch könnten β-Blocker in dieser Kombination vorteilhaft sein, da deren vasokonstriktorische Begleiteffekte von α_1-Antagonisten aufgehoben werden. Auch Diuretika und Inhibitoren des Renin-Angiotensin-Systems weisen ergänzende Mechanismen zur Sympathikusblockade der α_1-Antagonisten auf. Klinische Studien berichten über generell additive Effekte, wenn Doxazosin mit Atenolol, Enalapril und sogar mit dem gefäßselektiven Calciumkanalblocker Amlodipin kombiniert wurde [22]. Im Vergleich zu einer Dosissteigerung erhöht eine Kombination mit einem α_1-Antagonisten die Effektivität der Blutdrucksenkung. Die gemeinsame Verwendung von Doxazosin und Chlortalidon wurde selten dokumentiert, ist aber ebenfalls als synergistisch einzuschätzen. Spezielle Interaktionen oder Nebenwirkungen wurden in diesen Kombinationen nicht beobachtet. Das in der ALLHAT-Studie für Doxazosin beobachtete Risiko einer Herzinsuffizienz war abgeschwächt, wenn Doxazosin-behandelte Patienten eine Kombinationstherapie erhielten; ein gewisses Risiko war aber auch in dieser Subgruppe noch nachweisbar [23].

6.6 Besondere Patientengruppen

6.6.1 Herzinsuffizienz

Eine Entlastung des Herzens durch Senkung der Vor- und Nachlast ist ein essenzielles Therapiekonzept bei Herzinsuffizienz. Mit diesem Ziel wurden auch α_1-Antagonisten erprobt, wobei für Prazosin und Doxazosin durchaus akute Verbesserungen der Herzfunktion beobachtet wurden [24, 25]. Allerdings trat in den meisten Studien ein Wirkverlust nach kurzer Therapiedauer ein. Diese Toleranzentwicklung scheint sowohl auf einer Aktivierung des Renin-Angiotensin-Systems als auch auf einer Gegenregulation der α-Rezeptoren zu beruhen. In der *Veterans Administration Cooperative Study* zeigte Prazosin keinen Einfluss auf die Mortalität herzinsuffizienter Patienten nach 2,3 Jahren, wogegen eine Kombination von Hydralazin und Isosorbiddinitrat eine Risikoreduktion um 34 % bewirkte [26]. Nach den Ergebnissen der ALL-HAT-Studie sollte bei Patienten mit eingeschränkter Pumpfunktion sogar eine besondere Zurückhaltung für α_1-Antagonisten geboten sein. Für eine Kombination mit der bei diesen Patienten indizierten Standardtherapie liegen allerdings keine klinischen Studien vor.

6.6.2 Niereninsuffizienz

α_1-Antagonisten werden nur unwesentlich von der Niere eliminiert und können, mit Ausnahme von Bunazosin, bei eingeschränkter Nierenfunktion ohne Dosisanpassung gegeben werden. Bei vorgeschädigter Niere wird die Nierenfunktion entweder nicht oder leicht positiv beeinflusst. In kleineren Studien konnten α_1-Antagonisten die Nierendurchblutung und Filtrationsrate leicht steigern, die Albuminurie bei Typ-2-Diabetikern wird durch Doxazosin aber weniger beeinflusst als durch Cilazapril [27]. Die Kombination beider Substanzen ist problemlos möglich. Über den Einfluss von α_1-Antagonisten auf die Progression einer diabetischen oder hypertensiven Nephropathie liegen keine Befunde vor.

6.6.3 Diabetes

In Kurzzeitstudien wurden eine erhöhte Insulinsensitivität und Glucose-Aufnahmerate unter einer Behandlung mit α_1-Antagonisten beobachtet. Nach 4 Jahren Therapie wurde in der ALLHAT-Studie die Nüchtern-Glucose durch Chlortalidon nicht beeinflusst, durch Doxazosin jedoch von 125 auf 117 mg/dl gesenkt. Es ist nicht bekannt, ob dieser Unterschied ausreichend ist, um die Inzidenz von Diabetes zu reduzieren. Das beobachtete Risiko einer Herzinsuffizienz war in den Subgruppen mit und ohne Diabetes identisch [28].

6.6.4 Obstruktive Lungenerkrankung

Beim Gesunden spielen α-Rezeptoren keine Rolle für die Regulation der Bronchialweite, bei Asthmatikern lässt sich jedoch durch α_1-Agonisten eine Bronchokonstriktion auslösen, die z. T. indirekt über eine Stimulation von Mastzellen vermittelt wird. Einige kleinere Studien haben daher die Beeinflussung der Atemfunktion bei Asthmatikern unter α_1-Blockade untersucht und entweder keine Effekte oder eine geringe bronchodilatorische Wirkung festgestellt. α_1-Antagonisten sind daher bei chronisch obstruktiven Lungenerkrankungen problemlos einzusetzen.

6.6.5 Benigne Prostatahyperplasie

Die benigne Prostatahyperplasie (BPH) stellt zurzeit die überwiegende Indikation für α_1-Antagonisten dar. Für alle zugelassenen Substanzen existieren klinische Studien, die eine Verbesserung der Harnflussrate und der irritativen Prostatahyperplasie-Symptomatik über einen Zeitraum von bis zu 42 Monaten belegen. Ein therapeutischer Effekt kann bei 50–70 % der Patienten erwartet werden. Eine begleitende Blutdrucksenkung ist bei hypertensiven Patienten wesentlich deutlicher ausgeprägt als bei normotensiven, aber die typischen Nebenwirkungen der α_1-Antagonisten, insbesondere orthostatische Hypotonie, treten in beiden Gruppen auf [5, 29]. Das Risiko für diese Nebenwirkungen ist bei den beiden uroselektiven Substanzen geringer. Tamsulosin in einer modifizierten Retardformulierung verbesserte die BPH-Symptomatik ohne begleitende Blutdrucksenkung [30]. Allerdings traten bei jeweils 6 % der Patienten Schwindelanfälle oder retrograde Ejakulationen auf; von Nebenwirkungen waren insgesamt 27 % der Patienten betroffen. Verbesserungen der BPH-Symptomatik wurden auch mit Alfuzosin in Retardformulierung erzielt, wobei keine wesentliche Blutdrucksenkung und nur selten (0,6 %) Ejakulationsstörungen auftraten [31]. In einem direkten Vergleich von unretardiertem Alfuzosin mit Tamsulosin wurde allerdings nur das Letztere als hämodynamisch neutral bewertet [17]. Es gibt keine Hinweise darauf, dass BPH-Patienten mit Normotonie oder unkomplizierter Hypertonie den in der ALLHAT-Studie nachgewiesenen Risiken unterliegen könnten. Bei Patienten mit den Risikofaktoren des ALLHAT-Kollektivs (Arteriosklerose, Schlaganfall, Typ-2-Diabetes, HDL < 35 mg/dl, linksventrikuläre Hypertrophie, Raucher) oder mit Herzinsuffizienz sollte eine uroselektive Substanz bevorzugt werden.

6.7 Interaktionen

Aufgrund pharmakodynamischer Wechselwirkungen können alle Antihypertensiva den blutdrucksenkenden Effekt von α_1-Antagonisten verstärken und Hypotonien auslösen. Eine Verminderung der antihypertensiven Wirksamkeit entsteht häufig unter vasokonstriktorischen oder volumenretinierenden Substanzen, wie z. B. Inhibitoren der Cyclooxygenase. Durch Verdrängung aus der Plasmaproteinbindung kann Prazosin den Plasmaspiegel von Digoxin steigern. Für Doxazosin ist eine solche Interaktion mit Digoxin, Warfarin, Phenytoin und Indometacin ausgeschlossen worden. Der hepatische Metabolismus über das Cytochrom-P_{450}-System hat für alle Substanzen eine wesentliche Bedeutung. Ein beschleunigter Abbau durch Enzyminduktion nach Rifampicin ist z. B. für Bunazosin festgestellt worden. Diclofenac und Warfarin können die Eliminationsrate von Tamsulosin erhöhen. Die therapeutische Breite aller α_1-Antagonisten ist generell groß genug, dass bei erhaltener Leberfunktion keine ausgeprägten Interaktionen erwartet werden müssen.

Literatur

[1] Dooley, M., Goa, K.L.: Urapidil. A reappraisal of its use in the management of hypertension. Drugs **56**, 929–955 (1998)

[2] Guimaraes, S., Moura, D.: Vascular adrenoceptors: an update. Pharmacol. Rev. **53**, 319–356 (2001)

[3] Philipp, M., Hein, L.: Adrenergic receptor knockout mice: distinct functions of 9 receptor subtypes. Pharmacol. Ther. **101**, 65–74 2004 ()

[4] Rudner, X.L., Berkowitz, D.E., Booth, J.V., Funk, B.L., Cozart, K.L., D'Amico, E.B., El Moalem, H., Page, S.O., Richardson, C.D., Winters, B., Marucci, L., Schwinn, D.A.: Subtype specific regulation of human vascular alpha(1)-adrenergic receptors by vessel bed and age. Circulation **100**, 2336–2343 (1999).

[5] Roehrborn, C.G., Schwinn, D.A.: Alpha1-adrenergic receptors and their inhibitors in lower urinary tract symptoms and benign prostatic hyperplasia. J. Urol. **171**, 1029–1035 (2004)

[6] Schwinn, D.A., Price, R.R.: Molecular pharmacology of human alpha1-adrenergic receptors: unique features of the alpha 1a-subtype. Eur. Urol. **36** (Suppl. 1), 7–10 (1999)

[7] Thiyagarajan, M.: Alpha-Adrenoceptor antagonists in the treatment of benign prostate hyperplasia. Pharmacology **65**, 119–128 (2002)

[8] Bryson, C.L., Psaty, B.M.: A Review of the Adverse Effects of Peripheral Alpha-1 Antagonists in Hypertension Therapy. Curr. Control Trials Cardiovasc. Med. **3**, 7 (2002)

[9] Neaton, J.D., Grimm, R.H. Jr., Prineas, R.J., Stamler, J., Grandits, G.A., Elmer, P.J., Cutler, J.A., Flack, J.M., Schoenberger, J.A., McDonald, R.: . Treatment of Mild Hypertension Study. Final results. Treatment of Mild Hypertension Study Research Group. J. Am. Med Ass. **270**, 713–724 (1993).

[10] Major cardiovascular events in hypertensive patients randomized to doxazosin vs chlorthalidone: the antihypertensive and lipid-lowering treatment to prevent heart attack trial (ALLHAT). ALLHAT Collaborative Research Group. J. Am. Med. Ass.; **283**, 1967–1975 (2000)

[11] Oliveros-Palacios, M.C., Godoy-Godoy, N., Colina-Chourio, J.A.: Effects of doxazosin on blood pressure, renin-angiotensin-aldosterone and urinary kallikrein. Am. J. Cardiol. **67**, 157–161 (1991)

[12] Pool, J.L.: Effects of doxazosin on serum lipids: a review of the clinical data and molecular basis for altered lipid metabolism. Am. Heart J. 121, 251–259 (1991)

[13] Teeters, J.C., Erami, C., Zhang, H., Faber, J.E.: Systemic alpha 1A-adrenoceptor antagonist inhibits neointimal growth after balloon injury of rat carotid artery. Am. J. Physiol. Heart Circ. Physiol. **284**, H385–H392 (2003)

[14] O'Connell, T.D., Ishizaka, S., Nakamura, A., Swigart, P.M., Rodrigo, M.C., Simpson, G.L., Cotecchia, S., Rokosh, D.G., Grossman, W., Foster, E., Simpson, P.C.: The alpha(1A/C)- and alpha(1B)-adrenergic receptors are required for physiological cardiac hypertrophy in the double-knockout mouse. J. Clin. Invest. **111**, 1783–1791 (2003)

[15] Gottdiener, J.S., Reda, D.J., Massie, B.M., Materson, B.J., Williams, D.W., Anderson, R.J.: Effect of single-drug therapy on reduction of left ventricular mass in mild to moderate hypertension: comparison of six antihypertensive agents. The Department of Veterans Affairs Cooperative Study Group on Antihypertensive Agents. Circulation **95**, 2007–2014 (1997)

[16] Wilde, M.I., Fitton, A., McTavish, D.: Alfuzosin. A review of its pharmacodynamic and pharmacokinetic properties, and therapeutic potential in benign prostatic hyperplasia. Drugs **45**, 410–429 (1993)

[17] Buzelin, J.M., Fonteyne, E., Kontturi, M., Witjes, W.P., Khan, A.: Comparison of tamsulosin with alfuzosin in the treatment of patients with lower urinary tract symptoms suggestive of bladder outlet obstruction (symptomatic benign prostatic hyperplasia). The European Tamsulosin Study Group. Br. J. Urol. **80**, 597–605 (1997)

[18] de Reijke, T.M., Klarskov, P.: Comparative efficacy of two alpha-adrenoreceptor antagonists, doxazosin and alfuzosin, in patients with lower urinary tract symptoms from benign prostatic enlargement. Br. J. Urol. **93**, 757–762 (2004)

[19] Kirby, R.S.: A randomized, double-blind crossover study of tamsulosin and controlled-release doxazosin in patients with benign prostatic hyperplasia. Br. J. Urol. **91**, 41–44 (2003)

[20] Grimm, R.H. Jr., Grandits, G.A., Cutler, J.A., Stewart, A.L., McDonald, R.H., Svendsen, K., Prineas, R.J., Liebson, P.R.: Relationships of quality-of-life measures to long-term lifestyle and drug treatment in the Treatment of Mild Hypertension Study. Arch. Intern. Med. **157**, 638–648 (1997)

[21] 1999 World Health Organization-International Society of Hypertension Guidelines for the Management of Hypertension. Guidelines Subcommittee. J. Hypertens. **17**, 151–183 (1999)

[22] Sever, P.S.. Alpha 1-blockers in hypertension. Curr. Med. Res. Opin. **15**, 95–103 (1999)

[23] Davis, B.R., Cutler, J.A., Furberg, C.D., Wright, J.T., Farber, M.A., Felicetta, J.V., Stokes, J.D.: Relationship of antihypertensive treatment regimens and change in blood pressure to risk for heart failure in hypertensive patients randomly assigned to doxazosin or chlorthalidone: further analyses from the Antihypertensive and Lipid-Lowering treatment to prevent Heart Attack Trial. Ann. Intern. Med. **137**, 313–320 (2002)

[24] Packer, M., Meller, J., Gorlin, R., Herman, M.V.: Hemodynamic and clinical tachyphylaxis to prazosin-mediated afterload reduction in severe chronic congestive heart failure. Circulation **59**, 531–539 (1979)

[25] DiBianco, R., Parker, J.O., Chakko, S., Tanser, P.H., Emmanuel, G., Singh, J.B., Marlon, A.: Doxazosin for the treatment of chronic congestive heart failure: results of a randomized double-blind and placebo-controlled study. Am. Heart J. **121**, 372–380 (1991)

[26] Cohn, J.N., Archibald, D.G., Ziesche, S., Franciosa, J.A., Harston, W.E., Tristani, F.E., Dunkman, W.B., Jacobs, W., Francis, G.S., Flohr, K.H.: Effect of vasodilator therapy on mortality in chronic congestive heart failure. Results of a Veterans Administration Cooperative Study. New Engl. J. Med. **314**, 1547–1552 (1986)

[27] Rachmani, R., Levi, Z., Slavachevsky, I., Half-Onn, E., Ravid, M.: Effect of an alpha-adrenergic blocker, and ACE inhibitor and hydrochlorothiazide on blood pressure and on renal function in type 2 diabetic patients with hypertension and albuminuria. A randomized cross-over study. Nephron **80**, 175–182 (1998)

[28] Diuretic versus alpha-blocker as first-step antihypertensive therapy: final results from the Antihypertensive and Lipid-Lowering Treatment to Prevent Heart Attack Trial (ALLHAT). Hypertension **42**, 239–246 (2003)

[29] Cooper, K.L., McKiernan, J.M., Kaplan, S.A.: Alpha-adrenoceptor antagonists in the treatment of benign prostatic hyperplasia. Drugs **57**, 9–17 (1999)

[30] Schulman, C.C., Cortvriend, J., Jonas, U., Lock, T.M., Vaage, S., Speakman, M.J.: Tamsulosin: 3-year long-term efficacy and safety in patients with lower urinary tract symptoms suggestive of benign prostatic obstruction: analysis of a European, multinational, multicenter, open-label study. European Tamsulosin Study Group. Eur. Urol. **36**, 609–620 (1999)

[31] Roehrborn, C.G., Van Kerrebroeck, P., Nordling, J.: Safety and efficacy of alfuzosin 10 mg once-daily in the treatment of lower urinary tract symptoms and clinical benign prostatic hyperplasia: a pooled analysis of three double-blind, placebo-controlled studies. Br. J. Urol. **92**, 257–261 (2003)

7 Zentrale Antihypertensiva

Lutz Hein

7.1 Einführung

Unter dem Begriff „zentrale Antihypertensiva" wird eine Reihe von Pharmaka mit unterschiedlichsten Strukturen und Wirkungsmechanismen zusammengefasst. Von allen Arzneimitteln dieser Gruppe wird angenommen, dass ihr wesentlicher antihypertensiver Wirkort im zentralen Nervensystem liegt – daher stammt der Begriff „zentrale Antihypertensiva". Allerdings tragen auch periphere Effekte zum klinischen Bild dieser Substanzen bei. Nach einer anderen Terminologie wird diese Gruppe von Pharmaka auch als „Antisympathotonika" bezeichnet. Hierzu gehören: Reserpin, Guanethidin, Clonidin, Moxonidin und andere α_2-Agonisten bzw. Imidazoline sowie Guanfacin. So heterogen wie die Substanzen dieser Gruppe von zentralen Antihypertensiva sind auch ihre Wirkungsmechanismen und molekularen Angriffsorte. Im Vordergrund stehen dabei die α_2-adrenergen Rezeptoren, die durch mehrere zentrale Antihypertensiva aktiviert werden. Weitere Mechanismen, wie beispielsweise die Entspeicherung von Katecholaminen in adrenergen Neuronen (Reserpin) sowie die postulierten „Imidazolin-Rezeptoren" (Moxonidin, Rilmenidin) tragen zur blutdrucksenkenden Wirkung dieser Substanzgruppe bei.

7.1.1 α_2-adrenerge Rezeptoren

α_2-adrenerge Rezeptoren sind eine Untergruppe der adrenergen Rezeptoren, welche die biologischen Effekte der Katecholamine Adrenalin und Noradrenalin vermitteln. Seit 1986 wurden insgesamt neun verschiedene adrenerge Rezeptoren kloniert, die alle zur Familie der G-Protein-gekoppelten Rezeptoren gehören. Man unterscheidet

- drei α_1-Rezeptoren (α_{1A}, α_{1B}, α_{1D}),
- drei α_2-Rezeptoren (α_{2A}, α_{2B}, α_{2C}) und
- drei β-Rezeptoren (β_1, β_2, β_3),

die alle von unabhängigen Genen kodiert werden. Von wenigen Ausnahmen abgesehen, hat diese Subtyp-Klassifizierung bislang noch keine therapeutische Bedeutung erlangt. Dies liegt im Wesentlichen daran, dass es bisher nur wenige subtyp-selektive Liganden für diese Rezeptoren gibt. Trotz dieses Mangels ist es durch transgene Maus-Modelle in den letzten Jahren gelungen, den einzelnen Rezeptorsubtypen spezifische biologische Funktionen zuzuordnen (Übersicht in [12] u. [27]) (s. Abb. 7.1). Daraus nähren sich auch berechtigte Hoffnungen, dass subtyp-selektive Pharmaka in der Zukunft weitere therapeutische Optionen eröffnen.

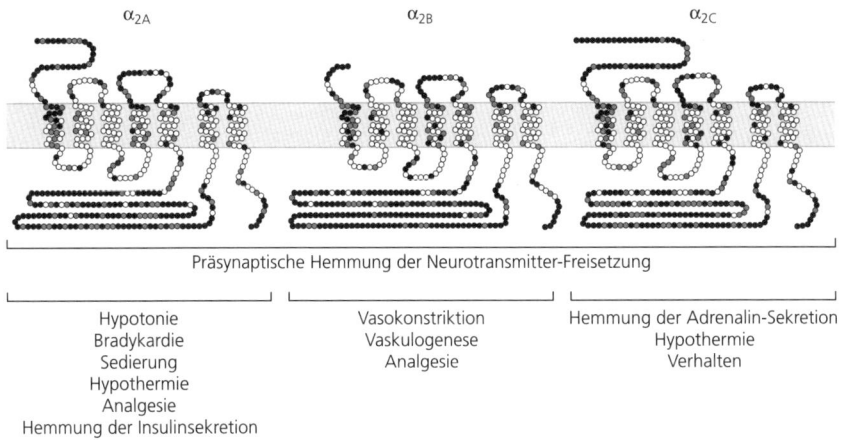

Präsynaptische Hemmung der Neurotransmitter-Freisetzung

Hypotonie	Vasokonstriktion	Hemmung der Adrenalin-Sekretion
Bradykardie	Vaskulogenese	Hypothermie
Sedierung	Analgesie	Verhalten
Hypothermie		
Analgesie		
Hemmung der Insulinsekretion		

Abb. 7.1: Subtypen α_2-adrenerger Rezeptoren und ihre pharmakologischen und physiologischen Funktionen (nach [12, 27]).

α_2-adrenerge Rezeptoren wurden zunächst als diejenigen adrenergen Rezeptoren beschrieben, die im Gegensatz zu den postsynaptischen α_1-Rezeptoren präsynaptisch auf adrenergen Rezeptorendigungen lokalisiert sind (Abb. 7.1, 7.2). Noradrenalin, das in den synaptischen Spalt freigesetzt wird, aktiviert postsynaptische adrenerge Rezeptoren und leitet damit ein Signal an das nächste Neuron oder eine andere Zelle weiter. Gleichzeitig erreicht Noradrenalin auch präsynaptische Rezeptoren, die als Teil einer negativen Feedback-Regulation die weitere Transmitterausschüttung hemmen.

Inzwischen sind α_2-Rezeptoren nicht mehr nur präsynaptische Rezeptoren, sondern vermitteln eine Vielzahl von physiologischen und therapeutisch relevanten Funktionen. Die Aufschlüsselung der biologischen Funktionen der drei Subtypen α_2-adrenerger Rezeptoren erfuhr in den vergangenen Jahren durch die Generierung transgener Mausmodelle (Knockout-Mäuse) mit selektiven Defekten der Rezeptorsubtyp-Gene einen wesentlichen Stimulus. So wurden die wesentlichen therapeutischen und unerwünschten Effekte von Pharmaka, die an α_2-Rezeptoren binden, eindeutig den Subtypen zugeordnet. α_2-Agonisten wirken über den α_{2A}-Subtyp antihypertensiv [24]. Eine rasche intravenöse Injektion eines α_2-Agonisten kann durch Aktivierung vaskulärer α_{2B}-Rezeptoren sogar zu einer paradoxen Blutdrucksteigerung führen [23]. Eine wesentliche unerwünschte Wirkung der α_2-Agonisten, die zumindest bei der antihypertensiven Therapie eine große Rolle spielt, ist die Sedierung; sie wird ebenfalls durch den α_{2A}-Subtyp vermittelt [21]. Da somit therapeutisch erwünschter Effekt (Blutdrucksenkung) und Nebenwirkung (Sedierung) durch dasselbe Zielprotein (α_{2A}-adrenerger Rezeptor) vermittelt werden, erscheint es zunächst einmal unmöglich, α_2-Agonisten von ihrer sedierenden Wirkung zu befreien.

α_2-adrenerge Rezeptoren vermitteln darüber hinaus weitere pharmakotherapeutisch wichtige Effekte, wie z. B. Analgesie, die insbesondere für den perioperativen Einsatz dieser Wirkstoffgruppe relevant sind. An der Analgesie sind mit unterschiedlicher Lokalisation alle drei α_2-Rezeptorsubtypen beteiligt, wobei wiederum die

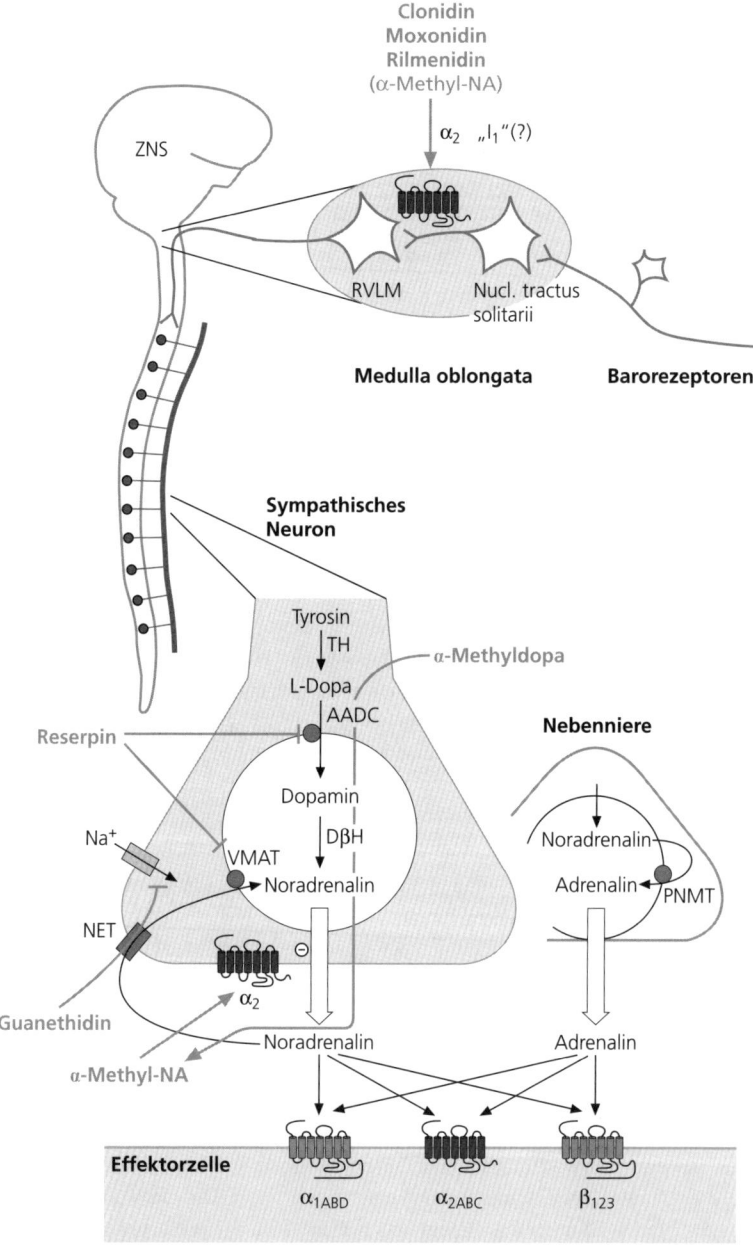

Abb. 7.2: Wirkungsmechanismen der zentralen Antihypertensiva/Antisympathotonika. α_2: α_2-adrenerge Rezeptoren, α- Methyl-NA: α-Methyl-Noradrenalin, AADC: Aromatische L-Aminosäure-Decarboxylase, DβH: Dopamin-β-Hydroxylase, "I_1": I_1-Imidazolin-Rezeptoren, KVLM: kaudale ventrolaterale Medulla oblongata, NET: Noradrenalin-Transporter, PNMT: Phenylethanolamin-N-Methyltransferase, RVLM: rostrale ventrolaterale Medulla oblongata, TH: Tyrosinhydroxylase, VMAT: Vesikulärer Monoamintransporter.

Rolle des α_{2A}-Rezeptors überwiegt. Bemerkenswerterweise sind α_2-Rezeptoren nicht nur direkte Targets von neuen analgetischen Pharmaka, sondern sie sind auch in die Signalwege anderer Analgetika integriert. So scheint die gesamte schmerzhemmende Wirkung von Lachgas über die Stimulierung einer absteigenden Neuronenbahn zu funktionieren, die an ihrem Ende auf Rückenmarksebene α_{2B}-Rezeptoren enthält [32].

Wie vermitteln α_2-Rezeptoren eine Blutdrucksenkung? Für diesen therapeutischen Effekt werden vor allem α_2-Rezeptoren in Kerngebieten des Hirnstamms als essenziell angesehen (s. Abb. 7.2). Hier sind insbesondere die rostrale ventrolaterale Medulla oblongata (RVLM) sowie der Nucleus tractus solitarii von Bedeutung. Die exakte neuronale Lokalisation der für die Blutdrucksenkung wichtigen α_2-Rezeptoren ist nach wie vor unbekannt. Als Resultat der Aktivierung zentraler α_2-Rezeptoren ergibt sich eine Reduktion des Sympathikotonus, d. h. der Entladungsfrequenz sympathischer Neurone, die zu einer Drosselung der Ausschüttung von Noradrenalin aus peripheren sympathischen Neuronen führt. Ob an der Abnahme der Noradrenalinfreisetzung auch periphere α_2-Rezeptoren beteiligt sind, die in hoher Dichte präsynaptisch auf adrenergen Neuronen lokalisiert sind, wird immer wieder diskutiert – allerdings fehlen bislang die endgültigen experimentellen Beweise.

7.1.2 „Imidazolin-Rezeptoren"

„Imidazolin-Rezeptoren" wurden erstmalig 1984 von Pascal Bousquet als Wirkort von Clonidin und Analogsubstanzen beschrieben [6]. Zunächst basierte diese Hypothese auf den Bindungseigenschaften von Clonidin (Abb. 7.3) und verwandten Substanzen an α_2-Rezeptoren und „Imidazolin-Rezeptoren" in der Medulla oblongata. Bald kamen funktionelle Daten hinzu, die zeigten, dass α_2-Antagonisten nicht immer in der Lage waren, den antihypertensiven Effekt der Imidazoline komplett aufzuheben. Schließlich zeigten klinische Beobachtungen, dass die Imidazoline bei gleicher Blutdrucksenkung wie α_2-Agonisten seltener Sedierung und Mundtrockenheit bei Patienten hervorriefen.

„Imidazolin-Rezeptoren" wurden später in verschiedene Gruppen unterteilt, die mit I_1, I_2 und I_3 bezeichnet werden. Für die Blutdrucksenkung durch Clonidin und Imidazoline wird vor allem der I_1-Rezeptor in der Medulla oblongata verantwortlich gemacht – allerdings ist dieser Rezeptor bislang nicht molekular identifiziert (s. Abb. 7.2). Zwar wurde die Klonierung einer Imidazolin-Bindungsstelle beschrie-

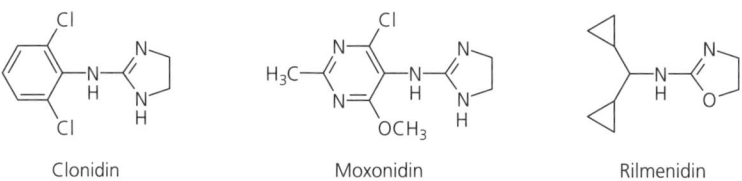

Clonidin   Moxonidin   Rilmenidin

Abb. 7.3: Strukturformeln der zentralen Antihypertensiva Clonidin, Moxonidin und Rilmenidin.

ben, es gibt jedoch keinen Beleg, dass dieses Protein tatsächlich für die antihypertensive Wirkung der Imidazoline verantwortlich ist.

I_2-Rezeptoren stellen eine heterogene Gruppe von Bindungsstellen dar, die durch eine hohe Affinität für die Substanz Idazoxan und eine niedrigere Affinität für Clonidin charakterisiert sind. Der größte Anteil der I_2-Bindungsstellen scheint auf den Monoaminooxidasen A und B (in Mitochondrien) lokalisiert zu sein [11, 30].

Eine dritte Imidazolin-Bindungsstelle (I_3) wurde in der Poren tragenden Untereinheit der ATP-abhängigen K^+-Kanäle (K^+_{ATP}, Kir6.2) identifiziert. Diese Kanäle sind wesentlich an der Regulation der Insulinfreisetzung aus den β-Zellen des Pankreas beteiligt [25].

Ebenso alt wie die postulierten „Imidazolin-Rezeptoren" ist die Suche nach möglichen endogenen Liganden für diese Rezeptoren. Schon 1984 konnte eine Clonidin im Bindungsassay verdrängende Substanz („clonidine displacing substance") aus Hirnhomogenaten charakterisiert werden [3], die später als Agmatin identifiziert wurde. Agmatin soll nun der endogene Ligand für die „Imidazolin-Rezeptoren" sein. Weitere endogene „clonidine displacing substances" wurden inzwischen beschrieben [31].

Im Gegensatz zur „$α_2$-Hypothese" der blutdrucksenkenden Wirkung von Clonidin (Übersicht in [11, 17]) vertreten die Anhänger der „Imidazolin-Hypothese" die Ansicht, dass I_1-Rezeptoren in der rostralen ventrolateralen Medulla oblongata essenziell für die Hemmung des Sympathikotonus durch Clonidin und insbesondere durch Moxonidin und Rilmenidin sind (s. Abb. 7.3) [5, 13, 19].

Der Schlüssel zur Beantwortung der offenen Frage, ob $α_2$-Rezeptoren und/oder „Imidazolin-Rezeptoren" die Blutdrucksenkung zentraler Antihypertensiva vermitteln, liegt in der Herstellung geeigneter selektiver Imidazolin-Liganden, die keine (nennenswerte) Affinität für $α_2$-adrenerge oder andere Rezeptoren haben. Erste wesentliche Schritte in diese Richtung sind der Arbeitsgruppe von Bousquet bereits gelungen [16]. Eine wichtige Rolle bei der Identifizierung der „Imidazolin-Rezeptoren" werden auch $α_2$-Rezeptor-defiziente Mausmodelle spielen. Allerdings ist es bisher nicht gelungen, in $α_{2A}$-Rezeptor-defizienten Mäusen blutdrucksenkende Effekte von $α_2$-Agonisten/Imidazolinen zu finden [43].

7.2 Pharmaka

7.2.1 Clonidin

Geschichte

Clonidin ist der Prototyp der zentralen Antihypertensiva – es wurde erstmalig 1962 bei der Firma Boehringer Ingelheim synthetisiert und zunächst als Pharmakon zur Abschwellung der Nasenschleimhaut entwickelt. Schnell wurde erkannt, dass Clonidin im Versuchsmodell und beim Menschen zu einer starken Senkung von Blutdruck und Herzfrequenz führt [20]. Dem Clonidin folgten weitere zentrale Antihypertensiva wie Guanabenz [4], Guanfacin [33], Moxonidin [2] und Rilmenidin [22].

Wirkungsmechanismus

Clonidin aktiviert α_2-adrenerge Rezeptoren in der ventrolateralen Medulla oblongata im ZNS, was zu einer Reduktion des Sympathikotonus mit Bradykardie und Hypotonie führt [29]. Gleichzeitig wird auch der Tonus des Parasympathikus signifikant gesteigert [37]. Die Aktivierung peripherer präsynaptischer α_2-Rezeptoren in sympathischen Nerven, die Herz und Blutgefäße versorgen, trägt wahrscheinlich ebenfalls zur therapeutischen Wirkung von Clonidin bei. Außer der Blutdrucksenkung hat Clonidin weitere therapeutisch relevante Effekte: Es wirkt stark analgetisch und sedierend und senkt den Augeninnendruck. Die Hemmung des Sympathikus kann zur Linderung der vegetativen Symptomatik bei Alkohol- und Opiatentzug genutzt werden. Darüber hinaus hat Clonidin eine ausgeprägte analgetische Wirkung, die insbesondere bei neuropathischen und sympathischen Schmerzsyndromen von Vorteil sein kann.

Pharmakokinetik

Clonidin wird nach oraler Applikation gut resorbiert und erreicht nach 1–2 Stunden maximale Plasmakonzentrationen. Die orale Bioverfügbarkeit beträgt 90 %. Clonidin wird bei einer Plasmahalbwertszeit von 10–20 h zu mehr als 50 % renal eliminiert, die Plasmaproteinbindung beträgt 20 % (Tab. 7.1).

Tab. 7.1: Pharmakokinetik der zentralen Antihypertensiva und Antisympathotonika.

	Clonidin	α-Methyldopa	Moxonidin	Reserpin	Rilmenidin
Bioverfügbarkeit nach peroraler Applikation [%]	90	40	90	40	> 95 %
Verteilungsvolumen [l/kg]	2	0,5	3	10	5
Plasmaeiweißbindung [%]	20	10	< 10	40	< 10
Clearance [ml/min]	220	270	880		450
Plasmahalbwertszeit (t)	10–20 h	2 h	2,5 h	10 d	8 h
Elimination	50 % renal	50-70 % renal	> 90 % renal		> 66 %
Dosis/Tag	2–3 × 75 –300µg	125–750 mg	0,2–0,4 mg	0,25 mg	1–2 mg

Unerwünschte Wirkungen

Zu den unerwünschten Wirkungen gehören Sedierung, Mundtrockenheit (durch Hemmung der Acetylcholinfreisetzung aus parasympathischen Nerven), Übelkeit, Erbrechen, orthostatische Regulationsstörungen, Raynaud-Symptome. Clonidin kann den Tränenfluss signifikant hemmen sowie Akkommodationsstörungen, Obstipation und Potenzstörungen auslösen.

Kontraindikationen

Aus den oben dargestellten Nebenwirkungen leiten sich auch die Kontraindikationen für den therapeutischen Einsatz von Clonidin ab: AV-Block II.–III. Grades, Bradykardie, Stillzeit, Depression.

Relative Kontraindikationen sind: Niereninsuffizienz, periphere Durchblutungsstörungen, Morbus Raynaud und Obstipation.

Therapeutische Anwendung

Clonidin hat ein relativ weites Feld von klinischen Indikationen, die alle die Senkung eines erhöhten Sympathikotonus zum Ziel haben. Im Vordergrund stehen die Anwendungen von Clonidin bei der Therapie der essenziellen Hypertonie (peroral) sowie im Rahmen von hypertensiven Krisen (parenterale Applikation). Darüber hinaus wird Clonidin zur Therapie des Alkoholentzugsdelirs, zur Entwöhnung von Opioiden, im Rahmen der adjuvanten Schmerztherapie bei neuropathischen und sympathisch unterhaltenen Schmerzen sowie in lokaler Form bei Glaukom eingesetzt.

Im Rahmen der Hypertonietherapie wird Clonidin nur noch bei Hypertonikern eingesetzt, die mit den Pharmaka der ersten Wahl nicht oder nicht genügend eingestellt werden können. In diesem Rahmen wird Clonidin im Wesentlichen als Pharmakon in Kombination mit anderen Antihypertensiva empfohlen (s. Abschnitt 7.3.3., Leitlinien der Hypertonietherapie). Im Gegensatz zu anderen Antihypertensiva existiert für Clonidin kein formaler Beleg aus klinischen Studien, dass es die Mortalität bei Hypertonie senkt. Allerdings gibt es neue Studienergebnisse, die zeigen, dass Clonidin die perioperative Mortalität von Patienten mit koronarer Herzkrankheit signifikant senken kann [38].

7.2.2 Moxonidin

Wirkungsmechanismus

Der Wirkungsmechanismus von Moxonidin ist wahrscheinlich dem von Clonidin recht ähnlich, wenn nicht gar identisch: Es kommt im Wesentlichen über zentrale Mechanismen zu einer Senkung des erhöhten Sympathikotonus und damit zu einer Bradykardie und Reduktion des peripheren Widerstands, was zur Blutdrucksenkung bei essenzieller Hypertonie führt. Uneinigkeit herrscht in der Literatur über den exakten molekularen Mechanismus: Einerseits ist unbestritten, dass Moxonidin wie Clonidin als Agonist alle Subtypen von α_2-adrenergen Rezeptoren aktivieren kann (s. Abb. 7.1). Andererseits geht aus Radioligand-Bindungsuntersuchungen an isolierten Geweben und Zellen hervor, dass Moxonidin eine hohe Affinität zu den bislang molekular nicht identifizierten „Imidazolin-Rezeptoren" hat und über diese den zentralen Sympathikotonus senken soll. Solange allerdings die so genannten „Imidazolin-Rezeptoren" nicht kloniert und damit eindeutig identifiziert sind, sollte der Mechanismus von Moxonidin noch mit einer gewissen Vorsicht betrachtet werden.

Pharmakokinetik

Moxonidin wird enteral sehr gut resorbiert und unterliegt keinem hepatischen Firstpass-Metabolismus [18]. Obwohl die Plasmahalbwertszeit mit 2 Stunden kurz ist, hält die antihypertensive Wirkung einer Einzeldosis bis zu 24 Stunden an. Die maximalen Plasmakonzentrationen liegen bei 4–6 nM nach Einnahme von 0,2 mg Moxonidin per os bzw. bei 16 nM nach intravenöser Applikation der gleichen Dosis [39]. Der größte Teil einer verabreichten Dosis wird über die Niere ausgeschieden. Deshalb sollte bei stark eingeschränkter Nierenfunktion (Filtrationsrate < 30 ml/min) kein Moxonidin gegeben werden. Moxonidin wird zu mehreren pharmakologisch aktiven Metaboliten abgebaut [40].

Unerwünschte Wirkungen

Zu den unerwünschten Wirkungen von Moxonidin zählen Mundtrockenheit, Sedierung und Kopfschmerzen, die allerdings mit geringerer Frequenz als nach Clonidin-Einnahme auftreten sollen (Übersicht in [42]). In einer doppelblinden Vergleichsstudie von Moxonidin und Clonidin bei Hypertoniepatienten senkten beide Antihypertensiva den Blutdruck gleichermaßen. Aber die Frequenz unerwünschter Wirkungen war in der Clonidin-Gruppe (53 %) signifikant größer als in der Moxonidin-Gruppe (30 %) [28]. Als häufigste Nebenwirkung trat Mundtrockenheit nach Clonidin-Behandlung doppelt so oft auf wie nach Moxonidin. Nach Absetzen von Moxonidin wurde keine „Rebound-Hypertonie" beschrieben.

Kontraindikationen

Die Kontraindikationen für Moxonidin sind mit denen für Clonidin vergleichbar: Sick-Sinus-Syndrom, SA- und AV-Blockade, Bradykardie, schwere koronare Herzkrankheit, instabile Angina pectoris, schwere Leber- und Niereninsuffizienz. Aufgrund einer erhöhten Mortalität von Patienten mit chronischer Herzinsuffizienz in zwei Moxonidin-Studien, sollte auch die Herzinsuffizienz als Kontraindikation für Moxonidin gelten.

Therapeutische Anwendung

Der antihypertensive Effekt von Moxonidin kann mit dem von Diuretika, β-Blockern, ACE-Hemmern oder Calciumantagonisten verglichen werden. Moxonidin wird einmal pro Tag in einer Dosierung von 0,2–0,4 mg eingenommen. Moxonidin kann bei Patienten mit chronisch obstruktiver Lungenerkrankung (COPD), Diabetes mellitus oder Depressionen gut verabreicht werden.

7.2.3 Rilmenidin

Wirkungsmechanismus

Rilmenidin kann wie Moxonidin prinzipiell α_2-adrenerge Rezeptoren aktivieren und über den oben beschriebenen zentralen Mechanismus (s. Abb. 7.2) den Sympathikotonus und den Blutdruck senken. Allerdings wird berichtet, dass Rilmenidin eine höhere Affinität zu den so genannten „Imidazolin-Rezeptoren" hat als zu den α_2-adrenergen Rezeptoren. Für die „Imidazolin-Hypothese" der Rilmenidin-Wirkung existiert bislang kein definitiver Beweis, vielmehr ist im Gegensatz zu dieser Hypothese der blutdrucksenkende Effekt von Rilmenidin bei Mäusen essenziell an den α_{2A}-adrenergen Rezeptor gebunden. Bei Mäusen mit einer Deletion im α_{2A}-Rezeptor-Gen führt Rilmenidin nicht zu einer Blutdrucksenkung [43].

Pharmakokinetik

Rilmenidin wird nach peroraler Applikation fast vollständig absorbiert und ist zu annähernd 100 % bioverfügbar. Die Plasmahalbwertszeit beträgt 8 Stunden, die Elimination von Rilmenidin erfolgt vor allem renal. Bei eingeschränkter Nierenfunktion kann Rilmenidin akkumulieren [15].

Unerwünschte Wirkungen

Das Profil der unerwünschten Wirkungen entspricht demjenigen von Moxonidin und umfasst im Wesentlichen Sedierung und Mundtrockenheit.

Therapeutische Anwendung

Rilmenidin wird zur Blutdrucksenkung einmal täglich in einer Dosierung von 1–2 mg appliziert. In der antihypertensiven Wirkung ist Rilmenidin den Pharmaka Hydrochlorothiazid, Atenolol, Clonidin und α-Methyldopa vergleichbar. Rilmenidin kann bei Patienten mit COPD, Diabetes mellitus oder Depressionen gut verabreicht werden. Rilmenidin ist nicht in Deutschland, aber in verschiedenen anderen Ländern Europas (Frankreich, Österreich, Portugal, Tschechien, Ungarn) sowie in Brasilien und Thailand zur antihypertensiven Therapie zugelassen.

7.2.4 α-Methyldopa

Wirkungsmechanismus

α-Methyldopa ist nach Reserpin das zweitälteste zentrale Antihypertensivum, seine Wirkung wurde 1960 beschrieben [26]. Bei α-Methyldopa handelt es sich um eine inaktive Vorstufe, die über präsynaptische Transporter in periphere und zentrale adrenerge Neurone aufgenommen wird. Als Substrat der Dopadecarboxylase wird α-Methyldopa dann in α-Methyldopamin und anschließend in α-Methylnoradrenalin umgewandelt. α-Methylnoradrenalin wird als „falscher Transmitter" vesikulär gespeichert und entspricht der aktiven Wirkform, die nach Freisetzung in den synaptischen Spalt vor allem als selektiver α_2-Agonist präsynaptische Rezeptoren aktiviert und damit die sympathische Transmitterfreisetzung bremst. Im ZNS sind die Wirkungen von α-Methyldopa (bzw. der aktiven Form α-Methylnoradrenalin) den Effekten von Clonidin vergleichbar: Durch Aktivierung von α_2-adrenergen Rezeptoren in der rostralen ventrolateralen Medulla oblongata (RVLM) und im Nucleus tractus solitarii wird die zentrale Sympathikusaktivität gebremst.

Pharmakokinetik

Im Gegensatz zu den „direkten" α_2-Agonisten tritt die Wirkung von α-Methyldopa erst nach einigen Stunden ein. Diese Latenz erklärt sich aus der präsynaptischen Aufnahme und der Umwandlung in die eigentliche Wirksubstanz. α-Methyldopa wird vor allem als Sulfat-Konjugat renal eliminiert, 25 % der Ausgangssubstanz werden unverändert über die Nieren ausgeschieden.

Unerwünschte Wirkungen

Die Nebenwirkungen von α-Methyldopa entsprechen weitgehend denen von Clonidin: Sedierung, Mundtrockenheit, depressive Verstimmung. Da nicht nur Noradrenalin, sondern auch Dopamin partiell durch α-Methyldopamin ersetzt wird, können auch Symptome eines Parkinson-Syndroms auftreten.

Therapeutische Anwendung

Aufgrund der jahrzehntelangen Erfahrungen wird α-Methyldopa immer noch als das Antihypertensivum der Wahl in der Schwangerschaft empfohlen [10]. Ebenso ist α-Methyldopa in der Stillzeit primär indiziert. Bei der essenziellen Hypertonie im Erwachsenenalter wird α-Methyldopa nur noch zur Kombination empfohlen.

7.2.5 Reserpin

Wirkungsmechanismus

Reserpin ist das älteste zentrale Antihypertensivum. Es ist ein Alkaloid aus der Rauvolfia-Pflanze (Rauvolfia serpentina), dessen blutdrucksenkende Wirkung in Indien seit 1931 sehr detailliert beschrieben wurde. Reserpin wirkt antisympathoton über zentrale und periphere Mechanismen: Reserpin blockiert vesikuläre Monoamintransporter (VMAT), wodurch es zu einer Entleerung der Speicher für Dopamin, Noradrenalin, Adrenalin und Serotonin kommt. Der Effekt der Speicherentleerung hält über viele Wochen an. Durch die periphere Noradrenalin-Verarmung werden Bradykardie, Hypotonie, Schwellung der Nasenschleimhaut, Diarrhoe und gesteigerte Magensaftsekretion bewirkt. Die Entspeicherung im ZNS bewirkt eine antipsychotische Wirkung und kann ein Parkinson-Syndrom auslösen (Entleerung der Dopamin-Speicher) oder zu Müdigkeit und Depression führen (Entspeicherung von Noradrenalin und Serotonin).

Pharmakokinetik

Es liegen nur wenige pharmakokinetische Daten für Reserpin vor. Die Substanz wird fast komplett gastrointestinal resorbiert. Aufgrund des Wirkungsmechanismus tritt die Blutdrucksenkung erst mit dem langsamen Abnehmen der Transmitterspeicher nach 2–4 Tagen mit einem maximalen Effekt nach Wochen ein. Reserpin wird nach kompletter hepatischer Metabolisierung gastrointestinal ausgeschieden.

Unerwünschte Wirkungen

Unerwünschte Effekte der Reserpin-Behandlung können durch Überwiegen des Parasympathikus entstehen: Schwellung der Nasenschleimhaut, Bronchospasmus, Miosis, peptische Ulzera. Außerdem sind Sedierung, Natrium- und Wasserretention, Depression und Parkinsonismus zu erwähnen.

Therapeutische Anwendung

Reserpin markiert den Beginn der modernen Pharmakotherapie der Hypertonie. Ursprünglich wurde Reserpin in niedriger Dosis als Antihypertensivum und in höherer Tagesdosis als Neuroleptikum eingesetzt. In Kombination mit Thiaziden und Hydralazin wurde Reserpin 1967 und 1970 in den beiden Studien der Veterans Administration Cooperative Group verwendet [44, 45]. Dadurch wurde erstmals belegt, dass antihypertensive Therapie die Komplikationen der Hypertonie reduzieren kann. Aufgrund seiner zahlreichen unerwünschten Wirkungen wird Reserpin nur noch in Kombination mit Diuretika bei schweren Fällen der Hypertonie empfohlen.

7.2.6 Guanethidin

Wirkungsmechanismus

Guanethidin wirkt vor allem peripher antisympathoton. Es wird über den Noradrenalin-Transporter in die sympathischen Nerven aufgenommen und bis zu Konzentrationen angereichert, die wie ein Lokalanästhetikum Na^+-Kanäle blockieren. Dadurch wird die Ausbreitung von Aktionspotenzialen in sympathischen Neuronen blockiert und die Ausschüttung von Noradrenalin gehemmt. In der Folge kommt es zur Reduktion der Herzfrequenz und der kardialen Kontraktilität sowie zur Blutdrucksenkung.

Pharmakokinetik

Guanethidin wird nach oraler Applikation zu 3–50 % bioverfügbar. 50 % der Substanz werden mctabolisiert. Die Plasmahalbwertszeit beträgt 5 Tage. Guanethidin penetriert nicht in das Zentralnervensystem.

Unerwünschte Wirkungen

Die wesentlichen Nebenwirkungen von Guanethidin, wie Hypotonie und Diarrhoe, werden durch die periphere sympathische Blockade bewirkt.

Kontraindikationen

Guanethidin darf nicht bei Patienten mit einem Phäochromozytom eingesetzt werden, da insbesondere bei hoher Anfangsdosierung ein indirekter sympathomimetischer Effekt beobachtet wird. In Gegenwart trizyklischer Antidepressiva und indirekter Sympathomimetika ist die Wirksamkeit von Guanethidin reduziert.

Interaktionen

Da trizyklische Antidepressiva, Cocain und Ephedrin die Aufnahme von Guanethidin in die sympathischen Nerven blockieren, ist in Gegenwart dieser Pharmaka der therapeutische Effekt von Guanethidin eingeschränkt.

Therapeutische Anwendung

Guanethidin wurde bis vor kurzem als Kombinationstherapeutikum in der Hypertonietherapie eingesetzt, steht aber in Deutschland hierfür nicht mehr zur Verfügung. Derzeit wird Guanethidin nur noch in Form von Augentropfen zur Behandlung des Glaukoms verwendet.

7.2.7 Urapidil

Urapidil bewirkt als α_1-Rezeptorantagonist und Agonist an Serotonin-5-HT_{1A}-Rezeptoren eine Blutdrucksenkung über zentrale und periphere Mechanismen. Die Substanz wird nur noch selten zur peroralen Therapie bei sonst nicht ausreichend eingestellten Hypertoniepatienten sowie bei hypertensiven Krisen verwendet.

7.3 Anwendung der zentralen Antihypertensiva

7.3.1 Therapie der Hypertonie

Zentrale Antihypertensiva sind keine Pharmaka der ersten Wahl bei der Behandlung einer Hypertonie. Das liegt zum einen daran, dass für diese Gruppe von Pharmaka keine großen klinischen Studien vorliegen, die eine Reduktion der kardiovaskulären Mortalität bei Hypertoniepatienten belegen. Zum anderen haben vor allem die älteren Substanzen unerwünschte Wirkungen wie Sedierung und ausgeprägte Mundtrockenheit, welche die Langzeitanwendung bei Hypertonie limitieren. Aus klinischen Studien wird berichtet, dass die Frequenz dieser Nebenwirkungen bei Moxonidin und Rilmenidin deutlich geringer sei als bei Clonidin [28, 42].

Zentrale Antihypertensiva waren therapeutischer Bestandteil der ersten klinischen Studien in der Hypertonieforschung. Die Veterans Administration Study wies in zwei doppelblinden, kontrollierten klinischen Untersuchungen 1967 und 1970 erstmals nach, dass die kombinierte Therapie mit Reserpin, Hydrochlorothiazid und Hydralazin im Vergleich mit Placebo bei Patienten mit schwerer (115–129 mmHg) bzw. moderater (90–114 mmHg) diastolischer Hypertonie zu einer deutlichen Reduktion der Komplikationen führt [44, 45]. Tatsächlich wurde die erste Studie 1967 sogar vorzeitig nach 1,5 Jahren beendet, weil in der Placebo-Gruppe signifikant mehr Todesfälle auftraten als bei den mit Verum Behandelten. Welchen Beitrag Reserpin zu diesem therapeutischen Erfolg leistete, wurde später nie weiter untersucht, so dass keine Informationen über die Beeinflussung der Mortalität von Hypertoniepatienten unter Reserpin-Therapie existieren.

Clonidin, Moxonidin und Rilmenidin bewirken bei der essenziellen Hypertonie eine deutliche Blutdrucksenkung. Aufgrund seiner Nebenwirkungen wird Clonidin nur bei sonst nicht ausreichend therapierten Hypertonikern peroral eingesetzt. Hauptsächliches Anwendungsgebiet von Clonidin ist die hypertensive Krise, in der die Substanz intravenös appliziert werden kann. In manchen Ländern wurde Clonidin von den Imidazolinen Moxonidin und Rilmenidin mit gutem Erfolg abgelöst. In Frankreich ist Rilmenidin immerhin das am zweithäufigsten verordnete Antihypertensivum.

7.3.2 Therapie der Herzinsuffizienz

In verschiedenen Studien wurde der therapeutische Effekt einer Sympathikushemmung durch α_2-Agonisten bei Patienten mit chronischer Herzinsuffizienz getestet. Erhöhte Plasma-Noradrenalin-Konzentrationen bedeuten eine schlechte Prognose bei der Herzinsuffizienz [8]. Nachdem die Wirksamkeit von β-Blockern bei der Herzinsuffizienz klinisch bewiesen war, lag es nahe zu testen, ob auch α_2-Agonisten die Prognose von herzinsuffizienten Patienten verbessern würden. In der „Moxonidine Safety and Efficacy" Studie (MOXSE) führte eine 19-wöchige Therapie mit 1,5 mg/d Moxonidin zu einer Senkung des Plasma-Noradrenalin-Spiegels um mehr als 50 % [35]. Gleichzeitig wurde eine dosisabhängige Verbesserung der linksventrikulären Ejektionsfraktion nach Moxonidin-Therapie beobachtet. Allerdings traten 9 von 10 Todesfällen in dieser Studie in der Moxonidin-Gruppe auf [14].

Ein ähnliches Ergebnis erzielte die MOXCON-Studie, in der Moxonidin bei chronischer Herzinsuffizienz in den Stadien NYHA II–IV getestet wurde. Bereits nach 10 Monaten wurde die MOXCON-Studie wegen einer erhöhten Mortalität in der Verum-Gruppe beendet: 54 Todesfälle (5,5 %) wurden bei mit Moxonidin therapierten Patienten beobachtet; in der Placebo-Gruppe verstarben im gleichen Zeitraum nur 32 Probanden (3,4 %) [9]. In dieser Studie lag die Plasma-Noradrenalin-Konzentration erstaunlicherweise in der Moxonidin-Gruppe über den Werten der Placebo-Gruppe (Moxonidin: 394 pg Noradrenalin/ml vs. Placebo: 369 pg Noradrenalin/ml). Die zusätzliche Mortalität in der Moxonidin-Gruppe war durch Herzinfarkte, akute Dekompensationen der Herzinsuffizienz sowie plötzlichen Herztod aufgrund von Kammerflimmern bedingt [41]. Aufgrund dieser Studienergebnisse dürfen nur Hypertoniker *ohne* Herzinsuffizienz mit Moxonidin therapiert werden [10].

7.3.3 Leitlinien der Hypertonietherapie

In den deutschen und internationalen Leitlinien der Behandlung zur Hypertonie wird den zentralen Antihypertensiva/Antisympathotonika nur wenig Aufmerksamkeit gewidmet. Die Deutsche Hochdruckliga empfiehlt Clonidin im Rahmen einer Dreifachkombination dann, wenn mit anderen Pharmaka der Zielblutdruck nicht erreicht werden kann [10]. Weiterhin bleibt Clonidin aber eines der Mittel der Wahl zur Blutdrucksenkung bei maligner Hypertonie sowie bei einer hypertensiven Krise. Reserpin verbleibt im Rahmen einer Dreifachkombination ebenfalls in der Leitlinie. Zu gleich lautenden Empfehlungen kommt auch die Arzneimittelkommission der Deutschen Ärzteschaft [1]. In den USA werden Clonidin und Reserpin in den JNC7-Leitlinien ebenfalls im Rahmen von Kombinationen erwähnt [7].

Zentrale Antihypertensiva/Antisympathotonika stellen eine Gruppe von sehr wirksamen blutdrucksenkenden Pharmaka dar, deren therapeutischer Einsatz aber in den vergangenen Jahren durch die Einführung von Therapieprinzipien mit einer evidenzbasierten Mortalitätssenkung und weniger unerwünschten Effekten in der Langzeittherapie deutlich zurückgegangen ist. Da aber nur wenige Patienten auf eine Monotherapie mit einer ausreichenden Blutdrucksenkung reagieren, sind häufig Kombinationen mehrerer Pharmaka notwendig – hier wird auch in der Zukunft der Einsatz der zentralen Antihypertensiva bleiben. Inwieweit sich weitere positive metabolische und antiarrhythmische Effekte der „Imidazoline" im Rahmen der Hypertonietherapie bestätigen lassen, werden klinische Studien ergeben.

Literatur

[1] Arzneimittelkommission der deutschen Ärzteschaft. Empfehlungen zur Therapie der arteriellen Hypertonie. Arzneiverordnung in der Praxis, Band **31** (2004)
[2] Armah, B.I., Hofferber, E., Stenzel, W.: General pharmacology of the novel centrally acting antihypertensive agent moxonidine. Arzneimittelforschung/Drug Res. **38**, 1426–1434 (1988)
[3] Atlas, D., Burstein, Y.: Isolation of an endogenous clonidine-displacing substance from rat brain. FEBS Lett. **170**, 387–390 (1984)
[4] Baum, T., Shropshire, A.T., Rowles, G., van Pelt, R., Fernandez, S.P., Eckfeld, D.K., Gluckman, M.I.: General pharmacologic actions of the antihypertensive agent 2,6-dichlorobenzylidene aminoguanidine acetate (WY-8678). J. Pharmacol. Exp. Ther. **171**, 276–287 (1970)
[5] Bousquet, P., Feldman, J.: Drugs acting on imidazoline receptors. A review of their pharmacology, their use in blood pressure control and their potential interest in cardioprotection. Drugs **58**, 799–781 (1999)
[6] Bousquet, P., Feldman, J., Schwartz, J.: Central cardiovascular effects of alpha adrenergic drugs: differences between catecholamines and imidazolines. J. Pharmacol. Exp. Ther. **230**, 232–236 (1984)
[7] Chobanian, A.V., Bakris, G.L., Black, H.R., Cushman, W.C., Green, L.A., Izzo, J.L. Jr., Jones, D.W., Materson, B.J., Oparil, S., Wright, J.T. Jr.,, Roccella, E.J.: National Heart, Lung, and Blood Institute Joint National Committee on Prevention, Detection, Evaluation, and Treatment of High Blood Pressure; National High Blood Pressure Education Program Coordinating Com-

mittee. The Seventh Report of the Joint National Committee on Prevention, Detection, Evaluation, and Treatment of High Blood Pressure: the JNC 7 report. J. Am. Med. Ass. **289**, 2560–2572 (2003)

[8] Cohn, J.N., Levine, T.B., Olivari, M.T. et al.: Plasma norepinephrine as a guide to prognosis in patients with chronic congestive heart failure. New Engl. J. Med. **311**, 819–823 (1984)

[9] Cohn, J.N., Pfeffer, M.A., Rouleau, J., Sharpe, N., Swedberg, K., Straub, M., Wiltse, C., Wright, T.J.: Adverse mortality effect of central sympathetic inhibition with sustained-release moxonidine in patients with heart failure (MOXCON). Eur. J. Heart Fail. **5**, 659–667 (2003)

[10] Deutsche Hochdruckliga. Leitlinien für die Prävention, Erkennung, Diagnostik und Therapie der arteriellen Hypertonie. AWMF-Leitlinien-Register Nr. 046/001 (2003)

[11] Eglen, R.M., Hudson, A.L., Kendall, D.A., Nutt, D.J., Morgan, N.G., Wilson, V.G., Dillon, M.P.: 'Seeing through a glass darkly': casting light on imidazoline Í sites. Trends Pharmacol. Sci. **19**, 381–390 (1998)

[12] Engelhardt, S., Hein, L.: Adrenergic System. In: Transgenic Models in Pharmacology. Handbook of Exp. Pharmacol. Hein, L., Offermanns, S. (eds.). Springer, Heidelberg 2003

[13] Ernsberger, P., Collins, L.A., Graves, M.E., Dreshaj, I.A., Haxhiu, M.A.: Imidazoline I1 receptors in the ventrolateral medulla and their role in cardiorespiratory control. In: Ventral Brainstem Mechanisms and the Control of Respiration and Blood Pressure, pp. 319–335. Trouth, C.O., Millis, R.M., Kiwull-Schöne, H.F., Schläfke, M.E. (eds.). Marcel Dekker, New York, Basel, Hong Kong 1995

[14] Floras, J.S.: The "unsympathetic" nervous system in heart failure. Circulation **105**, 1753–1755 (2002)

[15] Genissel, P., Bromet, N.: Pharmacokinetics of rilmenidine. Am. J. Med. **87**, 18S–23S (1987)

[16] Greney, H., Urosevic, D., Schann, S., Dupuy, L., Bruban, V., Ehrhardt, J.D., Bousquet, P., Dontenwill, M.: [^{125}I]2-(2-chloro-4-iodo-phenylamino)-5-methyl-pyrroline (LNP 911), a high-affinity radioligand selective for I1 imidazoline receptors. Mol. Pharmacol. **62**, 181–191 (2002)

[17] Guyenet, P.G.: Is the hypotensive effect of clonidine and related drugs due to imidazoline binding sites? Am. J. Physiol. **273**, R1580–R1584 (1997)

[18] He, M.M., Abraham, T.L., Lindsay, T.J., Schaefer, H.C., Pouliquen, I.J., Payne, C., Czeskis, B., Shipley, L.A., Oliver, S.D., Mitchell, M.I.. Metabolism and disposition of the antihypertensive agent moxonidine in humans. Drug Metab. Dispos. **31**, 334–342 (2003)

[19] Head, G.A., Burke, S.L.: I1 imidazoline receptors in cardiovascular regulation: the place of rilmenidine. Am. J. Hypertens. **13**, 89S–98S (2000)

[20] Hoefke, W., Kobinger, W.: Pharmacological effects of 2-(2,6-dichlorophenylamino)-2-imidazoline hydrochloride, a new, antihypertensive substance. Arzneimittel-Forsch. **16**, 1038–1050 (1966)

[21] Lakhlani, P.P., MacMillan, L.B., Guo, T.Z., McCool, B.A., Lovinger, D.M., Maze, M., Limbird, L.E.: Substitution of a mutant α_{2A}-adrenergic receptor via "hit and run" gene targeting reveals the role of this subtype in sedative, analgesic, and anesthetic-sparing responses in vivo. Proc. Natl. Acad. Sci. USA **94**, 9950–9955 (1997)

[22] Laubie, M., Poignant, J.C., Scuvee-Moreau, J., Dabire, H., Dresse, A., Schmitt, H.: Pharmacological properties of (N-dicyclopropylmethyl) amino-2-oxazoline (S 3341), an α_2-adrenoceptor agonist. J, Pharmacol. **16**, 259–278 (1985)

[23] Link, R.E., Desai, K., Hein, L., Stevens, M.E., Chruscinski, A., Bernstein, D., Barsh, G.S., Kobilka, B.K.: Cardiovascular regulation in mice lacking α_2-adrenergic receptor subtypes b and c. Science **273**, 803–805 (1996)

[24] MacMillan, L.B., Hein, L., Smith, M.S., Piascik, M.T., Limbird, L.E.: Central hypotensive effects of the α_{2A}-adrenergic receptor subtype. Science **273**, 801–803 (1996)

[25] Morgan, N.G., Chan, S.L., Mourtada, M., Monks, L.K., Ramsden, C.A.: Imidazolines and pancreatic hormone secretion. Ann. N. Y. Acad. Sci. **881**, 217–228 (1999)

[26] Oates, J.A., Gillespie, L., Udenfriend, S., Sjoerdsma, A.: Decarboxylase inhibition and blood pressure reduction by alpha-methyl-3,4-dihydroxy-DL-phenylalanine. Science **131**, 1890–1892 (1960)

[27] Philipp, M., Hein, L.: Adrenergic receptor knockout mice: distinct functions of 9 receptor subtypes. Pharmacol. Ther. **101**, 65–74 (2004)

[28] Plänitz, V.: Comparison of moxonidine and clonidine HCl in treating patients with hypertension. J. Clin. Pharmacol. **27**, 46–51 (1987)

[29] Punnen, S., Urbanski, R., Krieger, A.J., Sapru, H.N.: Ventrolateral medullary pressor area: site of hypotensive action of clonidine. Brain Res. **422**, 336–346 (1987)

[30] Raddatz, R., Savic, S.L., Bakthavachalam, V., Lesnick, J., Jasper, J.R., McGrath, C.R., Parini, A., Lanier, S.M.: Imidazoline-binding domains on monoamine oxidase B and subpopulations of enzyme. J. Pharmacol. Exp. Ther. **292**, 1135–1145 (2000)

[31] Regunathan, S., Reis, D.J.: Imidazoline receptors and their endogenous ligands. Annu. Rev. Pharmacol. Toxicol. **36**, 511–544 (1996)

[32] Sawamura, S., Kingery, W.S., Davies, M.F., Agashe, G.S., Clark, J.D., Kobilka, B.K., Hashimoto, T., Maze, M.: Antinociceptive action of nitrous oxide is mediated by stimulation of noradrenergic neurons in the brainstem and activation of α_{2B} adrenoceptors. J. Neurosci. **20**, 9242–9251 (2000)

[33] Scholtysik, G., Lauener, H., Eichenberger, E., Bürki, H., Salzmann, R., Müller-Schweinitzer, E., Waite, R.: Pharmacological actions of the antihypertensive agent N-amidino-2-(2,6-dichlorophenyl)acetamide hydrochloride (BS 100–141). Arzneimittelforschung **25**, 1483–1491 (1975)

[34] Sharma, A.M., Wagner, T., Marsalek, P.: Moxonidine in the treatment of overweight and obese patients with the metabolic syndrome: a postmarketing surveillance study. J. Hum. Hypertens. **18**, 669–675 (2004)

[35] Swedberg, K., Bristow, M.R., Cohn, J.N., Dargie, H., Straub, M., Wiltse, C., Wright, T.J.: Moxonidine Safety and Efficacy (MOXSE) Investigators. Effects of sustained-release moxonidine, an imidazoline agonist, on plasma norepinephrine in patients with chronic heart failure. Circulation **105**, 1797–1803 (2002)

[36] Szabo, B.: Imidaoline antihypertensive drugs: a critical review on their mechanism of action. Pharmacol. Ther. **93**, 1–35 (2002)

[37] Tank, J., Jordan, J., Diedrich, A., Obst, M., Plehm, R., Luft, F.C., Gross, V.: Clonidine improves spontaneous baroreflex sensitivity in conscious mice through parasympathetic activation. Hypertension. **43**, 1042–1047 (2004)

[38] Wallace, A.W., Galindez, D., Salahieh, A., Layug, E.L., Lazo, E.A., Haratonik, K.A., Boisvert, D.M., Kardatzke, D.: Effect of clonidine on cardiovascular morbidity and mortality after noncardiac surgery. Anesthesiology. **101**, 284–293 (2004)

[39] Weimann, H.J., Rudolph, M.: Clinical pharmacokinetics of moxonidine. J. Cardiovasc. Pharmacol. **20** (Suppl. 4), S37–S41 (1992)

[40] Wirth, D.D., He, M.M., Czeskis, B.A., Zimmerman. K,M., Roettig, U., Stenzel, W., Steinberg, M.I.: Identification, synthesis and pharmacological activity of moxonidine metabolites. Eur. J. Med. Chem. **37**, 23–34 (2002)

[41] Wolk, R.: Anti-arrhythmic properties of moxonidine – implications for the MOXCON study. Int. J. Cardiol. **74**, 89–92 (2000)

[42] Yu, A., Frishman, W.H.: Imidazoline receptor agonist drugs: a new approach to the treatment of systemic hypertension. J. Clin. Pharmacol. **36**, 98–111 (1996)

[43] Zhu, Q.M., Lesnick, J.D., Jasper, J.R., MacLennan, S.J., Dillon, M.P., Eglen, R.M., Blue, D.R. Jr.: Cardiovascular effects of rilmenidine, moxonidine and clonidine in conscious wild-type and D79N alpha2A-adrenoceptor transgenic mice. Br. J. Pharmacol. **126**, 1522–1530 (1999)

[44] Veterans Administration Cooperative Group. Effects of treatment on morbidity in hypertension. Results in patients with diastolic blood pressures averaging 115 through 129 mmHg. J. Am. Med. Ass. **202**, 1028–1034 (1967)

[45] Veterans Administration Cooperative Group: Effects of treatment on morbidity in hypertension. II. Results in patients with diastolic blood pressure averaging 90 through 114 mmHg. J. Am. Med. Ass. **213**, 1143–1152 (1970)

8 Direkte Vasodilatatoren

Bernd-Christoph Werlemann, Rainer Kolloch

8.1 Struktur und Einteilung

Vasodilatierend wirkende Antihypertensiva stellen in Bezug auf ihre chemische Struktur, die pharmakologische Wirkung sowie die klinische Anwendbarkeit eine sehr heterogene Gruppe dar [15]. Zu den in Deutschland zugelassenen Vasodilatatoren im engeren Sinne zählen (Di)Hydralazin, die Kaliumkanalöffner Minoxidil und Diazoxid sowie der NO-Donator Nitroprussidnatrium. Sie alle haben einen direkten Angriffspunkt an der glatten Gefäßmuskulatur ohne die Mitwirkung adrener-

Tab. 8.1: Vasodilatatoren: Einzelpräparate und Kombinationspräparate.

Wirkstoff	Dosierungen [mg]	Präparat
Dihydralazinsulfat	25	Depressan® Tabletten
	25/50	Nepresol®/-forte Tabletten
Dihydralazinmesilat	25	Nepresol® Inject Trockensubstanz
Diazoxid	25/100	Proglicem® Kapseln
Minoxidil	2,5/10	Lonolox® 2,5/-10 Tabletten
	50	Regaine® Männer Lösung
	20	Regaine® Frauen Lösung
Nitroprussidnatrium	60	nipruss® Trockensubstanz
Hydralazin + Propranolol + Bendroflumethiazid	25 60 2,5	pertenso® N Kapseln
Hydralazin + Metoprololtartrat + Hydrochlorothiazid	25 50/100 12,5	Treloc® mite/Treloc® Filmtabletten
Hydralazin + Oxprenolol + Chlortalidon	25 80 10	Trepress Sandoz® Tabletten
Hydralazin + Chlortalidon + Atenolol	25/50 12,5/25 25/50	TRI-Normin 25®/-50® Filmtabletten

ger Neurotransmitter [20]. Diazoxid zeigt eine chemische Verwandtschaft mit Chlorothiazid, ohne dessen diuretische Eigenschaft zu besitzen. Minoxidil ist ein Pyrimidinderivat, (Di)Hydralazin gehört zu den Hydrazino-Phthalazinen und Nitroprussidnatrium stellt eine anorganische Verbindung dar [16].

Tabelle 8.1 führt die verfügbaren Präparate auf. Diazoxid wird in Deutschland nicht mehr als Antihypertensivum verwendet.

8.2 Pharmakokinetik

Die verfügbaren Vasodilatatoren weisen in Bezug auf ihre pharmakokinetischen Eigenschaften eine Reihe von Unterschieden auf, die im Folgenden näher erläutert werden.

8.2.1 Resorption, Bioverfügbarkeit und Plasmaeiweißbindung

Diazoxid

Diazoxid wird nach oraler Aufnahme gut resorbiert. Bei parenteraler Gabe hängt die Konzentration des wirksamen Anteils unter anderem von der Injektionsgeschwindigkeit ab, da bei langsamer Injektion der überwiegende Teil der Substanz an Albumin gebunden wird. Die Serumhalbwertszeit ist dreimal länger als die blutdrucksenkende Wirkung, was durch die hohe Eiweißbindung der Substanz von 95 % erklärt werden kann [31].

(Di)Hydralazin

(Di)Hydralazin wird rasch und nahezu vollständig im Gastrointestinaltrakt resorbiert, unterliegt aber einem ausgeprägten First-pass-Effekt durch N-Acetylierung in der Darmwand und in der Leber, was zu der niedrigen Bioverfügbarkeit von ca. 16–26 % bei oraler Gabe führt. Der Wirkungsbeginn bei oraler Gabe setzt nach 20–30 Minuten ein, die Wirkungsdauer liegt bei 4–8 Stunden, die Eiweißbindung beträgt 90 % [3]. Die antihypertensive Wirkung ist länger als die Plasmahalbwertszeit, was durch die hohe Affinität der Substanz zu den Rezeptoren der glatten Muskelzellen erklärt wird [19].

Minoxidil

Minoxidil wird rasch und nahezu vollständig oral resorbiert, so dass schon nach einer Stunde Spitzenkonzentrationen im Plasma messbar sind [22]. Die blutdrucksenkende Wirkung setzt innerhalb von 1–2 Stunden nach oraler Gabe ein und hält wegen der hohen Bindungsaffinität zur glatten Gefäßmuskulatur mehr als 24 Stunden an. Die Blutdrucksenkung setzt später ein als es der Plasmakonzentration der Substanz entspricht, weil zunächst ein aktiver Metabolit gebildet werden muss. Minoxidil wird nicht an Plasmaeiweiße gebunden [3].

Nitroprussidnatrium

Nitroprussidnatrium ist lichtempfindlich und muss als instabile Substanz intravenös verabreicht werden. Es zerfällt nach Applikation rasch in seine Bestandteile, was seine Wirkung auf wenige Minuten begrenzt. Verteilungsvolumen und Plasmaeiweißbindung sind unbekannt [3].

8.2.2 Metabolismus und Elimination

Diazoxid

Diazoxid wird zu einem Drittel unverändert renal ausgeschieden. Zu zwei Dritteln wird die Substanz zunächst in der Leber zu inaktiven Derivaten metabolisiert, die dann renal ausgeschieden werden [30]. Aufgrund der hohen Eiweißbindung ist die Dialysierbarkeit niedrig und auch bei normaler Nierenfunktion kann es bei mehrmaliger Anwendung am Tag zur Akkumulation kommen [18].

(Di)Hydralazin

Die N-Acetylierung erfolgt bei einem Teil der mit (Di)Hydralazin behandelten Patienten genetisch bedingt langsam, was zu etwa doppelt so hohen Plasmakonzentrationen führt wie bei Schnell-Acetylierern. (Di)Hydralazin kann bei ausgeprägter Niereninsuffizienz akkumulieren [19].

Minoxidil

Minoxidil wird erst in der Leber zum wirksamen Metaboliten Minoxidilsulfat transformiert, der fast ausschließlich renal eliminiert wird. Damit ist bei einer fortgeschrittenen Niereninsuffizienz (Kreatinin-Clearance < 30ml/min) eine Dosisreduktion erforderlich. Minoxidil und seine Metaboliten können durch Hämodialyse effektiv eliminiert werden [22].

Nitroprussid

Nitroprussid setzt an der glatten Gefäßmuskulatur Cyanidionen frei, die in der Leber durch das Enzym Rhodanase in Thiocyanat-(Rhodanid-)Ionen umgewandelt werden. Dieses Thiocyanat wird renal eliminiert und hat auch bei normaler Nierenfunktion eine mittlere Halbwertszeit von ca. einer Woche. Bei Niereninsuffizienz werden wesentlich längere Halbwertszeiten gefunden und es kann leicht zu Intoxikationen mit Thiocyanat kommen. Hohe Thiocyanatspiegel können z. B. durch Peritonealdialyse rasch gesenkt werden Toxische Symptome beginnen bei Plasmaspiegeln von 5–10 mg/100 ml [35].

Die wichtigsten pharmakokinetischen Daten der direkten Vasodilatatoren sind in Tabelle 8.2 aufgeführt.

Tab. 8.2: Pharmakokinetische Daten der direkten Vasodilatatoren (nach [3, 15, 18, 19, 34]).

	Diazoxid	(Di)Hydralazin	Minoxidil	Nitroprussidnatrium
Bioverfügbarkeit [%]	90–95	16–26	95	Nur parenterale Gabe
Verteilungsvolumen [l/kg]	0,2	1,5	2,7	Unbekannt
Clearance [ml/min/kg]	0,06	56	24	
Plasmaeiweißbindung [%]	95	90	0	Unbekannt
Elimination	33 % unverändert renal, 67 % nach hepatischer Metabolisierung renal	5 % unverändert renal, 95 % nach hepatischer Acetylierung renal	Renal	Nach Bildung von Thiocyanat renal
Dialysierbarkeit	Gering	– –	Möglich	Stoffwechselprodukt Thiocyanat
Wirkungsbeginn [min]	1	20–30	15	Wenige Sekunden
Wirkungsdauer [h]	3–15	4–8	12–24	Sekunden bis 2 Min.
Plasmahalbwertszeit [h]	ca. 48 (20–70)	1	3–4	Nitroprussid 30–40 Sek., Thiocyanat 1 Woche
Wirkort: Arteriolen	+	+	++	+
Venolen	– –	– –	– –	+

8.3 Wirkungsmechanismen

Die Kontraktilität einer glatten Muskelzelle ist calciumabhängig. Zytoplasmatische Calciumionen reagieren mit Calmodulin zu Ca^{2+}-Calmodulin. Dieses und eine Myosinleichtketten-Kinase ermöglichen die Interaktion von Myosin mit Actin und somit die Kontraktion. Direkte Vasodilatatoren beeinflussen diese Kaskade an unterschiedlichen Stellen. Dabei wirkt Nitroprussidnatrium über eine nichtenzymatische NO-Freisetzung und nachfolgende cGMP-Bildung. Die Aktivierung einer cGMP-abhängigen Proteinkinase hemmt die Kontraktion. Minoxidil und Diazoxid induzieren die Öffnung ATP-abhängiger Kaliumkanäle. Der Kaliumausstrom führt zur Hyperpolarisation und Blockade spannungsabhängiger Calciumkanäle [15, 33]. Der genaue Wirkungsmechanismus von (Di)Hydralazin ist unbekannt, wahrscheinlich aber auch cGMP-vermittelt. Bezüglich ihrer Wirkungsmechanismen sind die direkten Vasodilatatoren also heterogen, das Ergebnis, die Weitstellung von Arteriolen ist aber identisch.

Die unterschiedlichen hämodynamischen Folgen spielen bei differenzialtherapeutischen Überlegungen eine Rolle. (Di)Hydralazin, Diazoxid und noch ausgeprägter Minoxidil beeinflussen fast ausschließlich die Arteriolen, wodurch der arterielle Widerstand und somit die Nachlast sinken. Da gleichzeitig die Venolen unbeeinflusst bleiben, steigen die Vorlast und als Folge auch das Herzzeitvolumen an. Der reflektorische Anstieg der Herzfrequenz und die Flüssigkeitsretention fördern dies noch weiter, was eine Herzinsuffizienz auslösen oder verstärken kann [17]. Nitroprussidnatrium beeinflusst dagegen die arterielle und venöse Strombahn. Dadurch sinken Vor- und Nachlast und trotz Abnahme von Blutdruck und totalem peripherem Widerstand ändert sich das Herzzeitvolumen nicht signifikant [27]. Trotz der starken blutdrucksenkenden Wirkung der direkten Vasodilatatoren kommt es im Gegensatz zu anderen Medikamenten mit vasodilatierendem Effekt, wie z. B. den ACE-Hemmern, nicht zu einer Reduktion der hypertoniebedingten linksventrikulären Hypertrophie [9]. Ursache ist möglicherweise die reflektorische Stimulation der Sympathikusaktivität sowie des Renin-Angiotensin-Aldosteron-Systems (RAAS).

8.4 Wirkungen und Nebenwirkungen

Diazoxid

Diazoxid bewirkt eine direkte Relaxation der glatten Gefäßmuskulatur sämtlicher Arteriolen. Der Einfluss auf die venösen Kapazitätsgefäße ist dagegen nur gering, eine direkte Wirkung auf die Herzfunktion besteht nicht [18]. Die sympathische Gegenregulation mit reflektorischem Anstieg der Herzfrequenz, des Schlag- und des Herzzeitvolumens schwächt die blutdrucksenkende Wirkung jedoch erheblich ab. Zerebraler und koronarer Blutfluss bleiben dadurch erhalten. In allen Fällen überwiegt dennoch die Abnahme des totalen peripheren Widerstands. Diazoxid hat eine zusätzliche direkt am Tubulus angreifende antinatriuretische Wirkung und führt in stärkerem Ausmaß als andere Vasodilatatoren zu einer Natrium- und Wasserretention mit nachfolgender Ödembildung. Darüber hinaus besteht über eine Hemmung der Insulinsekretion und über die Stimulation der Katecholaminfreisetzung eine hyperglykämische Wirkung, besonders bei Patienten mit diabetischer Prädisposition. Neben einer Reihe unspezifischer Nebenwirkungen wie Schwindel, Kopfschmerzen, Übelkeit, Erbrechen, Palpitationen und Ödemen, kommt es in einigen Fällen auch zu schwerwiegenden Begleitreaktionen. Die ausgeprägte Natrium- und Wasserretention kann eine Herzinsuffizienz auslösen oder verstärken, insbesondere, wenn keine Vorbehandlung mit Schleifendiuretika erfolgt. Diese Kombination verstärkt aber wiederum die Hyperglykämie, eine Hyperurikämie und einen Anstieg der Fettsäuren. Die reflektorische Sympathikusaktivierung kann in Einzelfällen zur Auslösung eines Angina-pectoris-Anfalls bis hin zum akuten Myokardinfarkt führen. Die gleichzeitige Gabe eines β-Blockers soll dies verhindern, verstärkt aber die antihypertensive Wirkung mit der Gefahr schwerer Hypotonien.

(Di)Hydralazin

(Di)Hydralazin bewirkt eine direkte Relaxation der glatten Gefäßmuskulatur hauptsächlich im femoralen, renalen und koronaren Gefäßbett. Dadurch wird der totale periphere Gefäßwiderstand um 60 % und mehr gesenkt. Die bevorzugte Dilatation von Arteriolen verringert das Auftreten einer orthostatischen Hypotonie [19]. Drei Mechanismen steuern der induzierten Blutdrucksenkung entgegen:

1. Aktivierung von Barorezeptoren mit reflektorischer Zunahme von Herzfrequenz und Kontraktilität und somit Anstieg des Herzzeitvolumens
2. Anstieg der Plasma-Reninaktivität
3. Natrium- und Wasserretention.

Die beiden erstgenannten Mechanismen können durch die Gabe eines β-Blockers, der dritte durch die Gabe eines Diuretikums abgeschwächt werden [19]. Die Nebenwirkungsrate ist mit 20 % relativ hoch, eine Dosisreduktion bzw. die Kombination mit einem β-Blocker und einem Diuretikum verringern sie jedoch. Die Nebenwirkungen lassen sich in folgende vier Kategorien einteilen:

1. Aktivierung von Sympathikus und neuroendokrinem System: Palpitationen, Tachykardie, Flush, Schwitzen, Unruhe, Kopfschmerzen, Übelkeit, Ödeme
2. Akut toxische Erscheinungen, die innerhalb von 30 Tagen nach Therapiebeginn auftreten, wie Fieber, Hautveränderungen und eine periphere Neuropathie. Diese Nebenwirkungen treten insbesondere bei hohen Dosen und bei Langsam-Acetylierern auf.
3. Das „Hydralazin-Lupus-Syndrom", ein Lupus-erythematodes-ähnliches Syndrom: Nach langer Einnahme und bei hohen Dosen von über 200 mg, zum Teil aber auch darunter, werden Erytheme, Myalgien, Schwäche, Gewichtsverlust, Splenomegalie und Arthritis beobachtet. Prädisponiert sind wiederum die Langsam-Acetylierer und Patienten mit dem HLA-Phänotyp DR4 [1]. Meist findet man eine Erhöhung der antinukleären Antikörper (ANA) im Plasma. Diese Nebenwirkung zwingt zum Absetzen von (Di)Hydralazin, auch schon bei symptomloser ANA-Titer-Erhöhung. Die Symptome sind in der Regel reversibel, wenn auch teilweise erst nach langer Zeit [19].
4. Unspezifische Symptome, wie z. B. leichte gastrointestinale Beschwerden.

Minoxidil

Die Minoxidil-induzierte Schließung spannungsabhängiger Calciumkanäle an der glatten Gefäßmuskulatur führt zu einer Abnahme des peripheren Gefäßwiderstands mit nachfolgender Blutdrucksenkung. Der Hauptteil der Nebenwirkungen beruht auf der Aktivierung des Sympathikus und der Reninfreisetzung. Über den Barorezeptorenreflex wird das periphere sympathische Nervensystem aktiviert, wodurch das Herzzeitvolumen, die Reninfreisetzung aus der Niere und die Noradrenalinausschüttung aus den sympathischen Nervenendigungen ansteigen. Die vermehrte Reninfreisetzung führt über die Bildung von Angiotensin II und die Freisetzung von Aldosteron aus der Nebennierenrinde zu einer vermehrten Natriumreabsorption im proximalen Tubulus und zu einer bedeutsamen Natrium- und Wasserretention [12]. In nahezu allen Fällen treten eine Gewichtszunahme und Ödeme auf. Darüber hinaus wurde über das Auftreten von Perikardergüssen berichtet. Die Zunahme pektanginöser Beschwerden bei Patienten mit koronarer Herzerkrankung unter Minoxidil wird ebenfalls auf die erhöhte Sympathikusaktivität zurückgeführt und ist durch die obligate β-Blocker-Gabe zu beherrschen. Erregungsrückbildungsstörungen im Sinne von ST-Senkungen und T-Negativierungen werden bei etwa 60 % der Patienten beobachtet; diese Störungen sind in der Regel ohne klinisches Korrelat und nach Absetzen des Präparates rückläufig. Als charakteristische Nebenwirkung tritt bei ungefähr der Hälfte der Patienten eine Hypertrichose auf. Diese beginnt drei bis sechs Wochen nach Therapiebeginn und bildet sich nach Absetzen des Präparates zurück [28].

Nitroprussidnatrium

Über eine nichtenzymatische NO-Freisetzung und eine nachfolgende cGMP-Bildung kommt es zur Relaxation arterieller Widerstands- und venöser Kapazitätsgefäße. Arterieller Blutdruck sowie Vor- und Nachlast des Herzens nehmen ab. Dies erklärt die günstigen Effekte von Nitroprussidnatrium bei der Linksherzinsuffizienz. Der rasche Wirkungseintritt kann bei zu hoher Infusionsgeschwindigkeit und mangelnder Überwachung zu einem starken Blutdruckabfall bis hin zu Schockzuständen führen. Nach längerer Anwendung und insbesondere bei eingeschränkter Nierenfunktion besteht die Gefahr einer Thiocyanat-Intoxikation. Als frühes Zeichen kommt es wegen der Hemmung des aeroben Stoffwechsels in den Mitochondrien zu einer metabolischen Azidose. Später treten Symptome wie Schwindel, Muskelschwäche, Übelkeit, Hautausschlag und Tinnitus auf. In schweren Fällen kann es zu psychotischen Zuständen und zum Koma kommen [13].

8.5 Einsatz bei arterieller Hypertonie

Direkt wirksame Vasodilatatoren werden seit den frühen 50er-Jahren als Antihypertensiva eingesetzt. Der erste Vertreter mit klinischer Bedeutung war das (Di)Hydralazin. Eine weit verbreitete Anwendung der Vasodilatatoren begann erst, als gezeigt werden konnte, dass eine Kombinationstherapie mit Sympathikolytika und Diuretika die kardiovaskulären Nebenwirkungen wesentlich verringern kann [17].

Für die Behandlung hypertensiver Notfälle eignen sich Substanzen mit schnellem Wirkungseintritt und der Möglichkeit einer intravenösen Gabe, wie Diazoxid und Nitroprussidnatrium. Für die chronische Blutdruckkontrolle eignen sich eher die oral einsetzbaren Substanzen mit langsamem Wirkungsbeginn, wie (Di)Hydralazin und Minoxidil [2, 12].

Diazoxid

Diazoxid ist als Antihypertensivum nur noch von historischem Interesse. Die Hauptindikation stellten hypertensive Notfälle dar. Daneben kam es auch bei maligner Hypertonie und therapierefraktären Fällen zum Einsatz [10, 23].

(Di)Hydralazin

(Di)Hydralazin kommt nach den aktuellen Empfehlungen der Deutschen Hochdruckliga erst im Rahmen einer Dreifachkombination zum Einsatz [5]. Als Kombinationspartner sind zum einen ein Diuretikum, zum anderen ein β-Blocker oder ein zentrales Antisympathotonikum erforderlich (Tab. 8.3). Das Diuretikum kompensiert die Tendenz des Vasodilatators, Natrium und Wasser zu retinieren und somit das extrazelluläre Flüssigkeitsvolumen zu vergrößern. Der β-Blocker verhindert den Anstieg des totalen peripheren Widerstands sowie den reflektorischen Herzfrequenzanstieg und die gesteigerte Reninfreisetzung [19]. Alternativ zu den β-Blockern können auch Antisympathotonika wie Clonidin oder α-Methyldopa eingesetzt werden [19]. *Kontraindiziert* ist (Di)Hydralazin bei koronarer Herzkrankheit oder Myokardinfarkt, da eine myokardiale Ischämie ausgelöst werden kann. Eine Herzinsuffizienz kann durch die Natrium- und Wasserretention verschlimmert werden. Die Dosisempfehlung beträgt 2–3 x 12,5–50 mg, wobei eine Tageshöchstdosis von 200 mg nicht überschritten werden sollte. Zur Behandlung hypertensiver Notfälle steht auch eine parenterale Applikationsform zur Verfügung [5]. Insbesondere bei Patienten mit akuter Glomerulonephritis, Lupus–Nephritis, Präeklampsie und Eklampsie, bei denen der renale Blutfluss und die glomeruläre Filtrationsrate nicht verschlechtert werden sollten, ist (Di)Hydralazin günstig [19].

Tab. 8.3: Möglichkeiten einer antihypertensiven Dreifachkombination [5].

Diuretikum	+ Betablocker		+ **Vasodilatator**
Diuretikum	+ zentrales Antisympathotonikum		+ **Vasodilatator**
Diuretikum	+ ACE-Hemmer oder Angiotensin-II-Antagonist	+	Calciumantagonist

Minoxidil

Minoxidil ist der therapierefraktären Hypertonie vorbehalten, wenn maximale Dosen anderer Antihypertensiva, auch in Form einer Dreierkombination, keinen ausreichenden Erfolg gebracht haben [32]. Der mittlere Blutdruck nimmt unabhängig von der Höhe des Ausgangsblutdrucks, von der Ätiologie und vom Ausmaß einer Niereninsuffizienz um durchschnittlich 20–25 % ab [29]. Über die Blutdruckkontrolle hinaus kann Minoxidil einer Verschlechterung der Nierenfunktion bei chronischen Nierenerkrankungen entgegenwirken [29]. Auch bei Dialysepatienten mit schwer einstellbarer Hypertonie kann Minoxidil noch eine gute Blutdrucksenkung bewirken [14]. Trotz der guten Blutdruckreduktion wird eine bestehende myokardiale Hypertrophie nicht verringert, wahrscheinlich weil Minoxidil über die Aktivierung des Renin-Angiotensin-Systems hypertrophiebegünstigende Wirkungen hat [25]. Die Anfangsdosis beträgt 5 mg in einer oder zwei Tagesgaben und wird um 5–10 mg in Abständen von drei bis sieben Tagen gesteigert. Die Tageshöchstdosis beträgt 100 mg, wobei Dosen über 40 mg meist nicht erforderlich sind. Die ausgeprägte Aktivierung des Sympathikus und die Reninfreisetzung führen ohne Kombinationstherapie sowohl zu erheblichen Nebenwirkungen als auch zu einer Abschwächung der blutdrucksenkenden

Wirkung. Die Natrium- und Wasserretention bedarf der Gabe von Schleifendiuretika, z. T. in erheblicher Dosierung. Bei Entwicklung einer Hypokaliämie oder unzureichender Wirkung kann auch ein Aldosteronantagonist hinzu gegeben werden. Die starke, reflektorisch bedingte kardiale Stimulation wird mit β-Blockern oder Antisympathotonika beherrscht, eine exzessive Noradrenalinfreisetzung durch die Kombination mit Clonidin. Nicht zuletzt aus diesem Grunde ist Minoxidil beim Phäochromozytom kontraindiziert [12, 28].

Nitroprussidnatrium

Dieser seit Jahrzehnten bekannte Vasodilatator wird ausschließlich bei hypertensiven Notfällen eingesetzt. Das lichtempfindliche Nitroprussid wird in 5 %iger Glucoselösung dem liegenden Patienten über einen zentralen Venenkatheter appliziert, beginnend mit 0,5 µg/kgKG/min. Die erforderliche Dosis ist im Einzelfall recht unterschiedlich, so dass Nitroprussid unter ständiger Kreislaufkontrolle nach Wirkung titriert werden muss. Als hochpotenter Vasodilatator kommt Nitroprussidnatrium bei Patienten zum Einsatz, bei denen eine rasche Blutdrucksenkung erforderlich ist und die auf andere Medikamente nicht ausreichend ansprechen. So hat sich diese Substanz bei hypertensiven Notfällen bewährt, die durch eine hypertensive Enzephalopathie, Linksherzinsuffizienz oder durch ein dissezierendes Aortenaneurysma kompliziert sind [8].

8.6 Besondere Patientengruppen

Neben dem bereits erörterten Einsatz in der Stufentherapie der arteriellen Hypertonie finden Vasodilatatoren auch bei den nachfolgend dargestellten Krankheitsbildern Anwendung.

8.6.1 Präeklampsie

Die Präeklampsie stellt eine besondere Form der schwangerschaftsinduzierten Hypertonie dar. Zusammen mit einer Proteinurie und Ödemen tritt sie in der Regel nach der 20. Schwangerschaftswoche auf. Als Komplikationen können das HELLP-Syndrom (hemolysis, elevated liver enzymes, low platelets) und die Eklampsie (zerebrale Krampfanfälle) auftreten. Bei Präeklampsie kommt es zu einer generalisierten Vasokonstriktion. Die einzige kausale Therapie stellt die frühestmögliche Entbindung dar. Die antihypertensive Behandlung bis dahin besteht in der intravenösen Gabe von (Di)-Hydralazin in 5-mg-Bolus-Infusionen [21]. Auch die Gabe von Diazoxid in 30-mg-Mini-Boli hat sich als effektiv erwiesen [6]. Allerdings ist Diazoxid mit mehr Nebenwirkungen, wie beispielsweise therapiebedürftigen Blutdruckabfällen oder einer Wehenhemmung durch Relaxation der Uterusmuskulatur, behaftet. Zudem ist Diazoxid plazentagängig, beeinflusst den Kohlenhydratstoffwechsel des Fetus und kann eine Hyperbilirubinämie beim Neugeborenen auslösen [7, 18].

8.6.2 Alopezie

Bei der Alopezia androgenetica verändert sich der Haarzyklus von langen Wachstumsphasen (anagen) und kurzen Ruhephasen (telogen) zu kurzen Wachstums- und langen Ruhephasen, zusammen mit einer Degeneration des Haarfollikels. Die bei Minoxidil regelhaft auftretende und häufig zum Therapieabbruch führende Nebenwirkung einer Hypertrichose beruht wahrscheinlich auf einer Verlängerung der Anagenphase und der teilweisen Überführung von Haarfollikeln aus der Telogen- in die Anagenphase [24]. Stirn, Schläfen, Augenbrauen und Unterarme sind besonders betroffen. Topisch angewendet wird Minoxidil deshalb auch in der Therapie der Alopezia androgenetica eingesetzt. Der genaue Wirkort und -mechanismus ist noch unbekannt, aber auch hier scheint der aktive Metabolit Minoxidilsulfat als Kaliumkanalöffner eine entscheidende Rolle zu spielen. Das entsprechende Enzym Sulphyltransferase findet sich auch in humanen Keratinozyten, und zwar mit höherer Aktivität bei Männern, die gut auf topische Minoxidil-Lösung ansprechen, als bei solchen, die nicht ansprechen [4]. Leider bleibt die Wirkung häufig unvollständig. Darüber hinaus leidet die Akzeptanz dieser Therapieform häufig darunter, dass Haarwachstum als Ausdruck einer systemischen Wirkung der Substanz auch an nicht behandelten Stellen des Körpers auftritt.

8.6.3 Persistierende hyperinsulinämische Hypoglykämie bei Neugeborenen

Diese kongenitale Erkrankung ist gekennzeichnet durch Hypoglykämien infolge hoher Insulinspiegel. In der Mehrzahl handelt es sich um autosomal-rezessiv vererbte Mutationen eines K_{ATP}-Kanals, der an der Kontrolle der Insulinsekretion beteiligt ist. Die symptomatischen Hypoglykämien zeigen sich meist schon in den ersten Lebenstagen und sind nur schwer zu kontrollieren. Einen medikamentösen Therapieansatz stellt Diazoxid (Dosis 10–20 mg/kgKG/Tag) dar, indem es an einen Sulfonylharnstoffrezeptor bindet und dadurch die Insulinsekretion inhibiert. Später, im Laufe der Kindheit, kann das Medikament dann ausgeschlichen werden. In einer australischen Studie an 20 Patienten konnten 75 % erfolgreich mit Diazoxid behandelt werden [36]. Ohne diuretische Begleitmedikation muss auch hier mit schweren Nebenwirkungen gerechnet werden.

Ein neuer Ansatz ist die Gabe von Diazoxid bei Kindern mit Diabetes mellitus Typ I zur partiellen Inhibierung der Insulinrestsekretion, um die residuale Beta-Zellfunktion möglichst lange zu erhalten und die Periode einer Remission zu verlängern [26].

8.6.4 Insulinom

In Fällen, in denen der Insulin-produzierende Tumor nicht lokalisiert werden kann, bereits eine Metastasierung besteht oder das Operationsrisiko zu hoch erscheint, kann Diazoxid zur Behandlung von rezidivierenden Hypoglykämien mit gutem Erfolg eingesetzt werden [11].

8.7 Interaktionen

Interaktionen mit anderen Medikamenten machen die Therapie mit Vasodilatatoren erst möglich. Ohne die gleichzeitige Gabe von Diuretika und Antisympathotonika wären die Nebenwirkungen nicht tolerierbar und unter Umständen auch eine Wirkungsabschwächung der Vasodilatatoren zu erwarten. Dies wurde an anderer Stelle schon ausführlich diskutiert (s. Kap. 8.4). Auf der anderen Seite verstärkt sich bei gleichzeitiger Gabe anderer Substanzen mit antihypertensiven Eigenschaften die blutdrucksenkende Wirkung.

Beim Nitroprussidnatrium ist eine Kreuztoleranzentwicklung mit anderen Vasodilatatoren vom Nitrattyp möglich.

Diazoxid und (Di)Hydralazin steigern die Wirkung von Antikoagulanzien vom Cumarintyp durch Verdrängung aus der Plasmaeiweißbindung [18]. Weiterhin kommt es zur Verstärkung der sedierenden Wirkung von ZNS-dämpfenden Arzneimitteln. Thiaziddiuretika verstärken die hyperglykämische und hyperurikämische Wirkung von Diazoxid, während der Vasodilatator die antikonvulsive Wirkung von Phenytoin vermindert.

(Di)Hydralazin verzögert die Metabolisierung von Isoniazid (INH) und verstärkt dessen Wirkung. Bei gleichzeitiger Gabe von trizyklischen Antidepressiva ist die Wirkung von (Di)Hydralazin vermindert [3].

Literatur

[1] Batchelor, J.R., Welsh, K.I., Tinoco, R.M. et al.: Hydralazine-induced systemic lupus erthematosus: influence of HLA DR and sex on susceptibility. Lancet **I**, 1107 (1980)

[2] Bauer, J.H., Alpert, M.A.: Rapid reduction of severe hypertension with minoxidil. J. Cardiovasc. Pharmacol. (Suppl.) **2**, 189 (1980)

[3] Bircher, J., Sommer, W. (Hrsg.): Klinisch-pharmakologische Datensammlung, 2. Aufl., S. 241ff. Wissenschaftliche Verlagsgesellschaft mbH, Stuttgart 1999

[4] Buhl, A.E., Baker, C.A., Dietz, A.J. et al.: Minoxidil sulfotransferase activity influences the efficacy of Rogaine topical solution (TS): enzyme studies using scalp and platelets. J. Invest. Dermatol. **102**, 534 (1994)

[5] Deutsche Hochdruckliga (Hrsg.): Empfehlungen zur Hochdruckbehandlung, 18. Aufl., S. 13 (2003)

[6] Dudley, D.K.: Minibolus diazoxide in the management of severe hypertension in pregnancy. Am. J. Obstet. Gynecol. **151** (2), 196 (1985)

[7] Duley, L., Henderson-Smart, D.J.: Drugs for treatment of very high blood pressure during pregnancy. Cochrane Database Syst. Rev. **(4)**, CD001449 (2002)

[8] Elliott, W.J.: Hypertensive emergencies. Crit. Care Clin. **17** (2), 435 (2001)

[9] Fagard, R.H.: Reversibility of left ventricular hypertrophy by antihypertensive drugs. Neth. J. Med. **47** (4), 173 (1995)

[10] Fivush, B., Neu, A., Furth, S.: Acute hypertensive crises in children: emergencies and urgencies. Curr. Opin. Pediatr. **9** (3), 233 (1997)

[11] Gill, G.V., Rauf, O., MacFarlane, I.A.: Diazoxide treatment for insulinoma: a national UK survey. Postgrad. Med. J. **73** (864), 640 (1997)

[12] Grim, C.E., Luft, F.C., Grim, C.M. et al.: Rapid blood pressure control with minoxidil: acute and chronic effects on blood pressure, sodium excretion and the renin-aldosterone system. Arch. Intern. Med. **139**, 529 (1979)

[13] Höbel, M., Kreye, V.A.W., Raithelhuber, A.: Natrium-Nitroprussid: Toxizität, Stoffwechsel und Organverteilung. Herz **1**, 130 (1976)

[14] Horl, M.P., Horl, W.H.: Drug therapy for hypertension in hemodialysis patients. Semin. Dial. **17** (4), 288 (2004)

[15] Kirsten, R., Nelson, K., Kirsten, D. et al.: Clinical pharmacokinetics of vasodilators, Part I. Clin. Pharmacokinet. **34** (6), 457 (1998)

[16] Knabe, J., Höltje, H.D. (Hrsg.): Lehrbuch der pharmazeutischen Chemie, 14. Aufl., S. 567. Wissenschaftliche Verlagsgesellschaft mbH, Stuttgart 1999

[17] Koch-Weser, J.: The vasodilator antihypertensives. Drug Ther. Bull. **5/5**, 67 (1975)

[18] Koch-Weser J.: Drug therapy: Diazoxide. New Engl. J. Med. **294**, 1271 (1976)

[19] Koch-Weser, J.; Drug Therapy: Hydralazine. New Engl. J. Med. **295**, 320 (1976)

[20] Kolloch, R., Werlemann, B.C.: Direkte Vasodilatatoren. In: Arterielle Hypertonie, 4. Aufl., S. 628. Rosenthal, J., Kolloch, R. (Hrsg.). Springer Verlag, Heidelberg 2004

[21] Lew, M., Klonis, E. Emergency management of eclampsia and severe pre-eclampsia. Emerg. Med. (Freemantle) **15** (4), 361 (2003)

[22] Lowenthal, D.T., Affrime, M.B.: Pharmacology and pharmacokinetics of minoxidil. J. Cardiovasc. Pharmacol. (Suppl.) **2**, 93 (1980)

[23] McNair, A., Krogsgaard, A.R., Hilden, T. et al.: Severe hypertension with cerebral symptoms treated with furosemide, fractionated diazoxide or dihydralazine. Danish Multicenter Study. Acta Med. Scand. **220** (1), 15 (1986)

[24] Messenger, A.G., Rundegren, J.: Minoxidil: mechanisms of action on hair growth. Br. J. Dermatol. **150**, 186 (2004)

[25] Moravec, C.S., Ruhe, T., Cifani, J.R. et al.: Structural and functional consequences of minoxidil-induced cardiac hypertrophy. J. Pharmacol. Exp. Ther. **269** (1), 290 (1994)

[26] Ortqvist, E., Bjork, E., Wallensteen, M. et al.: Temporary preservation of beta-cell-function by diazoxid treatment in childhood type 1 diabetes. Diabetes Care **27** (9), 2191 (2004)

[27] Palmer, R.F., Lasseter, K.C.: Sodium nitroprusside. New Engl. J. Med. **292**, 294 (1975)

[28] Pettinger, W.A.: Minoxidil in the treatment of severe hypertension. New Engl. J. Med. **303**, 922 (1980)

[29] Pontremoli, R., Robaudo, C., Gaiter, A. et al.: Long-term minoxidil treatment in refractory hypertension and renal failure. Clin. Nephrol. **35** (1), 39 (1991)

[30] Pruitt, A.W., Faraj, B.A., Dayton, P.G.: Metabolism of diazoxide in man and experimental animals. J. Pharmacol. Exp. Ther. **188**, 248 (1974)

[31] Sellers, E.M., Koch-Weser, J.: Protein binding and vascular activity of diazoxide. New Engl. J. Med. **281**, 1141 (1969)

[32] Sica, D.A., Gehr, T.W.: Direct vasodilators and their role in hypertension management: minoxidil. J. Clin. Hypertens. (Greenwich) **3** (2), 110 (2001)

[33] Standen, N.B., Quayle, J.M., Davies, N.W. et al.: Hyperpolarizing vasodilators activate ATP-sensitive K$^+$-channels in arterial smooth muscle. Science **245**, 177 (1989)

[34] Talseth, T.: Studies on hydralazine. I. Serum concentrations of hydralazine in man after a single dose and at steady-state. Eur. J. Clin. Pharmacol. **10**, 183 (1976)

[35] Tinker, J.H., Michenfelder, J.D.: Sodium nitroprusside: Pharmacology, toxicology and therapeutics. Anaesthesiology **45**, 340 (1976)

[36] Tyrrell, V.J., Ambler, G.R., Yeow, W.H. et al.: Ten years' experience of persistent hyperinsulinaemic hypoglycaemia of infancy. J. Paediatr. Child Health **37** (5), 483 (2001)

9 Neue Antihypertensiva

Jörg Peters

Mit zunehmender Kenntnis über molekulare Mechanismen der Blutdruckregulation wächst die Anzahl potenzieller Targets für eine antihypertensive Therapie. In jüngster Zeit wurden die drei folgenden Substanzgruppen hinsichtlich der möglichen Indikation „Hypertonie" untersucht:

- Endothelin-(ET-)Rezeptorantagonisten
- Vasopeptidase-Inhibitoren
- Renin-Inhibitoren

9.1 Endothelin-Rezeptorantagonisten

Substanzen

Nichtselektive ET_A/ET_B-Rezeptorantagonisten:
- Bosentan
- Tezosentan.

Selektive ET_A-Rezeptorantagonisten:
- Sitaxsentan
- Atrasentan
- Darusentan
- Ambrisentan

Angestrebte Indikationen

Zu den angestrebten Indikationen für den Einsatz von Endothelin-Rezeptorantagonisten zählen:
- Arterielle Hypertonie
- Herzinsuffizienz
- Pulmonale Hypertonie
- Zerebrale Blutungen
- Kollagenosen
- Prostata- und Ovarialkarzinom (ET_A-Rezeptorantagonisten)

Wirkungsmechanismus

Endotheline werden vornehmlich von Endothelzellen sezerniert und vermitteln ihre Wirkungen über die zellmembranständigen Endothelinrezeptoren ET_A und ET_B.

ET$_A$-Rezeptoren werden in glatten Gefäßmuskelzellen, Herzmuskelzellen und Fibroblasten exprimiert. Die Aktivierung von ET$_A$-Rezeptoren führt zu Vasokonstriktion und Kontraktilitätssteigerung des Herzens. Entsprechend wirkt eine Hemmung durch ET$_A$-Rezeptorantagonisten vasodilatierend und blutdrucksenkend. ET$_B$-Rezeptoren befinden sich überwiegend an Endothelzellen, glatten Gefäß- und Bronchialmuskelzellen sowie Makrophagen.

Der *ET$_B$-Rezeptor* gilt als Clearance-Rezeptor für Endothelin. Seine Aktivierung an Endothelzellen führt darüber hinaus zu einer Freisetzung von Stickstoffmonoxid (NO) und Prostacyclin und damit passager zur Vasodilatation. Dem steht eine vasokonstriktorische Wirkung durch Aktivierung des ET$_B$-Rezeptors an glatten Gefäßmuskelzellen gegenüber. Außerdem scheint die Aktivierung des ET$_B$-Rezeptors die Entwicklung einer Herzfibrose zu fördern, so dass eine Hemmung möglicherweise kardioprotektiv ist. In der Summe kommt es durch Endothelin-Rezeptorantagonisten zu einer Hemmung der Vasokonstriktion und damit zur Blutdrucksenkung.

Bosentan

Bosentan ist ein nichtselektiver Endothelin-Rezeptorantagonist. In klinischen Studien mit normotensiven und hypertensiven Probanden konnte zwar eine Blutdrucksenkung nachgewiesen werden [7], aufgrund erheblicher unerwünschter Wirkungen (Kopfschmerzen, Ödeme, Hypotonie, Synkopen, Flush, Anämie, Transaminasenanstieg) entfällt jedoch die arterielle Hypertonie als Indikation.

Bei der pulmonalen Hypertonie gehört Bosentan jedoch zu den Mitteln der Wahl, da hier die Kosten-Nutzen-Analyse einen Einsatz trotz der unerwünschten Wirkungen gerechtfertigt erscheinen lässt [5]. Bosentan vermindert die pulmonale arterielle Vasokonstriktion und die Entwicklung einer Fibrosierung der Pulmonalgefäße deutlich. Für die Indikation der pulmonalen Hypertonie ist Bosentan mit Orphan-Drug-Status in den USA zugelassen.

Aufgrund der ausgeprägten unerwünschten Wirkungen wird die Indikation arterielle Hypertonie derzeit auch für andere Endothelin-Rezeptorantagonisten nicht mehr angestrebt. Sie werden jedoch weiterhin getestet für die Indikationen pulmonale Hypertonie, akute oder chronische Herzinsuffizienz, zerebrale Ischämie und das Prostatakarzinom.

9.2 Vasopeptidase-Inhibitoren

Substanzen

Zur Gruppe der Vasopeptidase-Inhibitoren gehören die folgenden Substanzen:
- Omapatrilat
- Sampatrilat
- Gemopatrilat
- Fasidotrilat

Angestrebte Indikationen

Angestrebte Indikationen für den therapeutischen Einsatz von Vasopeptidase-Inhibitoren sind:

- Arterielle Hypertonie
- Herzinsuffizienz

Wirkungsmechanismus

Vasopeptidase-Inhibitoren hemmen spezifisch die Aktivität zweier Metalloproteasen, nämlich des Angiotensin-I-Konversionsenzyms (ACE) (identisch mit Kininase II) und der neutralen Endopeptidase (NEP) (Abb. 9.1). Andere Metalloproteasen werden nicht gehemmt. ACE und NEP sind entscheidend am Metabolismus diverser vasoaktiver Peptide beteiligt und regulieren auf diese Weise den lokalen Blutfluss, den totalen peripheren Widerstand und damit auch den Blutdruck.

Die Hemmung der ACE-Aktivität bewirkt zum einen eine verminderte Bildung von Angiotensin II, zum anderen kommt es durch Hemmung der Kininaseaktivität des ACE zu einer verminderten Degradation von Kininen (z. B. von Bradykinin). Kinine wirken vasodilatatorisch, natriuretisch und stimulieren die NO- und Prostaglandinsynthese. Dadurch kann die Mikrozirkulation verbessert und gleichzeitig der periphere Widerstand gesenkt werden (s. auch Teil III/Kap. 3 u. 5).

Die Hemmung der NEP führt darüber hinaus zu einer verminderten Degradation weiterer kardiovaskulär wirksamer Peptide. Hierzu zählen das so genannte atriale natriuretische Peptid (ANP), das B-Typ-natriuretische Peptid (BNP), das C-Typ-natriuretische Peptid (CNP) sowie das Adrenomedullin, das Urodilatin und – wie oben erläutert – die Kinine. Diese Peptide bewirken Vasodilatation, Natriurese und Diurese, hemmen die Aldosteronproduktion und vermindern die Sympathikusaktivität. Einige der Peptide hemmen außerdem die Zellproliferation und schützen damit vor schädigenden hypertonieassoziierten Wachstums- und Umbauvorgängen. ANP hemmt auch die Produktion des vasokonstriktorischen und proliferationsfördernden Peptides Endothelin.

Die duale Hemmung von ACE und NEP hat somit multiple Wirkungen auf verschiedene blutdruckrelevante Peptid-Hormon-Systeme, die sich hinsichtlich der antihypertensiven und organprotektiven Wirkungen ergänzen können. Entsprechend wird erwartet, dass Vasopeptidase-Inhibitoren stärker antihypertensiv wirksam sind (d. h. eine stärkere maximale Blutdrucksenkung bewirken können) als ACE-Inhibitoren oder AT_1-Rezeptorantagonisten. Allerdings führt die gleichzeitige Hemmung von ACE und NEP im Vergleich zur ACE-Hemmung alleine zu einem deutlich stärkeren Anstieg der Kininspiegel. Damit kann nicht nur eine bessere Wirksamkeit, sondern auch eine im Vergleich zu ACE-Inhibitoren höhere Rate unerwünschter Wirkungen einhergehen. Zu bedenken ist weiterhin, dass NEP noch andere Substanzen außerhalb des kardiovaskulären Systems inaktiviert, wie beispielsweise Substanz P, Neurotensin oder Enkephalin. Welche Auswirkungen eine Hemmung der Inaktivierung dieser Substanzen hat, ist derzeit unklar.

A Wirkungen von NEP und ACE

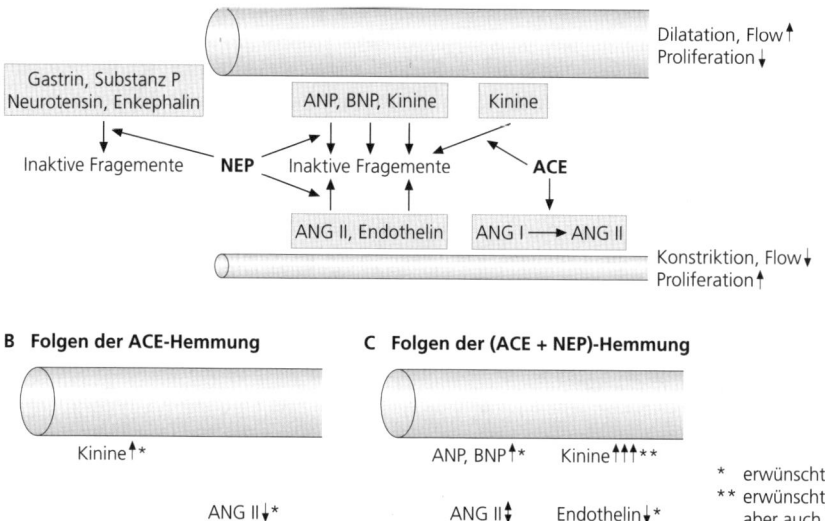

B Folgen der ACE-Hemmung

C Folgen der (ACE + NEP)-Hemmung

* erwünscht
** erwünscht, aber auch gefährlich

Abb. 9.1: Die Neutrale Endopeptidase (NEP) und das Angiotensin-I-Konversionsenzym (ACE) sind Peptidasen mit unterschiedlicher Substratspezifität. NEP spaltet einerseits die vasodilatatorisch und antiproliferativ wirkenden Peptide ANP (atriales natriuretisches Peptid), BNP (brain natriuretisches Peptid) sowie Bradykinin und Kallidin (Kinine) in inaktive Fragmente. Andererseits werden auch die vasokonstriktorischen und proliferationsfördernden Peptide Angiotensin II (ANG II) und Endothelin inaktiviert (A). Ob es durch die Aktivität von NEP bzw. dessen Hemmung (B) insgesamt zur Dilatation oder Konstriktion kommt, wird von den aktuellen Konzentrationen der Peptide abhängen. Darüber hinaus werden auch nicht primär vasoaktive Peptide wie Gastrin, Substanz P, Neurotensin und Enkephalin inaktiviert.
ACE inaktiviert die vasodilatatorischen Kinine und führt durch Spaltung von Angiotensin I (ANG I) zur Bildung des vasokonstriktorischen ANG II. In der Summe kommt es also durch die Aktivität von ACE zur Vasokonstriktion, durch dessen Hemmung zur Dilatation (C). Unter ACE-Inhibition ist die NEP praktisch das einzige wichtige Enzym zum Abbau von Kininen, sodass unter dualer Hemmung von ACE und NEP besonders die Kininkonzentrationen ansteigen. Dies ist zwar einerseits erwünscht, da der lokale Blutfluss verbessert wird, andererseits aber auch mit einem erhöhten Risiko für unerwünschte Wirkungen, wie der Entwicklung eines angioneurotischen Ödems, behaftet.

Omapatrilat

Omapatrilat ist der bisher am weitesten entwickelte Vertreter aus der Gruppe der Vasopeptidase-Inhibitoren. Die Substanz wurde an mehr als 40 000 Patienten getestet. Omapatrilat senkt den Blutdruck sowie die Vor- und Nachlast des Herzens. Die protektiven Wirkungen von Omapatrilat für die Hämodynamik und die Endorganschäden scheinen tatsächlich stärker ausgeprägt zu sein als bei den herkömmlichen Substanzen ohne duale Wirkung (z. B. ACE-Inhibitoren) [9]. Während ACE-Inhibitoren bei hohen Reninspiegeln besser wirken als bei niedrigen ist die Wirksamkeit von Omapatrilat offensichtlich unabhängig von den Plasma-Reninspiegeln. Omapatrilat senkt den Blutdruck signifikant über einen Zeitraum von 24 Stunden ohne einen Einfluss auf die Herzfrequenz zu haben. Die einmal tägliche orale Gabe von 80 mg Omapatrilat senkt den Blutdruck bei 71 % der Patienten mit Hypertonie im Stadium 1 (90–99 mmHg diastolisch) und bei 40 % der Patienten mit Hypertonie im Stadium 2 (100–110 mmHg) [10]. In vergleichenden Studien zur Therapie der Hypertonie war der blutdrucksenkende Effekt von Omapatrilat größer als der des ACE-Inhibitors Lisinopril oder des Calciumkanalblockers Amlodipin [9]. In einer vergleichenden Studie zur Therapie der Herzinsuffizienz mit Patienten im Stadium III/IV der New York Heart Association (NYHA) war Omapatrilat effektiver als der ACE-Inhibitor Lisinopril [4]. Die OVERTURE-Studie [3, 6] an 5770 Patienten, in der Omapatrilat mit Enalapril hinsichtlich der Mortalität bei Herzinsuffizienz verglichen wurde, konnte allerdings keine Überlegenheit von Omapatrilat zeigen.

Unerwünschte Wirkungen

Zunächst galt Omapatrilat als relativ sicheres Medikament. Nur selten kommt es zu einem Erst-Dosis-Phänomen mit Hypotonie, Flush und Gesichtsrötung sowie zu Reizhusten, der vermutlich, wie auch bei den ACE-Inhibitoren, Bradykinin-vermittelt ist. Gelegentlich kommt es zu Übelkeit.

Aufgrund der erhöhten Bradykininspiegel war jedoch zu erwarten, dass Omapatrilat, wie auch die ACE-Inhibitoren, ein angioneurotisches Ödem (Quinke-Ödem) provozieren kann. Dies ist ein zwar seltenes, dafür aber schwerwiegendes, weil lebensbedrohliches Ereignis. Durch Omapatrilat kam es signifikant häufiger zu Angioödemen als durch Enalapril (2,17 vs. 0,55 %), was durch den stärkeren Hemmeffekt auf die Kinindegradierung sowie auf die verminderte Inaktivierung des proinflammatorischen Peptides Substanz P erklärbar ist. Aufgrund dieser Ergebnisse wurde die Zulassung des Präparats durch die FDA bislang nicht erteilt. Auch in Europa liegt bislang keine Zulassung vor. Weitere Studien werden derzeit gefordert.

Kinetik

Die maximale Plasmakonzentration von Omapatrilat wird 0,5–2 h nach oraler Applikation erreicht [1]. Die Wirkung beginnt schnell und ist lang anhaltend. 24 h nach oraler Applikation von 80 mg Omapatrilat wurde immer noch eine Blutdrucksenkung um systolisch 19,5 mmHg und diastolisch um 14,2 mmHg beobachtet. Der Maximaleffekt innerhalb dieses Zeitraums betrug 25,8 mmHg systolisch und 16,9 mmHg diastolisch [9]. Omapatrilat hat eine Halbwertszeit von ca. 14–19 h. Eine Akkumulation gibt es nicht. Die Elimination erfolgt sowohl hepatisch als auch extrahepatisch [1].

Dosierungen

Der Dosierungsbereich für die orale Gabe von Omapatrilat liegt zwischen 10 und 80 mg pro Tag. Ein Beginn mit der niedrigsten Dosierung (10 mg) ist zweckmäßig, um so genannte „Erst-Dosis-Phänomene" wie Schwindel, Flush und Gesichtsrötung zu vermeiden. Auch ist dann das Risiko, ein angioneurotisches Ödem zu entwickeln, anscheinend seltener [9]. Klinisch bedeutsame Wechselwirkungen sind bisher nicht bekannt.

Andere Vasopeptidase-Inhibitoren

Neben Omapatrilat, das sich mit der OCTAVE-Studie (Omapatrilat Cardiovascular Treatment vs. Enalapril) [2] im Entwicklungsstadium Phase III befindet, werden derzeit folgende Vasopeptidase-Inhibitoren getestet:

- Fasidotrilat
- Sampatrilat (Phase-I-Studien)
- Gemopatrilat
- S21402 (präklinische Studien)

Aktuelle Beurteilung von Omapatrilat und anderen Vasopeptidase-Inhibitoren

Bei Omapatrilat handelt es sich um eine Substanz mit einem neuen Wirkprinzip. Aufgrund der molekularen Wirkungen und unterstützt durch klinische Studien besteht die Hoffnung, dass Omapatrilat und auch andere Vasopeptidase-Inhibitoren eine stärkere maximale antihypertensive Wirkung aufweisen als ACE-Inhibitoren. Aufgrund der gegenüber Enalapril erhöhten Rate an Zwischenfällen mit Angioödemen wurde Omapatrilat bisher nicht zur Therapie zugelassen. Hier sind weitere Studien sowie sorgfältige Kosten-Nutzen-Analysen nötig. Es ist gut möglich, dass andere Vasopeptidase-Inhibitoren, welche derzeit entwickelt werden, ein besseres Verhältnis von erwünschter zu unerwünschter Wirkung aufweisen. Grundlage hierfür wären beispielsweise die unterschiedlichen Relationen zwischen ACE- und NEP-Hemmung. Da die Prävalenz von induzierten Angioödemen populationsspezifisch unterschiedlich ist, sind auch Beschränkungen der Indikation auf einzelne Subpopulationen denkbar. Darüber hinaus scheint eine einschleichende Dosierung das Auftreten von Angioödemen vermindern zu können.

SLV 306: Dualer Inhibitor von NEP und Endothelin-Converting-Enzyme

Die Substanz SLV 306 verknüpft die Hemmung der NEP mit einer Hemmung der Bildung von Endothelin. Die Substanz befindet sich derzeit in klinischen Studien der Phase II für die Indikationen arterielle Hypertonie und Herzinsuffizienz.

9.3 Renin-Inhibitoren

Substanzen

Zur Substanzgruppe der Renin-Inhibitoren gehören:

- Remikiren
- Aliskiren
- Zankiren

Angestrebte Indikationen

Für den therapeutischen Einsatz von Renin-Inhibitoren werden folgende Indikationen angestrebt:

- Arterielle Hypertonie
- Herzinsuffizienz

Wirkungsmechanismus

Ziel bei der Entwicklung von Renin-Inhibitoren ist es, ausschließlich das Renin-Angiotensin-System zu hemmen, dies dafür aber möglichst komplett. Renin-Inhibitoren greifen ganz am Beginn der Enzym-Peptid-Kaskade des Systems an: Sie verhindern die Abspaltung von Angiotensin I aus Angiotensinogen. Mangels Angiotensin I als Substrat kann somit auch kein Angiotensin II mehr entstehen. Renin-Inhibitoren grenzen sich hinsichtlich des Wirkungsmechanismus signifikant von ACE-Inhibitoren (s. Teil III/Kap. 3) und AT_1-Rezeptorantagonisten (s. Teil III/Kap. 5) ab. Im Gegensatz zu ACE-Inhibitoren haben Renin-Inhibitoren keinen Einfluss auf die Kininspiegel, da die Kininaseaktivität des ACEs erhalten bleibt. Erhöhte Kininspiegel sind zwar offensichtlich für einen Teil der protektiven Wirkungen von ACE-Inhibitoren wichtig, verursachen jedoch auch einige häufige bzw. schwerwiegende unerwünschte Wirkungen dieser Substanzgruppe (Reizhusten, Angioödem). Hinzu kommt, dass ACE-Inhibitoren ihre Angiotensin-II-senkende Wirkung langfristig sogar verlieren, da Angiotensin II dann auch durch alternative Stoffwechselwege (Chymase, Kathepsine etc.) entstehen kann. Im Gegensatz zu AT_1-Rezeptorantagonisten blockieren Renin-Inhibitoren das gesamte Renin-Angiotensin-System. AT_1-Rezeptorantagonisten blockieren nur den AT_1-Rezeptor, führen aber gleichzeitig zu einer verstärkten Aktivierung der anderen Rezeptoren des Systems (z. B. AT_2-Rezeptoren), da die Renin- und Angiotensinkonzentrationen unter AT_1-Rezeptorblockade reaktiv erhöht sind.

Nach Renin-Inhibitoren zur Behandlung der arteriellen Hypertonie wird schon seit vielen Jahrzehnten gefahndet. Erst in letzter Zeit konnten oral verfügbare Substanzen entwickelt werden. Hierzu zählen Remikiren, Zankiren und Aliskiren. Für Zankiren und Aliskiren wurden dosisabhängige Suppressionen der Plasma-Reninaktivität sowie der Plasma-Angiotensin-II- und Aldosteronkonzentration bei normotensiven Probanden nachgewiesen. Für Remikiren ist die antihypertensive Wirkung nachgewiesen, sie ist allerdings geringer als die von Enalapril. Insgesamt sind die Ergebnisse bislang ermutigend. Für eine Kosten-Nutzen-Analyse ist es aber noch zu früh, da sich die Substanzen erst in den Phasen I und II der klinischen Prüfungen befinden.

Literatur

[1] Kostis, J.B., Klapholz, M., Delany, C. et al.: Pharmacodynamics and pharmacokinetics of omapatrilat in heart failure. J. Clin. Pharmacol. **41**, 1280–90 (2001)
[2] Kostis, J.B., Packer, M., Black, H.R., Schmieder, R., Henry, D., Levy, E.: Omapatrilat and enalapril in patients with hypertension: the Omapatrilat Cardiovascular Treatment vs. Enalapril (OCTAVE) trial. Am. J Hypertens. **17**, 103–111 (2004)

[3] Packer, M., Califf, R.M., Konstam, M.A., Krum, H., McMurray, J.J., Rouleau, J.L., Swedberg, K.: Comparison of omapatrilat and enalapril in patients with chronic heart failure: the Omapatrilat Versus Enalapril Randomized Trial of Utility in Reducing Events (OVERTURE). Circulation **106**, 920–926 (2002)

[4] Rouleau, J.L., Pfeffer, M.A., Stewart, D.J. et al.: Comparison of vasopeptidase inhibitor, omapatrilat, and lisinopril on exercise tolerance and morbidity in patients with heart failure: IMPRESS randomised trial. Lancet **356**, 615–620 (2000)

[5] Rubin, L.J.: Bosentan therapy for pulmonary arterial hypertension. New Engl. J. Med. **346**, 896–903 (2002)

[6] Solomon, S.D., Skali, H., Bourgoun, M., Fang, J., Ghali, J.K., Martelet, M., Wojciechowski, D., Ansmite, B., Skards, J., Laks, T., Henry, D., Packer, M., Pfeffer, M.A.: Effect of angiotensin-converting enzyme or vasopeptidase inhibition on ventricular size and function in patients with heart failure: the Omapatrilat Versus Enalapril Randomized Trial of Utility in Reducing Events (OVERTURE) echocardiographic study. Am. Heart J. **150**, 257–262 (2005)

[7] Sutsch, G., Bertel, O., Kiowski, W.: Acute and short-term effects of the noneptide endothelin-1 receptor antagonist bosentan in humans. Cardiovasc. Drugs Ther. **10**, 717–725 (1997)

[8] Weber, M.A., Chang, P.I., Reeves, R.A. et al.: (1999) Antihypertensive dose response of omapatrilat, a vasopeptidase inhibitor, in mild to moderate hypertension . Am. J. Hypertens. **12** (Pt 2), 122A (1999)

[9] Weber, M.A.: Vasopeptidase inhibitors. Lancet **358**, 1525–1532 (2001)

[10] Zusman, R., Atlas, S., Kochar, M. et al.: Efficacy and safety of omapatrilat, a vasopeptidase inhibitor. Am. J. Hypertens. **12** (Pt 2), 125A (1999)

Abkürzungsverzeichnis

ABPM	Ambulatorische Blutdruckmessung
ACE	Angiotensin-Konversionsenzym (angiotensin-converting enzyme)
ACTH	Adrenokortikotropes Hormon
ADP	Adenosindiphosphat
AMP	Adenosinmonophosphat
ANA	Antinukleäre Antikörper
ANP	Atriales natriuretisches Peptid
βARK	β-adrenerge Rezeptorkinase
ATC-Klassifikation	Anatomisch-therapeutisch-chemische Klassifikation
ATP	Adenosintriphosphat
ATPase	Adenosintriphosphatase
AUC	Area under the curve
AV-	Atrioventrikular-
BNP	B-Typ-natriuretisches Peptid
BPH	Benigne Prostatahyperplasie
cAMP	Zyklisches Adenosinmonophosphat
cGMP	Zyklisches Guanosinmonophosphat
CNP	C-Typ-natriuretisches Peptid
COPD	Chronisch obstruktive Lungenerkrankung
CT	Computertomographie
DAG	Diacylglycerol
DBD	Diastolischer Blutdruck
DSA	Digitale Subtraktionsangiographie
EKG	Elektrokardiogramm
ESH	European Society of Hypertension
GFR	Glomeruläre Filtrationsrate
Hb	Hämoglobin
HbA	Adultes Hämoglobin
HbCO	Carboxyhämoglobin
HDL	High density lipoproteins
11β-HSD	11β-Hydroxysteroid-Dehydrogenase
HWZ	Halbwertszeit
INH	Isoniazid
IP$_3$	Inositol-1,4,5-trisphosphat
ISA	Intrinsische sympathomimetische Aktivität
ISH	International Society of Hypertension

kDa	Kilo-Dalton
KHK	Koronare Herzkrankheit
LDL	Low density lipoproteins
LH	Luteinisierendes Hormon
LVEF	Linksventrikuläre Auswurffraktion
LVH	Linksventrikuläre Hypertrophie
MLC	Leichte Ketten des Myosins (myosin light chain)
MLCK	Myosinleichtketten-Kinase
MLCP	Myosinleichtketten-Phosphatase
mmHg	Millimeter Quecksilbersäule
NCC	NaCl-Cotransport
NEP	Neutrale Endopeptidase
NKCC2	Na^+-K^+-$2Cl^-$-Cotransporter
NMR	Kernspintomographie
NO	Stickstoffmonoxid
NSAR	Nichtsteroidale Antirheumatika
NYHA	New York Heart Association
pAVK	Periphere arterielle Verschlusskrankheit
PIP_2	Phosphatidylinositolbisphosphat
PK	Proteinkinase
PKA	Proteinkinase A
PKC	Proteinkinase C
PL	Phospholipase
PLC	Phospholipase C
PRIND	prolonged reversibel ischaemic neurological deficit (Stadium IIb der zerebralen Durchblutungsstörung)
PTCA	Perkutane transluminale Koronarangioplastie
RAAS	Renin-Angiotensin-Aldosteron-System
RAS	Renin-Angiotensin-System
RR	Riva-Rocci-Blutdruck
SA	sinuatrial
SBD	Systolischer Blutdruck
TGF	Tubuloglomeruläres Feedback
TIA	Transitorische ischämische Attacke
V.	Vena
VMAT	Vesikuläre Monoamintransporter
Vv.	Venae
WHO	Weltgesundheitsorganisation (World Health Organisation)
WPW-Syndrom	Wolff-Parkinson-White-Syndrom
ZOK	Zero Order Kinetic (Kinetik nullter Ordnung)

Autorenverzeichnis

Prof. Dr. Michael Böhm
Klinik für Innere Medizin III, Kardiologie, Angiologie, Internistische Intensivmedizin
Universitätsklinikum des Saarlandes
Kirrberger Straße
66421 Homburg

Dr. Juliane Bolbrinker
Institut für Klinische Pharmakologie und Toxikologie
Charité-Universitätsmedizin Berlin
Campus Benjamin Franklin
Hindenburgdamm 30
12203 Berlin

Dr. Ronald Clasen
Institut für Pharmakologie und Toxikologie
Charité-Universitätsmedizin Berlin
Campus Charité-Mitte
Hessische Str. 3–4
10115 Berlin

Prof. Dr. Andreas Dendorfer
Institut für experimentelle Pharmakologie
Universitätsklinikum Schleswig-Holstein
Campus Lübeck, Haus 50
Ratzeburger Allee 160
23536 Lübeck

Prof. Dr. Peter Dominiak
Institut für experimentelle Pharmakologie
Universitätsklinikum Schleswig-Holstein
Campus Lübeck, Haus 50
Ratzeburger Allee 160
23536 Lübeck

Priv.-Doz. Dr. Olaf Grisk
Institut für Physiologie
Universität Greifswald
Greifswalder Str. 11c
17495 Karlsburg

Prof. Dr. Lutz Hein
Pharmakologie/Toxikologie Abt. II
Universität Freiburg
Albertstr. 25
79104 Freiburg

Prof. Dr. Karl F. Hilgers
Medizinische Klinik IV
Klinikum der Universität Erlangen-Nürnberg
Krankenhausstr. 12
91054 Erlangen

Dr. Michael Kindermann
Klinik für Innere Medizin III, Kardiologie, Angiologie, Internistische Intensivmedizin
Universitätsklinikum des Saarlandes
Kirrberger Straße
66421 Homburg

Prof. Dr. Rainer E. Kolloch
Evangelisches Krankenhaus Bielefeld
Akademisches Lehrkrankenhaus der Universität Münster
Burgsteig 13
33617 Bielefeld

Prof. Dr. Reinhold Kreuz
Institut für Klinische Pharmakologie und Toxikologie
Charité-Universitätsmedizin Berlin
Campus Benjamin Franklin
Hindenburgdamm 30
12203 Berlin

Prof. Dr. Björn Lemmer
Institut für Pharmakologie und Toxikologie
Fakultät für Klinische Medizin Mannheim der Universität Heidelberg
Maybachstr. 14–16
68169 Mannheim

Dr. Christoph Maack
Klinik für Innere Medizin III, Kardiologie, Angiologie, Internistische Intensivmedizin
Universitätsklinikum des Saarlandes
Kirrberger Straße
66421 Homburg

Prof. Dr. Jörg Peters
Institut für Physiologie
Universität Greifswald
Greifswalder Str. 11c
17495 Karlsburg

Prof. Dr. Rainer Rettig
Institut für Physiologie
Universität Greifswald
Greifswalder Str. 11c
17495 Karlsburg

Prof. Dr. Thomas Unger
Institut für Pharmakologie und Toxikologie
Charité-Universitätsmedizin Berlin
Campus Charité-Mitte
Hessische Str. 3–4
10115 Berlin

Prof. Dr. Roland Veelken
Medizinische Klinik IV
Klinikum der Universität Erlangen-Nürnberg
Krankenhausstr. 12
91054 Erlangen

Dr. Bernd-Christoph Werlemann
Evangelisches Krankenhaus Bielefeld
Akademisches Lehrkrankenhaus der Universität Münster
Burgsteig 13
33617 Bielefeld

Register

Rho-Kinase 13f.
Rifampicin 146, 163
Rilmenidin 166, 168ff., 171, 177f.
–, Elimination 174
–, Pharmakokinetik 174
–, Plasmahalbwertszeit 174
–, therapeutische Anwendung, COPD 174
–, –, Depressionen 174
–, –, Diabetes mellitus 174
–, unerwünschte Wirkungen, Mundtrockenheit 174
–, –, Sedierung 174
–, Wirkungsmechanismus, Sympathikotonus-Senkung 174
Risiko, kardio- und zerebrovaskuläres 95
–, kardiovaskuläres 41, 115, 143, 159
–, perioperatives 95
–, vaskuläres 94
Risikoanalyse 42f.
Risikofaktoren 43, 45, 47, 50
–, kardiovaskuläre 42
Risikostratifizierung 42ff.
RVLM s. Medulla oblongata, rostrale ventro-laterale
Ryanodinrezeptoren 7f.

S

S21402 199
Salzausscheidung, renale 24
Salzausscheidungskapazität, renale 23, 26
Salzretention 48
Sammelrohr 64, 71
Sampatrilat 195, 199
Saprisartan 132
Saralasin 132f.
sarkoplasmatisches Retikulum 5, 7ff., 14, 125f.
Sartane 54, 133f., 139, 142
Sauerstoffradikale 88, 109
 Produktion 88
Sauerstoffverbrauch, myokardialer 127
Säuglinge 115
Schergrad 11
Schlafstörungen 159
Schlaganfall 21, 38, 42, 47, 80, 92ff., 112, 143, 146, 160, 162
–, Risiko 21, 94, 146
–, Zustand nach 115
Schlagvolumen 90
–, Verminderung 89
Schleifendiuretika 52, 63ff., 69ff., 78ff., 186, 190
–, Bumetanid 65
–, –, Halbwertszeit 66

–, –, Plasmakonzentration 66
–, –, Wirkdauer 66
–, Etacrynsäure 65
–, Furosemid 65
–, –, Bioverfügbarkeit 65
–, –, glomeruläre Filtrationsrate 66
–, –, Halbwertszeit 66
–, –, Plasmakonzentrationen 66
–, –, Resorption 65
–, –, Wirkdauer 66
–, Gegenanzeigen 74
–, Nebenwirkungen 74
–, Piretanid 65
–, –, Bioverfügbarkeit 66
–, –, Halbwertszeit 66
–, Sulfonamidderivate 65
–, Sulfonylharnstoff 65
–, Torasemid 65
–, –, Bioverfügbarkeit 66
–, –, Halbwertszeit 66
–, –, Leber 66
–, –, Leberfunktionsstörungen 67
–, –, Metaboliten 66
–, –, Niereninsuffizienz 66
–, unerwünschte Wirkungen 73
Schmerzattacken 95
Schockzustände 188
Schrittmacher 5
Schrittmacherzellen 83
Schubspannung 11, 19
Schwäche 97
Schwangerschaft 52, 80, 111, 147, 159, 190
–, Blutvolumen, vermindertes 53
–, hämolytisch-urämisches Syndrom 53
–, Hypertonie 53
–, –, primäre 53
–, Ödeme 53
–, Phäochromozytome 53
–, Präeklampsie 53
–, Proteinurie 53
–, Therapie, α-Methyldopa 53
–, –, β-Blocker Metoprolol 53
–, –, β1-selektive β-Blocker 53
–, –, Dihydralazin 53
–, –, Diuretika 53
–, Vasokonstriktion 53
Schweißausbruch 98
Schwindel 97, 198
Schwindelanfälle 162
Schwindelgefühl 159
Schwitzen 98
SCOPE 146
– Studie 142f.
Second Messenger 83
Sedation 56

U